看護の統合と実践 ❸
国際看護学

メヂカルフレンド社

まえがき

　本書の第1版は，2008（平成20）年の保健師助産師看護師学校養成所指定規則の改正を受けて2009（平成21）年1月に刊行された。さらに，2012（平成24）年刊行の第2版は，学生が理解しやすいように章ごとにポイントを示し多色刷りにした。そして，多くの学生に本書を活用していただいた結果17刷を数えることができ，第3版を発行する運びとなった。

　本書をテキストとした国際看護学の講義や演習における学生のリアクションペーパーから，多くの経験が長年にわたって蓄積されてきた。また，国内外における国際看護学の実習をとおして，多くの学生が自分の価値観の揺らぎと向き合いながら成長していった。その経験を生かしつつ，世界の人々の健康課題がますます複雑多岐になっている状況下にあって，看護職という社会的役割を選択する学生たちにとって将来にわたる糧となることを目指して本書の改訂を進めてきた。

　人間は他の生物と同様に刻々と変化し留まることはない。そのため，理解したと思った瞬間にその対象はすでに変化している。私たち人間は自分自身でさえ理解することが困難であるのに，他者に手を差し伸べようとする。そしてその思いが強い人ほど，他者に手を差し伸べるとき様々な問題や壁に直面する。その壁を乗り越えるには，自分がどのような価値基準のなかで成長し，形づくられたのかを知り，多種多様な人々との関係をとおして変化する自分を客観的に分析しつづけることが重要になる。さらに，自分の思考の範囲を意識的に，地球規模，さらに宇宙規模に広げるとともに，個々人との関係に思いをはせることによって五感で理解する範囲を超越し，他者を理解しようとする情熱をもちつづけることができるようになる。

　看護職には「一人の人間としての役割」と「専門職としての役割」がある。さらに，私たち先進国の看護職には，世界の人口の80％を占める開発途上国の人々に対して果たすべき役割がある。そして，衣食住をはじめとする自分の日常生活と他国との関係を知ることが，その役割を果たすための出発点になる。

　日本は海外への依存度が高く，世界のあらゆる国や地域から様々なものを輸入している。たとえば，スマートフォンの生産に欠かせないレアメタル（希少金属）の7割はアフリカのコンゴ民主共和国で産出され，発掘現場では労働者が深刻な健康被害を受けている。さらにレアメタルの争奪が内戦を引き起こし，住民は家を追われ難民としての生活を余儀なくされている。他方，大規模な自然災害，戦闘，難民の増加，感染症のパンデミックなどが地球規模で発生し，頻度や規模が年々拡大し，難民や貧困層がより深刻な健康被害を受けている。つまり私たちの日常生活は，世界の様々な国々の一人ひとりの人生とつながりをもっているといえる。

そのことを日常的に意識することで，看護の対象者を理解する受け皿を大きくすることができる。既存の概念や理論は過去の事象に基づいて作られたものであり，絶対的なものではない。人間に関する事象は変化しつづけているため，既存の概念や理論に固執すると支援対象者を理解する際に壁を作ることになる。看護の現場では，既存の概念や理論に自分の看護の対象者が当てはまるかどうかを考えるのではなく，当てはまる部分とそうでない部分を適切に見きわめ，当てはまらない部分は，現実を重視し，既存の理論を見直す必要がある。そのプロセスを，国際的な視野に立ち段階を踏んでていねいに行うことによって，真実に近い理論を構築できる。

　「世界」や「国際」というのは海の向こうにあるものではなく，私たち一人ひとりもその構成要素である。したがって地球上のいかなる場所であっても，看護活動は自分の既成の価値観と向き合い，新たな自分を発見し，人間として，また看護職として成長していく過程となる。看護の課題を正確に分析するために自分を取り巻くすべての物事を複眼的に分析する力をはぐくみ，科学を尊重するあまり支援の対象者によりそう思いを置き去りにすることなく，また一方で，感情論や精神論に流されることのない看護を世界に提供することが求められる。

　国際看護学は，各学年で学習する他の科目と深いつながりをもっている。そのことを意識しつつ学ぶことで，自分に適した看護の専門分野を見つけ，世界規模で看護活動をするための土台を築くことができる。

　看護は変化する社会のニーズに対応して発展する実学であるとともに，「看護」という言葉そのものに「国際性」という概念が備わっている。国際社会の変化によって変わる人々の健康問題に適切かつ的確に対応していくために，看護の原点を再確認しつつ，問題解決の手法を提示することが「国際看護学」の役割である。地域や国を超えて一人ひとりと向き合うという看護の原点を実践するための一助として本書を活用し，実践とその理論化を反復しつつ，日本の看護の国際性を熟成させていってくれることを願っている。

2022 年 10 月

樋口まち子

執筆者一覧

編集

樋口まち子	前国立看護大学校教授

執筆（執筆順）

樋口まち子	前国立看護大学校教授
李　　節子	長崎県立大学教授
當山　紀子	琉球大学講師
菊池　雅子	JICA 緒方貞子平和開発研究所人間開発領域リサーチオフィサー
八田早恵子	名古屋学芸大学准教授
堀井　聡子	フジタプランニング統括研究員
田村　豊光	国立国際医療研究センター国際医療協力局人材開発部広報情報課長
廣田　直美	日本赤十字豊田看護大学助教
横手　春子	ユニセフ・ネパール事務所　保健担当官
宇野いづみ	JICA インドネシア事務所 健康管理員
山﨑　達枝	長岡崇徳大学准教授
二見　茜	国立感染症研究所実地疫学研究センター
野中　千春	前国立国際医療研究センター病院看護部副看護部長
工藤　恵子	帝京平成大学教授
永田　容子	結核予防会結核研究所対策支援部副部長
座間　智子	結核予防会結核研究所対策支援部保健看護学科科長
山本　裕子	シェア＝国際保健協力市民の会在日外国人支援事業担当

目次

| | 序章 | なぜ地球規模で看護を考えなければならないのか　樋口まち子 001 |

I 看護職にとって国際的視点をもつことの意味　002

II 看護職の行動倫理と国際看護学　003

III 国際社会における看護の役割　004
- **A** 国際看護の対象　004
- **B** 看護職の国際連携　005
- **C** 国際社会における日本の看護の役割　005

| 第1章 | 国際社会の現状と国際看護活動の課題　樋口まち子 007 |

I 第2次世界大戦後の国際社会　008
- **A** 人類共存に向けた取り組み　008
- **B** 日本が海外から受けた援助　008
- **C** 国際開発援助の変遷　010
  1 1960〜1970年代（第1期）　011
  2 1980〜1990年代（第2期, 第3期）　012
  3 21世紀の世界情勢（第4期）　016

II 世界の保健・医療・福祉の現状と課題　017
- **A** 健康とは何か　017
- **B** 世界の主要な保健・医療・福祉の課題　018
  1 飢餓　018
  2 非感染性疾患（NCDs）　018
  3 3大感染症と感染症の予防　019
  4 人口の少子高齢化　020

III 共存に向けた国際協力　021
- **A** 地球長寿を前提にした開発　021
- **B** 公正な分配　022
- **C** 持続可能な開発目標　024
- **D** 人間の安全保障　028

E プライマリヘルスケアとヘルスプロモーション　030
  1 プライマリヘルスケア（PHC）の理念と展開　030
  2 看護職とPHC　033
  3 看護職の役割の再確認　034
  4 ヘルスプロモーションの理念と看護活動　035

IV 国際看護学の概念枠組み　037

| 第2章 | 国際看護活動の支援を必要とする対象　041 |

I 国際看護活動が扱う範囲　樋口まち子 042
- **A** 看護活動とは　042
- **B** 国際化と海外における看護活動　042
- **C** 在日外国人の増加と国内の看護活動　044

II 海外における看護活動　045
- **A** 看護活動を海外で行う意義　045
- **B** 第2次世界大戦以降の国際看護活動　047
- **C** 海外における看護活動の枠組み　049

III 在日外国人への看護活動　李　節子 054
- **A** 国際看護と在日外国人　054
- **B** 日本のヒューマン・グローバリゼーション　055
- **C** 在日外国人の人口動態, 生活の推移と健康課題　057
  1 在日外国人について　057
  2 在日外国人の歴史　057
  3 在日外国人の生活基盤の推移　058
  4 急増する在日外国人女性と母子保健へのニーズ　059
  5 在日外国人の健康指標：死亡動向について　059
  6 在日外国人の健康課題とハイリスクグループ　061
- **D** 多文化共生時代における保健医療のあり方　061
- **E** 新多文化共生時代：「生活者としての外国人」と共に生きる時代　062

F 在日外国人の保健医療問題の解決に向けて 062

1 柔軟な保健医療制度，サポート体制の見直し 062

2 異文化コミュニケーション能力の養成 063

3 専門的医療通訳制度の確立 064

4 多機関とのサポートネットワークの構築 064

G 在日外国人への看護 065

1 看護の基本姿勢 065

2 出身国の文化の尊重 066

3 人権保護 066

第**3**章 国際看護活動を推進する人と機関 069

I 保健医療分野における国際機関
當山紀子 070

A 国際機関とは 070

B WHOの成り立ちと活動 071

1 設立の目的と加盟国 071

2 組織と予算 071

3 主な活動 072

4 WHO世界保健総会 072

5 看護・保健と助産の強化における取り組み 074

II 国としての国際協力活動
菊池雅子 076

A 日本の国際協力活動の全体像 076

1 政府開発援助（ODA）とは 076

2 ODAの政策的枠組み 077

3 ODAの形態 077

4 ODAの担い手 078

5 ODAの実績 079

B 日本政府の保健医療分野での国際協力活動 081

1 政策的枠組み 081

2 保健分野における二国間援助 081

3 保健分野における国際機関を通じた援助（多国間援助） 081

4 今後のありかた 083

III 国際看護活動を推進する人々
樋口まち子 083

A JICA海外協力隊／青年海外協力隊 083

B JICAの専門家派遣 087

IV 国内外のNGOによる国際協力活動
八田早恵子 090

A NGOとは 090

1 NGOの定義 090

2 NGOの変遷 090

3 NGOの活動 091

4 NGOの活動資金 092

B 国際NGO 092

C 国内NGO 092

D NGOを取り巻く近年の動向 093

1 外務省とNGOの協力 093

2 ジャパン・プラットフォーム（JPF） 095

3 SDGsへの取り組み 095

4 ファンドレイジング 095

第**4**章 多文化共生と国際看護活動
樋口まち子 097

I 文化的存在としての人間 098

A 文化とは何か 098

B 文化の普遍的側面と個別的側面 099

C 文化を構成する要素 100

1 宗教 100

2 言語 102

3 医療 103

4 食 104

5 文化の交流と融合 105

D 文化の理解と共生 106

1 同化政策と多文化主義 106

2 文化への謙虚さ（cultural humility） 108

3 異文化理解と自文化理解 109

II 文化を考慮した看護 111

A 国際看護活動と文化 111

1 文化を超えた看護と国際看護 111

2 日本の看護活動と異文化理解 111

B 看護の文化的側面 112

1 欧米型看護学と看護活動 112

2 看護職と文化 113

3 看護職とジェンダー	114
4 3つの自我状態と看護	115

C 文化を超えた看護 116
- **1** 文化的ケア 116
- **2** 異なる文化的背景の支援対象を理解するためのモデル 122

D 看護と人類学的視点 125
- **1** 国際看護活動と伝統的保健行動 125
- **2** 看護学と人類学の融合 127

第5章 国際看護活動の展開プロセス
樋口まち子 131

I 国際的関係構築と看護活動の持続可能性 132
A パートナーシップ構築のプロセス 133
B 持続的協働の確立 134

II 地域を把握する方法 135
A 地域アセスメント 135
B 参与観察とインタビュー 136

III 大規模プロジェクトにおける手法 139
A プロジェクト・サイクル・マネジメント（PCM）手法の概要 139
B PCM手法の実際 140

IV プライマリヘルスケア（PHC）実施のための調査方法 145

V 国際看護活動に必要な能力 148
A コミュニケーション能力 148
B 異文化適応能力 152
C マネジメント能力 155
D 専門的知識と技術 156
E 教育・指導能力 156
F 研究・記述する能力 158

第6章 国外における国際看護活動の実際
161

I 各地域における国際看護活動の実際 162

A アジア地域：ベトナム 堀井聡子 162
- **1** ベトナムの概要 162
- **2** 保健医療の現状 162
- **3** 医療従事者と看護教育の現状 163
- **4** プロジェクト活動の実際 164
- **5** 専門家の役割 169

B アフリカ地域：コンゴ民主共和国 田村豊光 170
- **1** コンゴ民主共和国の概要 170
- **2** 保健医療の現状 170
- **3** 保健人材開発 173
- **4** 日本の技術協力 173
- **5** 保健人材開発の今後 177

C 中央アメリカ地域：メキシコ 廣田直美 177
- **1** メキシコの文化的・地理的特性 177
- **2** メキシコの保健医療システム 178
- **3** メキシコの衛生指標とその背景 179
- **4** NGO機関での保健師活動：資源開発と地域組織活動 180

D 中東：モロッコ 横手春子 184
- **1** モロッコの概要 184
- **2** 保健医療の状況 184
- **3** 配属先の概要と活動内容 185
- **4** 文化的葛藤をとおして学んだ異文化看護に求められる能力 186

E 太平洋諸島地域：ソロモン諸島 宇野いづみ 189
- **1** ソロモン諸島の文化的特性と社会的背景 189
- **2** 保健医療・看護システムの特徴 189
- **3** 保健医療支援活動の具体的な状況 190

II 災害時の看護活動 山﨑達枝 195

A 災害発生時の国際協力 195
- **1** 国際緊急援助の種類と役割 196
- **2** 災害時の国際協力・支援における留意点 198

B 難民支援 200
- **1** 世界の難民の状況 200
- **2** 難民支援活動 201
- **3** 国内避難民支援の複雑さ 202

目次　vii

第7章 在日外国人・訪日外国人に対する看護活動の実際　205

I 病院での看護活動　206

A 病院の国際化における看護師の役割
二見 茜　206
1 外国人患者が医療機関を受診する際の困り事　206
2 多職種連携で取り組む外国人患者受け入れ体制の整備　207
3 外国人患者受入れ医療コーディネーターへの期待　207
4 言葉の壁への対応　208
5 文化の壁への対応　209
6 社会保障制度の問題への対応　211

B 病院での看護活動
野中千春　211
1 自文化の認識　212
2 コミュニケーション　213
3 宗教への配慮　214
4 苦痛の表現　215

II 地域での看護活動　216

A 地域における看護課題
工藤恵子　216
1 地域保健における看護職の役割　216
2 個別の対象者への支援　216
3 事例からみえる課題　218
4 地域における看護活動　219

B 地域における感染看護活動
永田容子・座間智子　219
1 感染症をめぐる状況　219
2 疫学統計からみた日本の結核の特徴　220
3 結核対策における在日外国人患者の療養支援　221
4 事例にみる在日外国人の結核療養支援　223
5 感染症における保健活動の課題　225

C 地域おけるNGOの支援活動
山本裕子　225
1 NGOによる外国人母子の健康支援活動　226
2 「外国人母子の保健医療サービスへのアクセス改善プロジェクト」開始の背景　227
3 「外国人母子の保健医療サービスへのアクセス改善プロジェクト」の概要　228

III 災害時の看護活動
山﨑達枝　231

A 災害時の医療と看護　231

1 災害医療と救急医療の相違点　231
2 災害看護　232
3 要配慮者・避難行動要支援者　233

B 災害時の在日外国人, 訪日外国人への看護　234

1 災害時の在日外国人への支援　234
2 災害時の訪日外国人への支援　234
3 災害時の在日外国人との協力　235

執筆者の国際看護・国際協力に関する略歴　239
索引　243

序章

なぜ地球規模で
看護を考えなければ
ならないのか

I 看護職にとって国際的視点をもつことの意味

　人が人をケアするという看護の歴史は，原始的なものを含めれば人類の誕生までさかのぼる。そして，看護は人類の歴史とともに世界の様々な地域で発展してきた。その一つが，今，私たちが学んでいるナイチンゲール（Nightingale, F.）の思想をもととする看護学である。他方，人類は生き延びるために移動と定住を繰り返し，経験から知識を蓄積してきた。そして普遍的な法則を追求し，自然科学を始めとする西洋的近代科学をつくりあげた。ナイチンゲールも統計学や疫学などの近代科学を活用して看護を発展させてきた。

▶ 看護の普遍的視点と個別的視点

　看護には人種，宗教，肌の色，性別，年齢，出自にかかわらず，人間の基本的ニーズ（basic human needs：BHN）を満たすために看護を提供するという普遍的側面がある。その一方で，一人ひとりの基本的ニーズを満たすためには，個々人の特性に見合った看護をする必要がある。同じ健康問題を抱えていても，対象者の社会的・経済的背景，家族関係，成育歴，信仰する宗教などを考慮して看護を行わないと，対象者の健康問題の改善には至らない。そのため看護の対象者一人ひとりの個別性に配慮することが重要になってくる。

　さらに，すべての人間が回避できない誕生から死という一連の過程は，人間にとって普遍的なものである。他方，一人ひとりの人間は唯一無二の存在として誕生し，独自の価値観をはぐくみ，自分という存在は求められて誕生し，存在価値があるものだと確信しつつ人生をまっとうし，個別的／独自的な死を迎えることができなければならない。その一連の過程は流動的なものであり，他者との関係や社会との関係も一人ひとり異なる。したがって，その全過程に看護をとおしてかかわる看護職は，看護の対象のニーズを普遍的側面と個別的側面の両方からとらえることが求められる。

▶ グローバル化と個別的看護

　世界のグローバル化に伴い看護の対象はますます多様化し，ニーズの個別性の幅も広がっている。私たちは日本で看護教育を受けているが，看護を学ぶにあたり，世界の人口80億人に対し80億とおりの看護を提供する可能性があることを認識する必要がある。

　個別的看護は看護過程をとおして実現される。これまで看護の先達が，より良い個別的看護の提供のために試行錯誤を繰り返してきた。たとえば，ナイチンゲールの近代的看護を基本として，ヘンダーソン（Henderson, V.），ロジャーズ（Rogers, M.E.），ワトソン（Watson, J.）が，東洋の思想も取り入れながら学際的視点で全人的看護や個別的看護を理論化し，看護学を学問として発展させてきた。

　看護は，看護の対象と看護職の相互作用により成立する。看護の対象がもつ文化や習慣が自分と異なれば異なるほど，看護職の葛藤は大きくなるだろう。そのようななかでも看護職は，日本国内外を問わずあらゆる地域や国で，看護の対象者を取り巻く状況の変化と

看護のニーズを見きわめながら，普遍的側面を見失うことなく，様々な背景を有する人々に個別的な看護を的確に行うことが求められる。

Ⅱ　看護職の行動倫理と国際看護学

▶ 国際看護師協会（ICN）の倫理綱領

急速な地球の温暖化による自然破壊，世界規模で頻発する感染症のパンデミックに加えて，国家・民族・宗教間の紛争の激化は人類生存の危機的状況を生み出している。それに対応するために，世界各国は持続可能な開発目標（Sustainable Development Goals；SDGs，第1章-Ⅲ-C「持続可能な開発目標」参照）を掲げた。世界の130か国の看護協会が加盟する国際看護師協会（International Council of Nurses；ICN）は，看護師がSDGsを達成するために主導的活動をすること（2017年），そしてプライマリヘルスケア（primary health care；PHC，第1章-Ⅲ-E「プライマリヘルスケアとヘルスプロモーション」参照）の目標である「すべての人に健康を（Health for All；HFA）」に向けて看護が果たすべき役割や課題を表明し（2019年），「看護職は信頼され尊敬される保健医療職の一員として，世界が直面する多様な健康課題に取り組むうえで極めて重要な役割を有している」とする「看護師の倫理綱領」を再確認した。すなわち，看護職はHFA実現に向けたヘルスシステム構築の中心的役割を果たし，個人や地域のみならず世界規模の健康ニーズに応えることを期待されている。さらに，その一連の過程において，看護職がリーダーシップを発揮しつつ革新的な取り組みを継続することが，各国の看護職の潜在力の熟成につながることを確認した。

また，ICNは2021年に「健康は人権」であることを再確認し，看護倫理規程で「看護師は資源の配分，ヘルスケアおよび社会経済的サービスへのアクセスは公正で社会正義に基づくべきであることを支持する」ことを表明した。そのうえで「看護師は根拠に基づいた情報，人間中心で生涯を通したプライマリ・ヘルスケアとヘルスプロモーションの価値に主眼を置いたケアを提供する」こと，世界の看護師がHFAおよびUHC*を目指して取り組んできた看護活動をさらに発展させることを再確認した。

▶ 日本看護協会の倫理綱領

日本看護協会は，看護を取り巻く国内外の状況が大きく変化したことを踏まえて，看護職の行動指針となる「看護者の倫理綱領」を17年ぶりに見直し，2021（令和3）年に「看護職の倫理綱領」を公表した。

そこではまず，「看護職は，いかなる場でも人間の生命，人間としての尊厳及び権利を尊重し，常に温かな人間的配慮をもってその人らしい健康な生活の実現に貢献するように努める」ことを確認し，「看護職は，人間の生命，人間としての宣言及び権利を尊重する」

＊ UHC：ユニバーサル・ヘルス・カバレッジ（Universal Health Coverage）。すべての人々が基礎的な保健医療サービスを，必要なときに，負担可能な費用で享受できる状態を指す[1]。

とし,「すべての人々は,国籍,人種,民族,宗教,信条,年齢,性別,性的指向,性自認,社会的地位,経済的状態,ライフスタイル,健康問題の性質によって制約を受けることなく,到達可能な最高水準の健康を享受（きょうじゅ）する権利を有している」ことを強調している。また「すべての人々は,平等に医療や看護を受ける権利を有している。看護における平等とは,単に等しく同じ看護を提供することではなく,その人の個別的特性やニーズに応じた看護を提供することである」とし,さらに「看護者は,個人の習慣,態度,文化的背景,思想についてもこれを尊重し,受けとめる姿勢をもって対応する」と明記した。

▶国際看護学の概念

そこで,本書では国際看護学を「対象となる国・地域・民族の歴史,文化,政治,経済,社会システムなどを総合的に理解したうえで,人々の健康と看護の質の向上を目指す看護学の一領域であり,国際協力の視点に立ち,国内外で保健医療・看護活動を推進するための知識の体系である」と定義する。

III 国際社会における看護の役割

A 国際看護の対象

看護の専門分野は,小児看護学,成人看護学,老年看護学など看護を提供する対象の年齢層や,在宅看護学,地域看護学など主に看護を提供する場所によって分かれている。それに対し,国際看護学は全年齢層およびあらゆる場所を対象とする。

先進国である日本の看護が国際社会で果たすべき役割として,開発途上国への国際協力がある。先進国と開発途上国の間の経済格差や健康格差だけでなく,国内での格差が拡大しており,開発途上国においてより深刻である。特に開発途上国では,一部の人々に富が集中し,健康問題をもつ人々の割合が増え,問題の内容も複雑多岐にわたっている。そのため,看護の国際協力のニーズは高まる一方であり,看護職自らが出向いて支援をすることは,支援の手が離れた後も開発途上国が持続的な発展を遂（と）げるために効果的である。

そして国を越えて看護支援をする場合には,支援を求める人々が支援を必要とする人々を代表しているのかを見きわめることや,支援のフォローアップをすることも重要になる。

日本国内の状況をみると,東日本大震災や新型コロナウイルス感染症（COVID-19）の拡大で一時的に減少はしているものの,慢性的な労働力不足に伴い,海外からの入国者は増加している。また,日本国籍の取得者は1952（昭和27）年からの累計で60万人弱に達し,毎年1万人前後が新たに日本国籍を取得している[2]。数世代にわたって外国籍のまま在留している人もいる。さらに,1980年代後半から急増した在日外国人の2世,3世のなかには,外国籍で日本語を母語としている人が少なくない。したがって,在日外国人や外国

からの訪問者もまた国際看護の対象であり，公平・公正な看護を提供することが求められている。

B 看護職の国際連携

　経済のグローバル化や世界人口の少子高齢化によって，保健医療従事者の国際移動も盛んになり，特に開発途上国から先進国へ移動する看護職が増加している。日本は二国間経済連携協定（Economic Partnership Agreement：EPA）に基づいてインドネシア，フィリピン，ベトナムから看護職を受け入れている。また，それ以外にも看護や介護分野で就労している在日外国人がいる。彼／彼女たちは，日本という異国の地で，自分と出身国の異なる在日外国人を看護することもある。つまり，日本の看護活動の現場でも，多様な文化的背景をもつ看護職どうし，そして看護職と看護の対象者の間で，これまで経験したことのないような新たな関係構築の機会が増えてくる。このような経験をとおして，日本に居ながらにして看護職はグローバルな視点を養い，成長し，ひいては世界全体の看護の発展に寄与することにつながっていくのである。その際，彼／彼女たちが日本で就労することによって出身国の看護職不足を助長し，保健医療状況が悪化しないよう十分に配慮する必要がある。

C 国際社会における日本の看護の役割

1 ┃ 日本独自の看護の発展

　ユーラシア大陸の東の果てに位置する日本には，2000年余りにわたって大陸から様々な文化が流入し，平安時代と江戸時代の500年の鎖国の間にそれを熟成させて日本の文化や価値観ができあがった。明治時代以降，急速に学問や知識，技術を西洋から取り入れつつも，日本人特有の伝統や精神を利用することによって国民を統合し，「近代国家」の仲間入りをしようとした。そのため現在に至るまで，文化的背景の異なる人々との日常的な交流をとおして自分の人生観や価値観が脅かされ，切磋琢磨しながら新たな価値観を形づくる経験をもったのは，一部の人に限られていた。このように私たちは先進国のなかでも特異な歴史的・文化的背景を有している。その独自性を認識することは，国や民族を超えて看護活動をする際に直面する様々な問題を乗り越えることを可能するだけでなく，その経験が看護職としての成長の糧になる。

　日本以外の先進国ではすでに，多くの民族・多様な宗教を信仰する人々への看護の経験に基づいた看護理論が構築されている。日本は欧米型の看護理論を活用しつつ，東洋的思想を背景に日本独自の看護を培ってきた。日本の看護がグローバルスタンダードに達するために残された課題は，より多くの看護職が，文化的背景の異なる人々とともに，文化的

背景の異なる人々への看護活動の経験を積むことである。さらに，その過程で日本独自の歴史的背景や文化的特徴を的確に分析し，人々の健康課題がそれらにどのような影響を受けているのかを知り，看護課題をグローバルな視点で適切に導き出すことが求められる。そのようにして明らかになった看護課題に基づいて看護実践や研究を持続することは，日本独自の看護理論を構築する一助になるだろう。

2 | 日本の看護への国際的期待

日本は第2次世界大戦の敗戦後，海外から多くの支援を受けて戦後復興を遂げ，9年後にはアジア諸国への国際支援を開始している（第1章-I-B「日本が海外から受けた援助」参照）。アジア諸国の文化を土着文化と融和させて独自の文化をつくり上げてきた日本は，支援に際し対象国の人々と共に発展することを重視し，信頼を得てきた。特に，現地の人々の価値観やシステムを尊重した草の根レベルの技術援助は，開発途上国の医療や看護分野で成果をあげ，日本からの看護分野の支援に期待する国々が世界的に広がりつつある。

日本は世界に先駆けて少子高齢社会を迎え，成熟した長寿社会のモデルとして世界から注目されている。特に看護や介護の分野において，日本はこれまでの経験の蓄積を開発途上国に提供できるはずである。また，世界の人々は私たちが意識しない日本の様々な特性を高く評価している。たとえば自然環境が厳しい日本では，多様な生物との共存を重視し，自然やほかの生物からの恵みに敬意を払う文化が存在する。「もったいない（MOTTAINAI）」という言葉を世界に広めたケニアの環境保護活動家・政治家ワンガリ・マータイ（Maathai, W.M.）は，地球が与えてくれるすべてのものへの「尊敬」と「感謝」という日本人がもつ文化に感銘を受け，1977年に植林事業を開始し，現在も事業は継続されている。

日本人は長い歴史をとおして，生きとし生けるものと共存し命を守るという，ある意味最も進化した文化をはぐくんできた。また，日本人は戦争で犠牲になった多くの命と引き換えに国民主権・基本的人権の尊重・平和主義を基本原理とする日本国憲法を制定し，全世界の人々が，ひとしく恐怖と欠乏から免れ，平和のうちに生存するために全力を尽くすことを宣言している。そしてその土台には，あらゆる生物を上下関係なく慈しむという日本の精神的文化や伝統がある。これは「誰一人取り残さない（No one will be left behind）」というSDGsの目標そのものでもある。そのような文化や歴史のなかで生きてきた日本の看護職が，国内外で看護をとおして果たせる役割は無限といっても過言ではない。今後ますます拡大が予想されるその役割を遂行し，世界の看護職のロールモデルとなるために，国際看護学を学び役立ててほしい。

文献

1) 国際連合広報センター：ユニバーサル・ヘルス・カバレッジ（UHC）．https://www.unic.or.jp/activities/economic_social_development/social_development/universal_health_coverage/（最終アクセス日：2022/10/18）
2) 法務省：帰化許可申請者数，帰化許可者数及び帰化不許可者数の推移．https://www.moj.go.jp/content/001342633.pdf（最終アクセス日：2022/10/18）

第 **1** 章

国際社会の現状と
国際看護活動の課題

この章では

- 第2次世界大戦後の日本と国際社会の動きを理解する。
- 戦後の国際開発援助の変遷から今後の課題を理解する。
- 世界の保健・医療・福祉の現状から取り組む課題を理解する。
- 地球規模で人の健康を考えなければならない理由と取り組みを理解する。
- ミレニアム開発目標（MDGs）と持続可能な開発目標（SDGs）の意義と現状を理解する。
- 「人間の安全保障」の指標と取り組みを理解する。
- プライマリヘルスケア（PHC）とヘルスプロモーションの理念と活動を理解する。
- 国際協力活動における看護職の役割を理解する。

I 第2次世界大戦後の国際社会

A 人類共存に向けた取り組み

　20世紀に世界規模の大きな2つの戦争を経験した世界50か国の代表は，「戦争の惨害」を終わらせる強い決意のもとに起草された**国際連合憲章**に1945年6月に署名し，同年10月に**国際連合**（United Nations：**UN**）が正式に設立された。これにより，すべての争いごとは話し合いによって解決すること，その仲介役として国際連合が中立的支援をすることを決意し，「経済的，社会的，文化的，教育的及び保健的分野において国際協力を促進すること並びに人種，性，言語又は宗教による差別なく，すべての者のために人権及び基本的自由を実現するように援助すること」（第9章55条：国際協力）を掲げた。1948年には「すべての人民にとって達成すべき共通の基準」として，基本的人権の尊重を定めた**世界人権宣言**（Universal Declaration of Human Rights：**UDHR**）を採択し，「すべての人間は，生れながらにして自由であり，かつ，尊厳と権利とについて平等である」（第1条）こと，そして「すべて人は，衣食住，医療及び必要な社会的施設等により，自己及び家族の健康及び福祉に十分な生活水準を保持する権利並びに失業，疾病，心身障害，配偶者の死亡，老齢その他不可抗力による生活不能の場合は，保障を受ける権利を有する」（第25条1）ことを掲げた。この宣言を前提に国際連合憲章を実践すべく，人間の命を最優先する国や組織を構築（公助）しつつ，人類が相互に助け合い（互助），それらの支援を補助輪にしながら，個々人が自らの潜在力を引き出して成長発展（自助）させていけるような世界を構築することを誓いあったといえる。それは，人類共存のための普遍的な価値観である。

B 日本が海外から受けた援助

　日本は第2次世界大戦で多くのものを失ったが，同時に負の体験を教訓として国際社会における復権を手に入れた。

▶ **日本が受けた援助**　日本が1945（昭和20）年8月14日にポツダム宣言を受諾し，9月2日に降伏文書に調印して正式に第2次世界大戦が終結した。日本は，戦後復興に向けて一歩を踏み出したが，都市部を中心に戦災による被害が激しく，生活全般に及ぶ物資の不足ははなはだしかった。一方，第2次世界大戦終結時に国土が戦禍に見舞われていなかったアメリカは，世界で最も支援能力のある国であった。日本は，連合国の占領下にあった1945（昭和20）年9月～1952（昭和27）年4月の6年8か月間にアメリカから多くの援助を受けた。

　アメリカが支援に用いた**ガリオア基金**（占領地域救済政府基金，Government Appropriation

for Relief in Occupied Area Fund；GARIOA）と**エロア基金**（占領地域経済復興基金，Economic Rehabilitation in Occupied Area Fund：EROA）は，いずれも軍事予算から支出され，日本とその他の占領地などの救済のために用いられた。

　ガリオア基金は，疾病や飢餓による社会不安の防止を目的として，食料，肥料，石油，医薬品などの生活必要物資が緊急輸入という形で供与され，日本政府はそれを国内で転売して資金化した。他方，エロア基金は，敗戦国などの経済復興を目的とし，日本では綿花や羊毛などの原料の購入に充当された。政府がそれを国内業者に売却し，その代金は**見返り資金**＊として蓄積された。2つの基金を合わせて，支援は1951（昭和26）年までに総額約18億ドルに及んだ。

　民間団体による物的支援も受けており，代表的なものとして**LARA**（Licensed Agencies for Relief in Asia，アジア救援公認団体）による救援物資と**CARE**（Cooperative for American Remittance to Europe）による支援がある。LARAの物資は長期の輸送を考慮して脱脂粉乳と衣類が主であり，1946（昭和21）年11月に第1便が横浜港に到着し，1952（昭和27）年6月まで継続された。

　また，日本はCAREから，1948（昭和23）〜1955（昭和30）年の8年間にわたりおよそ1000万人が，290万ドル（当時の換算レートで10億4400万円）の支援を受けたといわれる。CAREから送られた小包（ケアパッケージ）は，物資を必要としている人々に郵便局から直接届けられた（図1-1）。また，CAREは食料支援プログラムの一環として，1948（昭和23）年から日本全国の小学校に給食用の脱脂粉乳の供給活動を展開した。

　こうした支援は，被災者に対する物資の援助にとどまらず，資材や道具などの生産手段

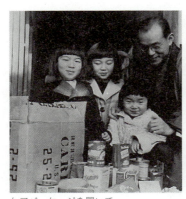
ケアパッケージを開いて

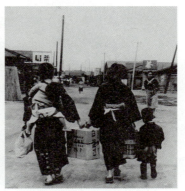
ケアパッケージを持って家路を急ぐ

写真提供／ケア・インターナショナル　ジャパン

図1-1　ケアパッケージ

＊**見返り資金**：援助された物資を相手国が売却して得る国内通貨およびそれを積み立てたもの。資金はその国の経済復興に用いられる。日本では1949（昭和24）年から1953（昭和28）年までアメリカの援助に対する米国対日援助見返資金特別会計が設けられた。

Ⅰ　第2次世界大戦後の国際社会　009

の供与にまで及んだため，自力による経済的自立を促すことにつながった。当時，海外から受けたこうした援助の手法を，後年になって日本は自らが行う国際支援協力に生かし，その指針の一つとして「自助努力への支援と持続的発展」を掲げたのである。

さらに，日本は1953（昭和27）～1966（昭和41）年に世界銀行から8億6290万ドルの借款を得て，道路・電力などの社会基盤（infrastructure，いわゆるインフラ）整備，あるいは鉄鋼などの基幹産業の整備が進められた。借款は1990（平成2）年7月に返済が終了し，支援を受けた経験は，日本の国際支援の柱の一つである円借款という方策に引き継がれている。

▶ 日本の援助の原型　日本は，第2次世界大戦の敗戦により主権を剝奪された。1952（昭和27）年にサンフランシスコ講和条約が発効して主権が回復したため，同年に国際連合（国連）への加盟を申請したが，東西冷戦のさなかであり，社会主義諸国の反対によって加盟はなかなか実現しなかった。しかし，1956（昭和31）年の日ソ共同宣言，ソ連との国交回復によって障害がなくなったため，同年12月18日に国連の80番目の加盟国となった。これによって日本は，ようやく国際社会の一員として認知されたのである。

その一方で，日本は戦時中占領していたアジア諸国に対して戦後賠償を行った。1954（昭和29）年にビルマ（現ミャンマー）との間に「日本国とビルマ連邦との間の賠償及び経済協力に関する協定」を結び，賠償を行った。フィリピン，インドネシア，ベトナムとの間にも賠償協定が結ばれ，また戦後処理の一環として，カンボジア，ラオス，マレーシア，シンガポール，韓国，モンゴル，ミクロネシアに対する無償援助などが行われた。これらの2国間協定による賠償が，その後の**政府開発援助**（official development assistance：**ODA**）＊の原型になった。

▶ 経済復興と南北問題　世界的に戦後復興が進む過程で，経済復興を主体に据えた政策がとられたことにより先進国間での経済交流が活発となったが，一方では先進国と開発途上国との格差が生じ，国民総所得（gross national income：GNI）にも大きな差がみられる結果となった。これは，開発途上国の多くが赤道より南に位置し，先進国の多くは北に位置することから**南北問題**といわれた。開発途上国における貧困問題を解決し，世界のすべての人々が人として最低限のニーズを保障されることを目指して，先進国から開発途上国に対する援助活動が開始されたのである。

Ⓒ 国際開発援助の変遷

開発途上国への国際協力が国際看護学と関係があるのは，看護の視点から人の生活の質を向上させるためには，その人を取り巻く自然環境や社会がどのような状態にあるのが望ましいのかが問われなければならないからである。これまでも医療関係を含めた様々な専

＊ **政府開発援助（ODA）**：開発途上国の経済や社会の発展，国民の福祉向上や民生（国民生活）の安定に協力するため日本政府やその実施機関が行う資金提供や技術協力のこと。

第1章　国際社会の現状と国際看護活動の課題

表 1-1 世界の国際開発援助の変遷と保健政策

年代	期	保健政策	国際情勢
1960〜1970年代	第1期（前駆期）	**社会インフラ時代** 植民地諸国の独立後 第三世界の経済開発開始 港湾・道路・電力・上下水道・灌漑設備などの社会的インフラの欠如（社会開発は経済開発の補完物） 1978年　アルマアタ宣言（プライマリヘルスケアに関する国際会議） 1979年　健康な国民（Healthy People）（アメリカ）	冷戦 ドルショック 石油ショック 内戦地域の増加
1980年代	第2期（開花期）	**人間の基本的ニーズ**（BHN）：ハード路線からソフト路線への転換 "経済開発が必ずしも貧困をなくすとはかぎらない" 社会問題拡大（貧富の差拡大，大都市の成長と地域間格差拡大，社会的弱者の増大，環境や生態系の破壊など） 1984年　ヘルスプロモーション計画（WHOヨーロッパ事務局） 1986年　オタワ憲章（第1回ヘルスプロモーション会議） 　　　　健康都市づくり（イギリス）	国家間の貧富の差拡大
1990年代	第3期（爛熟期）	**人間開発時代** 経済発展の指標（GNP）に代わる指標の開発 1990年　国連開発計画（UNDP）「人間開発報告書」 　　　　－人間中心型発展（Human Centered Development） 　　　　保健，教育，実質購買力による所得水準 　　　　BHNが公共政策としての福祉供与に重点をおく 　　┌ 社会開発：個々の人間の社会参加の側面を重視 　　│ 「裾野の広い開発」（Broad Based Growth） 　　│ 　　　経済発展が民衆に及ぶ 　　└▶ 「持続可能な発展」（Sustainable Development） 　　　　住民主体の発展（People Centered Development） 　　　　住民参加型発展（Participatory Development） 　　　　人間開発指数（HDI）：選択の自由度 　　　　ジェンダー開発指数（GDI），ジェンダーエンパワメント指数（GEM） 1994年　人間の安全保障（human security）	ベルリンの壁崩壊 ソ連の崩壊 内戦の激化 難民の増加 各国内の貧富の差拡大
2000年代	第4期（混迷期）	**人間の安全保障と開発** 2000年　ミレニアム開発目標（MDGs） 2008年　世界保健機関（WHO）「The World Health Report 2008」 　　　　プライマリヘルスケアの再評価 2010年　UNDP「人間開発報告書」ジェンダー不平等指数（GII） 2012年　国連持続可能な開発会議（リオ＋20） 2015年　持続可能な開発目標（SDGs） 2018年　アスタナ宣言（プライマリヘルスケアシステムの強化）	アメリカを中心とした新たな軍事的世界戦略 宗教的対立，中東を取り巻く情勢 極東の情勢，世界規模での脅威（地球温暖化，自然災害，紛争など） 新興・再興感染症の増加 覇権主義による戦闘や難民の増加

門分野の人が，自分が属する地域的な視点から世界規模の課題に対して試行錯誤を繰り返してきており，それが現在の世界の状況に影響を与えてきた。そこで，現代の保健政策の状況を理解するためにも，その歴史的変遷をみていきたい（**表 1-1**）。

1. 1960〜1970年代（第1期）

▶ **国際協力と貧富の格差の拡大**　1960〜1970年代は，開発途上国の**貧困問題**がクローズアップされた。当時，貧困から脱却するには先進国の産業技術を導入し経済的基盤整備を図ることが必要であり，それによって先進国と同様の発展が望めるという考え方が主流であった。この時期，援助関係の様々な組織が設立され，資金援助，技術援助，食料援助が行わ

Ⅰ　第2次世界大戦後の国際社会

れた。その一例としてはアメリカの平和部隊（Peace Corps）や日本の青年海外協力隊（Japan Overseas Cooperation Volunteers；JOCV）があり，技術・技能をもったボランティアが開発途上国に派遣され始めた。

しかし，これらの援助は必ずしも南北問題を解決するものではなく，一部の開発途上国では逆に経済的貧富の差を拡大する結果につながった。このことから，外部からの援助のしかたに関する疑問が生じ，先進国側の一方的な価値基準で行われる開発が見直されるようになった。そして，人の成長のしかたがそれぞれの個性により異なるように，国や地域の発展のしかたも多様であること，国や地域が独自の発展をするためには，国際的な協調を保ちながらも，政治，経済，文化，環境をマネジメントできる自律的な力がつくことが必要であるという考え方が一般化してきた。

▶ **シュマッハーの提言**　1973 年のオイルショック（中東戦争を契機に起きた石油危機）は，経済発展に欠かせない石油が無尽蔵に存在するものではないことを世界中に知らしめた。そして，従来の物質主義や拡大主義による開発に疑問を投げかけたのが，イギリスの経済学者シュマッハー（Schumacher, E.F.）である。

彼は「開発とは，財から出発するのではなく，人間とその教育，組織，そして訓練から出発する。貧困の第一の原因はこれら 3 つの欠陥にある」と述べ，さらに援助と開発について「人間こそ，あらゆる富の第一義的かつ究極的資源である」と断言した[1]。しかし，経済開発のみでは達成できないとするシュマッハーの人間中心の開発論の意味が認識され，人類存続への危機感をもって世界的規模で取り組まれる開発援助理論の柱になるまでには，およそ 20 年を待たなければならなかった。

▶ **もう一つの発展**　スウェーデンのダグ・ハマーショルド財団（ダグ・ハマーショルドは戦争回避に尽力した国連の第 2 代事務総長）は，1975 年に第 7 回国連経済特別総会に際して作成した報告書「何をなすべきか」のなかで「**もう一つの発展**」という考え方を提起した。そこでは発展を「人間集団が，自分たちのもつもの——自然環境，文化遺産，男女のメンバーの創造性——に依拠し，他の集団との交流をとおして，自分たちの集団をより豊かにすることである」としている。発展の要件としては，第 1 に食物，健康，教育など人間が生きるための基本的要求を充足させること，第 2 にそれぞれの社会や地域の人々の共同によって発展させること（内発的，自力更生的），第 3 にそれぞれの地域の自然環境と調和を保つような発展を図ること，第 4 に社会内部の構造的変革が必要であることをあげ，個々人のレベルよりも地域集団のレベルを重視している。

2. 1980 〜 1990 年代（第 2 期，第 3 期）

▶ **基本的ニーズの確保**　急激な経済開発を続けてきた結果，貧富の差の拡大，大都市の成長と開発から取り残された地方との地域間格差，社会的弱者の増加などの社会問題が生じた。一方で，環境や生態系の破壊などが進行し，経済開発が必ずしも貧困をなくす手段とはいえないことが明らかとなり，開発のありようを世界的規模で見直すことが必要になっ

た。開発途上国への融資を行う世界銀行はこの時期，貧困の克服を課題として掲げ，**人間の基本的ニーズ（BHN）**の確保を強調している。

▶ **グローバリゼーションのゆがみ**　1989 年のベルリンの壁の崩壊とそれに続く東欧諸国の政変が共産主義体制の崩壊をもたらし，1991 年のソビエト連邦崩壊へとつながった。旧ソ連の衛星国では民族自決の機運が高まり，分離・独立が相次いだ。この頃からグローバリゼーション（地球規模の社会的・経済的・文化的交流）の進展が指摘され始めたが，これは世界の自由経済化を意味した。急速な自由経済化は，インフラが未整備で社会資本や経済基盤が脆弱な国にとっては重荷となり，様々なゆがみをもたらした。なかでも国民の消費生活や健康・医療，そして社会福祉領域に大きな影響を与え，その結果，貧困層の拡大と社会的弱者の増加を招いた。日常生活における不平等（結果に対する評価などでの差別）感や不公平（年齢，性別，学歴などで機会が与えられないことに対する差別）感は人々に孤立感と絶望感をもたらし，外に向けては反政府的な集団行動や無差別の犯罪，内に向けては健康障害や自殺につながっていった。つまり経済における格差の拡大が健康格差を生み出しているのである。

1 社会開発とジェンダーの視点

　開発途上国を含めた世界的規模で，経済を中心とした西洋型の近代化が進められ，一元的発展が促進されるなかで，性役割分業が徹底された。そのため女性の自己実現は結婚や妊娠・出産に限定されていき，女性は社会的弱者として**社会開発**＊からも取り残された存在となりがちであった。たとえば母子保健分野の開発プログラムにおいては，女性の健康への支援を行うが，目的はあくまでも乳幼児の健康であり，女性はそのための媒体と位置づけられていた。つまり妊産婦の栄養対策は子どもの健全な発育を目指したものであり，女性の健康は 2 次的なものであった。

　その後，世界の人口の半数を占める女性の社会参加なくしては，経済発展は滞る一方であるとの認識が世界的に波及し，ジェンダー＊とエンパワメント＊の視点が国際的なコンセンサス（合意）を得るようになった。

▶ **ジェンダー主流化**　1970 年代には「女性と開発（women in development：WID）」という視点が世界的に取り入れられ，自国内の男女平等を求めるだけでなく，国際支援の際もその理念を盛り込むようになった。1980 年代に入ると，女性の置かれた状況を改善するためには，男性との相互関係を前提に，男性が果たしている仕事の分担，役割や責任も問い

＊ **社会開発**：人間的・社会的側面を重視する開発概念・開発手法。住民参加，貧困対策，女性支援に力点が置かれ，経済的な発展に伴う弊害を予防・除去するための健康，教育，住宅，衛生などに関する社会的側面のほか人権，環境などの人間的側面の開発も含む。
＊ **ジェンダー**：男性・女性であることに基づき定められた社会的属性や機会，女性と男性，女児と男児の間における関係性，さらに女性間，男性間における相互関係。
＊ **エンパワメント**：一人ひとりが受け身になったり，行動を外部から制限されたりすることなく，十分な情報を得て自ら力を発揮できるようにすること。そして，その過程を他者が側面から援助すること。権限委譲の意味であるが，医療者に対し受け身になりがちな患者が，十分な情報を得ることで治療に積極的に取り組むようになる場合などにも用いられる。

Ⅰ　第 2 次世界大戦後の国際社会　　013

直し，女性に差別的な制度や社会システムを変えていくことが重要であるとする「ジェンダーと開発（gender and development；GAD）」というアプローチが登場した。GAD アプローチは，支援対象地域におけるジェンダー（性別）を理解して，女性と男性の両方が意思決定過程に参加できるようにエンパワメントを通じて制度や政策を変革することを援助の重点課題とすることである。この過程をジェンダー主流化（gender mainstreaming）といい，国際的な共通理解となった[2]。

▶ **女性の基本的人権の保障**　1995 年に北京で開催された第 4 回世界女性会議で女性の基本的人権の保障に関する「**北京宣言**」が採択され，「ジェンダー主流化」の機運が高まった。国連加盟国は率先してこの宣言を批准し，ジェンダー平等を達成するために，国・地域レベルおよび国際レベルで性差による差別をなくし，公正，公平，機会均等を妨げない努力をすることが確認された。また，**人間開発指数**（human development index；**HDI**）*に比較して**ジェンダー開発指数**（gender-related development index；**GDI**）*が低い国は，女性の基本的人権が男性に比べ尊重されていないと分析された。その後，GDI の指標では客観的に把握しきれない政治，経済，社会生活にかかわる意思決定過程への女性の参画の度合いを**ジェンダーエンパワメント指数**（gender empowerment measure；**GEM**）を用いて定量化するようになった。また，2006 年の世界経済フォーラムでは，経済活動，教育，健康，政治参加の 4 つの項目でジェンダー格差を評価する**ジェンダーギャップ指数**（gender gap index；**GGI**）が紹介された。そして，国内総生産（GDP）や就学率が高い先進国のなかには GGI のランクが開発途上国よりも低い国があることが浮き彫りになり，GDI や GEM 以上に世界的規模でジェンダー格差が存在している実態が明らかになった。これらの結果から，個別の課題に対応した効果的な支援計画の策定が可能となった。

▶ **リプロダクティブ・ヘルス／ライツと人権**　1994 年にカイロで開かれた**国際人口開発会議**（International Conference on Population and Development；**ICPD**）で，リプロダクティブ・ヘルス / ライツ（reproductive health/rights，生殖に関する健康と権利）が定義され，出産に関する自己の意思決定権の尊重が盛り込まれた。国連開発計画（UNDP）の「人間開発報告書 2010」で導入された**ジェンダー不平等指数**（gender inequality index；**GII**）は，GGI を測定する GEM の項目に女性の健康や教育水準を加え，リプロダクティブ・ヘルス，エンパワメント，経済活動という 3 つの次元で，ジェンダーに基づく格差を反映した指標である（図**1-2**）。リプロダクティブ・ヘルスは妊産婦死亡率と思春期出産率から，エンパワメントは国会議員に男女が占める割合と男女双方の中等・高等教育進学数から，そして，経済活動は男女の労働市場参加率からそれぞれ測定される。これにより，女性の教育の機会，リプロダクティブ・ライツ，政治参加の状況を評価することが女性のエンパワメント構築につながることがわかる。

＊ **人間開発指数**（**HDI**）：特定の国の人間開発の達成度を測る指標として 4 段階で示される。健康（平均余命指数），知識（教育指数），生活水準（国民総所得指数）による複合統計である（本章-Ⅲ-D「人間の安全保障」参照）。

＊ **ジェンダー開発指数**（**GDI**）：人間開発の 3 つの側面である健康，知識，生活水準における女性と男性の格差を測定した指標であり，人間開発の達成度における男女の不平等を示す。

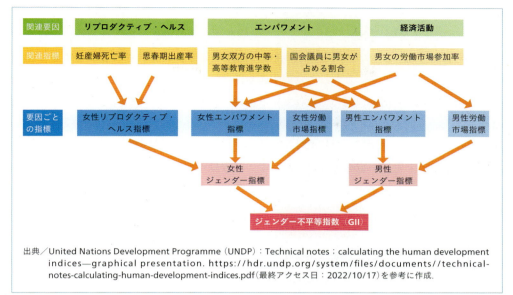

図1-2 ジェンダー不平等指数概念図

　女性の抑圧は，それぞれの民族，階級・階層のなかで，また植民地化の歴史や現在の国際情勢のなかで形づくられ，制度的な問題として存在する。女性が総合的な人権を獲得するためには，社会における自己表現・自己実現の機会や安定した収入が保障され，女性に対する差別やハラスメント，心身への暴力の撲滅が必要である。そのためには，女性が自分で意思決定できる社会体制づくりだけでなく，それを持続的に支援する対策も必要となる。

　国際看護分野における支援活動は，世界の人々が性別に制約されず，個々の潜在力を最大限に生かして人生をまっとうする一助になることを目指して行われる。そのために女性のリプロダクティブ・ヘルスの達成と教育の機会や経済的自立の相互関係を意識しつつ，個々の看護活動がジェンダー不平等指数の改善につながるものであるか否かを，常に検証しながら持続的な看護支援を行うことが重要になる。

2　内発的発展と自力更生

　鶴見は「**内発的発展**とは，目標において人類共通であり，目標達成への経路と創出すべき社会のモデルについては，多様性に富む社会変化の過程である。共通目標とは，地球上すべての人々および集団が，衣食住の基本的欲求を充足し，人間としての可能性を十分発現できる条件をつくり出すことである。それは現存の国内および国際間の格差を生み出す構造を変革することを意味する」[3]としている。この内発的発展とその**自力更生***の考え方は，すでに19世紀にイギリスが産業革命を終え近代化に向かう過程で，それに対抗するようにドイツ，アメリカ，フランスが独自の発展を模索するときに強調されていたもので

＊**自力更生**：他人に頼らず自分の力によって物事をなすこと。

ある。

▶ **自力更生による発展**　自力更生に根ざした発展をするためには，地域の特性にも目を向けなければならない。1970 年代には発展の方向性の見直しが提言されるようになり，開発途上国を中心に，農業をとおして食料生産や環境保全などの重要な社会的役割を担いながらも，市場経済の周辺に追いやられている農民が自力更生できるような方策が打ち出された。また，人間の基本的ニーズ（BHN）が満たされるために低所得者の自立支援の提案がなされた。一方，先進国に対しては，エネルギーの多くを消費する生活スタイルの見直しが急務であると警鐘が鳴らされた。やがて天然資源の輸出国が工業化すれば，資源を外国に輸出することを拒否するであろうと予測したのである。それは地球上の資源の公正で公平な分配への言及につながっていった。

　そして歴史，宗教，独立以前の宗主国の特性，植民地支配の状況，地理的条件によって，各地域に暮らす人々が望む生活は異なることを認識し，多様で小規模な社会変化の事例をていねいに分析することの重要が確認された。

　たとえば，ある開発途上国が 50 年前の日本と同じである印象を受けたとしても，それは現時点における国際社会との関係性のなかでできているものであり，それを踏まえることで，日本が発展の過程で築き上げてきた技術やシステムを，その開発途上国にそのまま接ぎ木するといった誤りを犯すことがなくなる。

▍3. 21 世紀の世界情勢（第4期）

▶ **難民の増加**　21 世紀は試練の幕開けとなった。2001 年のアメリカにおける大規模な爆破テロ事件の後，アメリカを中心とする新たな軍事的世界戦略が開始され，中東などにおける宗教的対立を悪化させた。それによって最も影響を受けたのが市井の人々であった。住み慣れた土地を追われ避難民となって，人間の基本的ニーズを満たすことのできない人々が増加している。

　内戦や国家間の戦闘で家を追われ，他国に逃れた**難民**（refugees）や国内に留まっている**国内避難民**（internally displaced persons：IDPs）は増加の一途をたどり，2022 年現在，難民・国内避難民などを合わせて 1 億人を突破している（6章-Ⅱ-B-1「世界の難民の状況」参照）。特に子どもの割合が増加し，18 歳未満が 41 ％を占めている[4]。心身の成長発達や教育の機会が奪われていることから，新たに地域や国づくりを担う人材が育たないという事態を招いている。

▶ **地球規模の災害**　2000 年以降，豪雨，地震や津波が頻発し，規模も大きくなっている。農業や漁業など自然を対象として生産活動を行っている多くの開発途上国では，地球の温暖化による気候変動は，人々の経済生活に直接影響を及ぼすことになる。また，自然の破壊や気候変動によって生態系に変化が起こり，新たな感染症のまん延の原因になることも予測されており，それはさらなる欠乏や恐怖につながる。1997 年には**京都議定書**（気候変動に関する国際連合枠組条約の京都議定書，Kyoto Protocol to the United Nations framework convention on climate change）が採択され，各国が温室効果ガス削減の具体的な目標値を確認した。そして 2015 年にパリで開催された国連気候変動枠組条約第 21 回締約国際会議（COP21）で，2020 年以降の温室効果ガス削減等のための新たな国際的枠組みである**パリ協定**が合意され，2016 年に発効した。世界第 2 位の温室効果ガス排出国であるアメリカは 2001 年に京都議定書から離脱を表明したが，2021 年にパリ協定に復帰している。京都議定書が先進国のみを対象にしているのに対し，パリ協定は先進国・開発途上国のすべての国々が温室効果ガス削減対象国である。2021 年に第 26 回目となった締約国会議（COP26）では，温室効果ガスである二酸化炭素（CO_2）削減に取り組むことが強調されたが，目標達成までには多くの問題を抱えている。

▶ **地球資源の消費の偏重**　地球の 20％の人口（先進国）がエネルギー資源の 80％を消費し，残りの人口 80％にあたる開発途上国の人々がわずか 20％のエネルギー資源を享受している事実も看過できない。国連本部において 2015 年 9 月に開かれた環境問題と持続可能な開発に関する国連主催の国際会議（国連持続可能な開発サミット）において**持続可能な開発目標（SDGs）**が採択され，先進国を中心に開発そのものの見直しや消費エネルギー量の削減への取り組みが始まった（本章-Ⅲ-C「持続可能な開発目標」参照）。

　先進国は開発途上国への支援のあり方を再考するとともに，地球上の資源の公平な分配のためにも，膨大な消費を前提にした生活を早急に見直すことが求められている。特に看護職は，看護分野の国際支援が，支援対象国の社会的弱者が置かれている状況の悪化につながらないかを見きわめるとともに，自分の日々の看護活動および生活そのものが，目の前の支援対象者だけでなく多様な分野に世界規模で影響を与えることを認識し，的確に状況を分析できる力をもつことも求められている。

Ⅱ 世界の保健・医療・福祉の現状と課題

A 健康とは何か

　世界保健機関（World Health Organization；WHO）憲章*で，健康とは「完全な肉体的，精神的及び社会的福祉の状態であり，単に疾病又は病弱の存在しないことではない」と定義されている。

　そして「到達しうる最高基準の健康を享有することは，人種，宗教，政治的信念又は経済的若しくは社会的条件の差別なしに万人の有する基本的権利の一つである」「すべての

＊ **世界保健機関（WHO）憲章**：1946 年 7 月 22 日にニューヨークで開かれた国際保健会議で採択され，1948 年 4 月 7 日に発効した。日本では 1951（昭和 26）年 6 月 26 日に条約第 1 号として公布された（日本は同年 5 月 16 日に WHO へ加盟）。

人民の健康は，平和と安全を達成する基礎であり，個人と国家の完全な協力に依存する」と明示している。つまり健康には身体的，精神的，そして社会的側面が深く関連しており，身体面と精神面の健康の土台となるのは社会的側面であるといえる。

さらに，その人らしい質の高い人生をまっとうするためには，身体的，精神的，社会的健康に加えて，人格の中核を形成し，生きるための土台や生きる意味をつくっていくスピリチュアリティ＊（癒やし）の形成も重視されるようになっている。それは，その人の生きてきた環境（文化，習慣，風習，自然）や人間関係，思想，哲学，主義，宗教などの影響を受けて形成される。

世界の主要な保健・医療・福祉の課題

1. 飢餓

世界の人口はおよそ80億人で，80％が中低所得国に居住している[5]。また，世界人口の10％に当たるおよそ8億人が飢餓状態にあり，その2/3がアジア地域に住んでいる。他方，13％に当たる10億人が肥満状態にある[6]。飢餓と肥満はどちらも栄養の問題であり，特に1990年代後半から低中所得国で深刻になりつつある。乳幼児期の栄養不良は，発育に影響を及ぼすのみならず，がん，心疾患，脳卒中などの成人期の非感染性疾患（non-communicable diseases；NCDs）発症のリスク要因であることが明らかになっている。

2. 非感染性疾患（NCDs）

▶ **NCDsの現状**　がん，心疾患，脳卒中，呼吸器疾患，糖尿病などを含むNCDsは，世界的に増加している。糖尿病患者は2000年の1億5100万人から2021年には5億3700万人に増加し，成人の10人に1人が糖尿病に罹患している。さらに，糖尿病患者は2045年には世界の人口の12.2％に当たる7億8300万人に達することが予測されている。2021〜2045年の地域別の増加率は，アフリカ地域で134％，南東アジアで68％，南・中央アフリカで87％と，低中所得国における大幅な増加が見込まれている[7]。

また，NCDsを原因とした死亡は全世界で4100万人（2017年）で，全死亡の71％を占めている。年齢別では30〜69歳が1500万人で，そのうち85％が低中所得国である[8]。NCDsは生活習慣のあり方が原因となっていることから国や地域の文化的背景，個々人の行動様式へのアプローチが重要になる。

▶ **NCDsへの対策**　NCDs専門の医療従事者の配置や，生活スタイルが確立する幼児期からの積極的な介入が効果的であり，学校保健と地域保健の連携が重要になる。そのため，

＊**スピリチュアリティ**：一般に「精神性」「霊性」と訳される。1998年にWHOで健康の定義の要素として議題にあがって以降，医療の現場でもスピリチュアルケアを提供する試みが多くの国々でなされ，医療，食，教育，職場など様々な場面でホリスティック（全人的，第4章-I-C-3「医療」参照）ケアや精神的成長（spiritual growth）の重要性が論じられるようになった。

アフリカ諸国の都市部を中心に小学校から体操の時間を新たに取り入れるようになっている。一方で母子保健指標（出生体重，周産期死亡率，妊産婦死亡率など）が改善されていない低中所得国にとって，NCDs の急激な増加は，それに対応することによる医療従事者不足と医療費のひっ迫をもたらし，国の発展をさらに遅延させることになる。

3. 3大感染症と感染症の予防

世界の3大感染症は結核，マラリア，HIV/AIDS である。

1 結核

2020 年に世界で 1000 万人が結核に罹患し，150 万人が死亡した。これは感染性疾患の死因としては新型コロナウイルス感染症（COVID-19）に次ぐもので，HIV/AIDS を上回る。インド，インドネシア，中国，フィリピン，パキスタン，ナイジェリア，バングラデシュ，南アフリカの8か国で新規結核患者全体の 2/3 を占めている[9]。

日本は，先進国ではまれな結核の中まん延国であったが，2021（令和3）年の罹患率は 9.2（人口 10 万対）で結核低まん延国となった[10]。

2 マラリア

マラリアは世界中の熱帯・亜熱帯地域で流行しており，WHO の推計によると，2020年の世界のマラリア患者数は 2 億 4100 万人，死亡者数は 62 万 7000 人であり，これは2019 年と比較しても患者数が約 1400 万人，死亡者数が約 6 万 9000 人増加したことになる。サハラ以南のアフリカはマラリアの全症例の約 95％，全死亡者の約 96％を占めている。この地域の死亡者の約 80％は5歳未満の子どもである[11]。

マラリアはハマダラ蚊を介して感染するため，殺虫剤を使った蚊の対策が行われているが，遺伝子変異による耐性マラリアが発生しており，対策が容易ではない。

3 HIV/AIDS

AIDS による死亡数は世界全体でおよそ 65 万人（2021 年）であった。150 万人が新たにHIV に感染し，HIV 陽性者は 3840 万人（成人 3670 万人，15 歳未満が 170 万人）である。2021 年の新規の HIV 感染者は 1996 年の 320 万人というピーク時に比べると半分以下に減少している。HIV 陽性者のうち 85％が自身の感染を知り，75％が治療を受け，68％はウイルス量が抑制されている[12]。

4 感染症の予防

感染症の成立要件は，①ウイルスや細菌を保有する人がいること，②病原体に対する免疫のない人がいること，③感染経路があることの3つである。これらの要件を断つことが感染症の予防につながるが，要件に影響を与える背後にあるものまで網羅した取り組みが

Ⅱ　世界の保健・医療・福祉の現状と課題　019

必要である。すなわち①ウイルスや菌を保有する人では，その行動パターンや生活様式，栄養状態など，②病原体に対する免疫に関しては，ウイルスや菌への各国の過去の感染状況，予防接種制度など，③感染経路においては動物，昆虫などを介するものでは各国の衛生状態，人から人への感染では日常生活上の慣習や人的交流のしかたが影響する。

　日本の結核による死亡数は，結核菌が同定された 1882（明治15）年には人口 10 万人当たり 300 人であったが，ストレプトマイシンの治療が始まった 1947（昭和22）年には 40 人に，BCG ワクチンが使用されるようになった 1954（昭和29）年には 20 人に減少した。その後は 2019（平成31／令和元）年に 11.5 人に減少し，ほぼ横ばいである[13]。結核による死者数の減少は，近代化による公衆衛生や，栄養状態および予防行動の向上によることが明らかになっている。さらに予防行動を維持するためには，将来にわたり生活を見とおせる安定した社会環境が整備される必要がある。

4. 人口の少子高齢化

　人口の少子高齢化は世界規模で進んでいる。WHO によると 2019 年の世界全体の平均寿命は 73.3 歳で，男性が 70.8 歳，女性が 75.9 歳である。COVID-19 のパンデミックで，2021 年の平均寿命は 71.0 歳に低下した。15 歳未満の年少人口は 1960 年の 37.1 ％から 2020 年には 25.5 ％に減少したのに対し，65 歳以上の高齢者人口は 1960 年の 5 ％から 2022 年には 10 ％に増加した。2050 年には年少人口が 21.3 ％に減少し，高齢者人口は 16 ％に増加することが予測されている[14]。また，世界の 195 か国のうち 188 の国と地域で平均寿命が延伸したが，健康寿命は延びていない。平均寿命が 75 歳以上の 77 か国のうち，健康寿命との差が 10 歳未満の国は 22 か国にすぎない[15],[16]。

　WHO は人権，平等，高齢者差別（年齢による差別）の防止，ジェンダー平等，世代間交流をキーワードに，すべての人々が有する身体力と精神力を融合させ，環境要因との相互作用を重視して日常生活を営むことを推奨している。**高齢者にやさしい環境**（age-friendly environments）を家庭や地域で整備するために重要な視点としては，交通機関，住宅，社会保障，道路や公園，社会福祉施設，医療，介護ケアのほか，政治，情報や通信技術，友人・家族・介護者との関係，文化，社会の対応，価値観などが網羅される必要がある。さらに，WHO は各国に以下の 5 つの目標を提示している[17]。

❶各国は健康的高齢化に向けた対策を積極的に行う
❷高齢社会に適する環境整備を行う
❸高齢者のニーズに即した医療制度の整備を行う
❹持続可能で公正な介護制度の整備を行う
❺健康的高齢化のための計画，分析，評価，モニタリング，研究を向上させる

　老いることは「問題でなく状態である」という認識のもと，高齢者の尊厳や権利を尊重し，高齢者が「この町に住んでいてもいいんだ」「自分はこの地に必要とされている存在なんだ」「何かあったときは，援助を受けることができるんだ」と思え，ニーズに合った

ケアや保護が得られる地域づくりが，世界的に求められている。各国・各地域の状況分析を踏まえて，その経験を相互に生かしつつ，高齢者が住みやすい地域づくりに国際的規模で看護の立場から寄与することが期待されている。

Ⅲ 共存に向けた国際協力

Ⓐ 地球長寿を前提にした開発

▶ **宇宙船地球号**　1963 年にアメリカの思想家フラー（Fuller, R.B.）が「宇宙船としての地球」の概念を提唱した。地球を 1 つの閉鎖された生態系とみることで，1 隻の宇宙船にたとえたのである。ひとたびその閉鎖された生態系のバランスがくずれると，宇宙船の乗組員である人類は死に至ると警告した。続けて，経済学者ボールディング（Boulding, K.E.）も 1966 年に「宇宙船地球号」という言葉をエッセイのタイトルに用いるとともに，この概念を経済学に導入した。

これらの警告から 60 年ほど経過したが，「宇宙船地球号」は危機的状況を脱していない。世界の貧富の差と健康の格差はますます拡大しており，COVID-19 などの新興感染症の脅威も増している。そのうえ地球温暖化による自然災害が多くの国に被害をもたらしている。看護職も「宇宙船地球号」の乗組員の一人として，その専門性を生かしながら何ができるのかを真剣に考えることが求められているといえるだろう。

▶ **開発への対策**　「**開発**」とは，われわれの社会や個人が，その本来のあり方や生き方において目覚め，自然およびほかの社会・個人との共生のために，智慧と慈悲をもって人間性を発現していく，物心両面における内発的動機づけにもとづく変革を実践することである[18]。1950 年に 25 億人であった世界の人口は，2022 年に 79 億 5400 万人に増加し，2050 年には 100 億人に増加することが見込まれている[19]。他方，世界の富の集中は加速しており，世界の富の 82% を人口の 1% が所有している[20]。地球全体が資本主義的利潤追求の枠組みに包まれているなかで，富の集中にブレーキをかけるとともに，**富の再分配**が急務となっている。もし人口の 1% が有している富と同等の富を所有することを 100 億人が追求することとなれば，数十個の地球が必要となる。そのため人類の生存の持続を目指す「持続可能な開発」については，「開発」という概念の原点に立ち返る必要がある。

宇宙が誕生して 138 億年，地球の誕生はその 92 億年後である。ホモサピエンスといわれる人類の誕生は，わずか 20 万年前にすぎない。地球は 46 億年をかけて，宇宙の変化に寄り添いながら，自らが生き延びるために生物を生み出し，滅亡させてきた。すなわち，地球上に人間として生を得ることができた者の役割として，地球上のあらゆるものとの共存を目指し，自他の潜在力を見きわめ，それらを最大限に発揮して人生をまっとうするこ

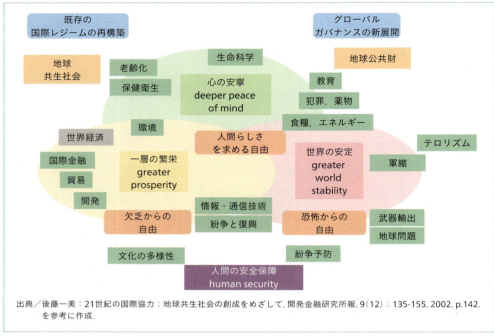

図 1-3　21世紀の国際協力

とが「開発」本来の概念を体現することになるだろう。その具体的な取り組みが，今を生きる私たちに課せられているのである（図 1-3）。

B　公正な分配

　経済のグローバル化が進むなか，国際間および各国内での国民の経済格差が拡大するのに伴い，健康状態の格差も拡大している。他方，人間開発指数（HDI，本章-I-C-2-1「社会開発とジェンダーの視点」参照）からみると，先進国の最貧層は中所得国の高所得層よりもHDI が低いことが明らかになっている。また，世界の人口の1/4 を抱える豊かな国々（アメリカ，カナダ，日本，そして西欧諸国）で世界の食用穀物の7 割が消費されており，それらの先進国で購入された食糧のうち 10 〜 15％が無駄に捨てられていることも見過ごせない事実である。一方，衣食住を得ることが健康で幸福な状態を得るための基本であるが，それらが満たされて以降は，個人所得がさらに増加しても幸福度は頭打ちになり，長期的には主観的健康・幸福の状態に影響はみられない。

▶ **日本の現状と国際的影響**　先進国の多くは**食料自給率** 100％以上であり，輸出も行っているが，日本の食料自給率はわずか 38％にすぎない（2021［令和 3］年度）。他方，食べられる状態にもかかわらず廃棄される**食品ロス**は年間約 522 万トンである（2020［令和 2］年度）。これは，飢餓に苦しむ人々に向け世界全体が援助している食料の 1.2 倍の量に相当する。国民 1 人当たりにすると食品ロス量は 1 日当たりお茶碗 1 杯分（約 113g）で，これは年間

1人当たりの米の消費量（約53kg）に近い量である[21]。開発途上国では，物価の高い先進国への農産物の輸出を優先するため，生産地の農民が飢餓に苦しむこともめずらしくない。そのほか，日本は衣類，建築材，エネルギーのほぼ100％を海外に依存している。それらの輸入先も開発途上国であることが少なくない。

▶ **物的資源と目に見えない資源の分配**　資源には，物的資源と目に見えない資源がある。インドの経済学者アマルティア・セン（Sen, A.）は，**目に見えない資源**である潜在能力を「人が善い生活や善い人生を生きるために，どのような状態にありたいのか，そしてどのような行動をとりたいのかを結びつけることから生じる機能の集合」で，「良い栄養状態にあること」「健康な状態を保つこと」から「幸せであること」「自分を誇りに思うこと」「教育を受けていること」「早死しないこと」「社会生活に参加できること」「人前で恥ずかしがらずに話ができること」「愛する人のそばにいられること」が主な機能である，としている[22], [23]。

こうした潜在能力の様々な要素のとらえ方が，物的資源の獲得や分配に影響を与える。さらに自分が潜在能力を獲得するための権利と，潜在能力を獲得するのが困難な他者に手を差しのべる義務の遂行にも影響を及ぼす。

近代国家の役割は，国民から税金として徴収した資金を使い，すべての国民が人間として生存することを保障することにある。すなわち，**公正な分配**への取り組みは国や地方自治体，民間団体，そして個人がもつ責任を明確にし，遂行することが基本となる。大飢饉の際に一部の業者が食料の価格の引き上げをねらって食料を買い占め，多数の餓死者が出るような事態を防ぐためには，国による公的な規制が必要となる。

グローバリゼーションは多種多様の人々の交流をもたらし，人類の発展に貢献してきた（本章-I-C-2「1980～1990年代（第2期，第3期）」参照）。しかし，経済のグローバル化による市場経済の巨大化によって，人間が経済活動に支配され，アマルティア・センが提示する目に見えない資源を喪失しつつある。そのため，地球上の限られた物的資源および目に見えない資源を，すべての人に公正に分配することがSDGsでも強調されている（本章-I-C-3「21世紀の世界情勢（第4期）」参照）。

▶ **公正な分配のために**　アメリカの心理学者マズロー（Maslow, A.）が示した欲求の5段階のうち，基礎となる生理的欲求の充足は，ほかの先進国と比較しても日本はおおかた達成できたといえる。しかし，それは他国への依存を前提にしたものである。マズローによれば「人が人生において何を欲するかを問うことは，それは人間の本質そのものを扱うことになる。われわれは，やらなければならないことを実行しようと試みないで，やり方を知っていることを実行しようとする傾向がある」[24]という。つまり日本の海外への依存度を下げることは急務であり，国や地方自治体などの公的機関の政策転換とともに，国民一人ひとりが日々の暮らし方を見直すことで，世界の貧困や健康障害の改善につながることを認識する必要がある。

Ⅲ　共存に向けた国際協力　　023

C 持続可能な開発目標

▶ **ミレニアム開発目標（MDGs）** 人間の基本的ニーズを基盤とした人間開発という理念は，2000年9月に開かれた国連総会（ミレニアムサミット）において採択されたミレニアム宣言を基にまとめられたミレニアム開発目標（Millennium Development Goals；MDGs）へと受け継がれた。そこでは1990年を基準値として，2015年までの達成を目指す8つの目標が提示された。これらの目標は，1996年に**経済協力開発機構**（Organization for Economic Cooperation and Development；**OECD**）の開発援助委員会（Development Assistance Committee；**DAC**）で採択された「21世紀に向けて：開発協力を通じた貢献」（DAC「新開発戦略」）を発展的に継承したものである。2002年にWHOは持続可能性を「地域社会の強力な主導のもとで，地域社会と政府によって結集された資源を生かし，利用可能な保健医療サービスと治療を統合しつつ，近未来に向けて，効果的に機能し続けるプロジェクト力」と定義した。さらに，2005年3月に国連が発表した報告書では，「開発なしに，人類の安全保障はない。安全保障がなければ開発も不可能である。また，人権が尊重されなければ，開発も安全保障もありえない」とし，MDGsの達成の重要性と，そのために世界のすべての国々および主要な開発機関の協力の必要性を改めて確認した。

▶ **持続可能な開発目標（SDGs）** 2015年には国連でMDGs達成に対する評価報告がなされた（表1-2）。MDGsで達成されなかった課題を踏まえて，193の国連加盟国が合意したアジェンダ案「Transforming our world：the 2030 Agenda for Sustainable Development（われわれの世界を変革する：持続可能な開発のための2030年アジェンダ）」が2015年9月の国連サミットで採択された。この「2030アジェンダ」には，2016年から2030年の15年間にわたって，各国政府の政策の指針となる「持続可能な開発目標（SDGs）」として17の目標（ゴール，図1-4）と169のターゲットが盛り込まれた。

　SDGsは2001年に策定されたMDGsの後継として，MDGsで残された課題や，近年，顕在化している新たな課題に取り組み，貧困，飢餓，不平等を撲滅すること，気候変動や環境の問題に対応することを目的に，「**誰一人取り残さない（No one will be left behind）**」を方針としている。これらは女性やマイノリティ，先住民，難民・移民など社会的に弱い立場に置かれている人々に焦点を当て，社会的な不正に取り組むということから，様々な面で深く人権とかかわってくる。英語のsustainableは持続できる，支える，耐え得るなどの

表1-2 ミレニアム開発目標（MDGs）の達成状況

改善された点	積み残された課題
● 世界全体の極度の貧困の半減を達成 ● 世界飢餓人口は半減を達成の見通し ● マラリアと結核による死亡は大幅に減少 ● 安全な飲料水を利用できない人の割合の半減を達成	● 国内での男女，収入，地域格差が存在 ● 5歳未満児死亡率は減少したものの目標の達成は遅い ● 妊産婦の死亡率低減の遅れ ● 改良された衛生施設へのアクセスは十分でない
など	など

資料／外務省：2015年版開発協力白書：日本の国際協力，2016.を参考に作成.

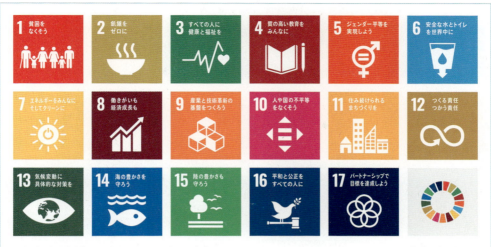

出典／国際連合広報センター：2030アジェンダ．https://www.unic.or.jp/activities/economic_social_development/sustainable_development/2030agenda/
The content of this publication has not been approved by the United Nations and does not reflect the views of the United Nations or its officials or Member States.

図1-4 持続可能な開発目標（SDGs）における17の目標

意味をもち，目標を達成するために，あらゆる関係者が地球規模で連携すること（**グローバルパートナーシップ**）の重要性が強調されている．

　MDGsが開発途上国の開発問題が中心で，主に先進国から開発途上国に支援する際の重点項目をあげていたのに対し，SDGsは開発の側面だけでなく経済・社会・環境の3つの側面すべてに対応して，開発途上国だけでなく世界中のあらゆる国・地域が取り組む課題としている点が大きく異なる．目標の策定プロセスは，MDGsのトップダウンに対して，SDGsはボトムアップである．

　持続可能な開発は「将来世代のニーズを損なうことなく，現在の世代のニーズを満たすこと」というSDGsの理念を明確にしたものである．SDGsが打ち出された背景には，1990年代以降，ヒト・カネ・モノの地球規模での移動が情報技術（IT）の発達とも相まって加速し，その結果，先進国内でも貧富の差が拡大し，国を問わず社会的弱者が増え，その置かれた状況が地球規模で劣悪なものになっている現状がある．

　SDGsの目標達成期限まで10年ほどを残した2020年に，人類は世界規模の感染症拡大に直面した．世界の経済的格差や健康格差が拡大し，難民の人口が増加しつつあるなかでのCOVID-19感染拡大は，人類が深刻な問題に直面していることへの覚醒と，地球と共存していくための連帯（solidarity）を取り戻すチャンスを与えられているととらえるべきだろう．

　SDGs達成には世界各国とも様々な分野で官民双方のアプローチがなされているが，看護職はSDGsに取り組んでいる実施団体の利害関係を見きわめつつ，普遍的な看護実践をとおしてSDGs達成に貢献することが望まれている[25]．

▶**健康に関連する目標**　SDGsの17ある目標の3番目「**すべての人に健康と福祉を**」では，

Ⅲ　共存に向けた国際協力　025

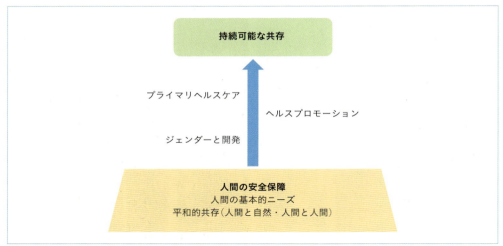

図1-5 持続可能な共存をめざして

あらゆる年齢のすべての人の健康的な生活を確保し，福祉を推進するために，13の中間目標と具体的なグローバル指標を示している。健康と福祉は，人権を保障する基本的条件である。SDGsの17の目標は相互に関連しているが，健康に関する目標は，ほかの16の目標達成状況の影響を強く受ける。さらに，人間の安全保障を土台として，ジェンダーの視点を盛り込みつつ，**プライマリヘルスケア**（primary health care：**PHC**）や**ヘルスプロモーション**（health promotion）によるアプローチをとおして持続可能な共存を目指すのである（図1-5）。

目標の到達状況は逐次更新されている。アジア諸国の目標達成度は良い状態にあるが，アフリカ，特にサブサハラアフリカ（サハラ以南アフリカ：サハラ砂漠以南に位置するアフリカ大陸および島嶼の地域）の状況が改善されていないことが課題になっている。

SDGsは，人類が慈愛をもって地球と共存していくうえで積極的に取り組むべき課題である。そして5つのP（people, planet, prosperity, peace, partnership）すなわち人間，地球，豊かさ，平和のための目標であり，国際的なパートナーシップによって実現を目指すものである。以下に17の目標について現状の課題の概要を示す[26]。

> **SDGsの17の目標と現状の課題**
> **1）貧困をなくそう**：あらゆる場所で，あらゆる形態の貧困に終止符を打つ
> 　2015年時点で世界の人口の7億3600万人が極度の貧困のなかで暮らし，そのうちの4億1300万人はサブサハラアフリカで暮らしている。2020年には，COVID-19の感染拡大により，新たに1億1900万人〜1億2400万人が極度の貧困へと追いやられ，この数十年で初めて増加した。
> **2）飢餓をゼロに**：飢餓に終止符を打ち，食料の安定確保と栄養状態の改善を達成するとともに，持続可能な農業を推進する
> 　栄養不良に陥っている人々は2017年に8億2100万人で，その2/3が南アジアとサブサハラアフリカで占められている。また，出産年齢にある女性の約3人に1人が栄養欠乏症による貧血であり，5歳未満児の22％に当たる1億4900万人は発育不良である。2014〜2019年の間に栄養不良にある人口が徐々に増加している。

3）すべての人に健康と福祉を：あらゆる年齢のすべての人々の健康的な生活を確保し，福祉を推進する

　5歳未満児死亡率は世界平均39.1（出生千対）で，1990年の93.2から半減しているが，サブサハラアフリカで75.9と死亡率は特定の地域に偏在している。5歳未満児および新生児の死因は，早産による合併症と分娩時にかかわるものが約30％を占め，そのほか肺炎，破傷風，下痢などの感染症がある。すべての死因が基本的な栄養状態の改善や公衆衛生の整備で予防できるものである（2017年）。

　世界的に医療従事者の不足および地域間格差が深刻である。COVID-19感染状況により，保健分野の進展が停滞または逆戻りし，平均寿命が短くなっている。また，産科や救急の医療が受けられないなど必須医療サービスの混乱が報告されている。

4）質の高い教育をみんなに：すべての人々に包摂的かつ公平で質の高い教育を提供し，生涯学習の機会を促進する

　2018年現在，6〜17歳の子どもの5人に1人は就学できていない。また，6億1700万人の子どもと思春期の若者が最低限の読み書きと算術の習得ができていない。7億5000万人の成人は読み書きができず，その2/3が女性である。特にサブサハラアフリカでは，過半数の学校で基本的な飲料水，洗面設備，電力設備，インターネット，コンピューターにアクセスできていない。

5）ジェンダー平等を実現しよう：ジェンダーの平等を達成し，すべての女性と女児のエンパワメントを図る

　2018年現在，15〜49歳の女性と女児のうち18％が過去12か月以内にパートナーから身体的または性的暴力を受け，2億人以上の女児と女性が女性器切除を受けている。南アジアでは20〜24歳の女性の30％が18歳未満で結婚している。2021年現在，女性の意思決定の機会に関しては，国会議員に占める女性の割合は25.6％，管理職についている女性の割合は28.2％に過ぎない。

6）安全な水とトイレを世界中に：すべての人に水と衛生へのアクセスと持続可能な管理を確保する

　2016年現在，全世界の医療施設の1/4は基本的な飲料水サービスが欠如している。世界の人口の5人に2人は自宅に石けんと水を備えた基本的な洗面設備をもっていない。2020年現在でも，世界の人口の26％が安全な飲料水を得られず，46％が安全に整備されたトイレを利用できておらず，9％に当たる6億7300万人が屋外で排泄している。

7）エネルギーをみんなにそしてクリーンに：すべての人に手頃で信頼でき，持続可能かつ近代的なエネルギーへのアクセスを確保する

　2019年現在，全世界で電力を利用できていない7億5900万人のうち87％が農村部に暮らしている。サブサハラアフリカでは電力が使えるのは全人口のわずか44％に過ぎず，そのため同地域では，安全ではない調理燃料の使用に関係して若年層の400万人が死亡している。

8）働きがいも経済成長も：すべての人のための持続的，包摂的かつ持続可能な経済成長，生産的な完全雇用およびディーセントワーク（働きがいのある人間らしい仕事）を推進する

　開発途上国の2010年から2017年までの実質GDP成長率は4.8％と，SDGsターゲットの7％に達しておらず，さらに2020年にはCOVID-19感染拡大により，マイナス4.6％に転じている。

9）産業と技術革新の基盤をつくろう：強靭なインフラを整備し，包摂的で持続可能な産業化を推進するとともに，技術革新の拡大を図る

　開発途上国の産業化は，目標達成のペースに及んでいない。世界の人口の90％以上は3G（第3世代移動通信システム）以上の性能をもつモバイルネットワークがある場所で暮らしているが，経済的理由から利用できないケースも少なくない。

10）人や国の不平等をなくそう：国内および国家間の格差を是正する

　世界の20％の最貧層世帯の子どもは，20％の最富裕層の子どもに比べ，5歳の誕生日を迎える前に死亡する確率が3倍も高い。社会保障は全世界で大幅に拡大しているが，障害をもつ人々は平均の5倍以上の医療費を支払わなければならない。開発途上国の農村部の女性は，都市部の女性に比べ，出産中の死亡確率が3倍も高い。女性は男性に比べ半分の所得で暮らさなければならない（2018年）。

11）住み続けられるまちづくりを：都市と人間の居住地を包摂的，安全，強靭かつ持続可能にする

　世界人口の1/4にあたる20億人は，ゴミ収集のサービスが利用できていない。都市住民の4人に1人はスラムに類似した環境で生活している。公共交通手段へのアクセスが可能なのは，都市住民の半数（53％）にすぎない。また，都市住民の10人に9人は汚染された空気の中で生活している。

　　　　　　　　　　　　　　　　　　　　　　　　　　　　Ⅲ　共存に向けた国際協力　　027

12）つくる責任とつかう責任：持続可能な消費と生産のパターンを確保する

　2017年に消費された地球上の自然資源は，2000年と比較して1.7倍増加した。経済成長の著しい東アジアと東南アジアで増加率が高い。同じペースで消費を続けると2060年には，さらに2017年の2倍に達する見通しである。

13）気候変動に具体的な対策を：気候変動とその影響を軽減するため，緊急に対策を取る

　世界の平均気温は，18世紀後半から19世紀初頭の産業革命前と比較して，およそ200年で1℃上昇した。1998年から2017年の間に，気候変動に伴う災害を原因として130万人が死亡している。今後，2030年までに二酸化炭素排出量を2010年の45％に，2050年には0％にすることが求められている。グリーンエネルギー*化に関する予算措置や事業が増加しているが，状況が好転する見通しは立っていない。

14）海の豊かさを守ろう：海洋と海洋資源を持続可能な開発に向けて保全し，持続可能な形で利用する

　海の酸性度が高まり，海洋からの酸素供給量が減少し，赤道周辺では海洋汚染が進み，魚類資源も急激に減少している。海洋の保護地区を増やし沿岸の水質が改善した地域も増えているが，目標達成の見通しは立っていない。

15）陸の豊かさも守ろう：陸上生態系の保護，回復および持続可能な利用の推進，森林の持続可能な管理，砂漠化への対処，土地劣化の阻止および逆転，ならびに生物多様性損失の阻止を図る

　2000〜2015年の15年間で地球の20％の土地が劣化し，1億人が影響を受けている。また，哺乳類，鳥類，両生類，造礁サンゴ，針葉樹などのうち4分の1を超える3万7400種以上が絶滅の危機に瀕している。

　森林の破壊が特に南アメリカとサブサハラアフリカ地域で進んでいる。

16）平和と公正をすべての人に：持続可能な開発に向けて平和で包摂的な社会を推進し，すべての人に司法へのアクセスを提供するとともに，効果的で責任ある包摂的な制度を構築する

　殺人の犠牲者に男性が占める割合は全体の80％だが，親密なパートナーや家族による殺人の犠牲者に女性が占める割合は64％である。把握されている人身取引の被害者に女性と女児が占める割合は70％で，その大半は性的搾取である。人身取引の被害者は3人に1人が子ども（2018年）で，児童労働はこの20年間で初めて増加し，1億6000万人に達している（2020年）。

17）パートナーシップで目標を達成しよう：持続可能な開発のための実施手段を強化し，グローバル・パートナーシップを活性化する

　低中所得国の多くは，国内工業が未発達なため高価な工業製品を先進国から輸入し，天然資源や農産物を安価に輸出している。その不均衡を補うのが移民労働者からの仕送りである。この構造は，先進国にとっては，人口の少子高齢化による労働力不足を安価な労働力で賄うことができ，低中所得国の国内の工業化を阻害することで市場も確保し続けることができ，大変有利である。この構造を変化させる方向に高所得国が舵を切り，低中所得国と真のパートナーシップを取ることができるか否かが，持続可能な開発目標を達成するための鍵になる。

出典／国連開発計画（UNDP）駐日代表事務所：SUSTAINABLE DEVELOPMENT GOALS. を参考に作成.

Ⓓ 人間の安全保障

　国連開発計画（United Nations Development Programme：**UNDP**）が1994年の「人間開発報告書」で初めて打ち出したのが「**人間の安全保障**（human security）」という概念である。これまでの国家の安全保障から，人間という視点からの安全保障へとパラダイムシフト*

＊ グリーンエネルギー：太陽光，風力，水力，バイオマス，地熱などから作られるエネルギー（電気）のこと。いわゆる「再生可能エネルギー」であり，非化石エネルギーでその資源が枯渇せず再利用が可能なものをいう。二酸化炭素の排出や廃棄物が少なく，地球環境への負荷が少ないことを特徴とする。グリーン電力ともいわれる。

028　　第1章　国際社会の現状と国際看護活動の課題

したことは画期的なことであった。人はだれもが，性別，宗教，国籍，人種などを問われずに，個々人がもつ可能性を最大限に発揮できる機会が保障されるべきであり，それによって人類の発展が支えられるのである。つまり人間開発にとって「恐怖からの自由」と「貧困からの自由」を柱とし，経済，食料（糧），健康，環境，個人，地域社会，政治の7つの側面からの人間の安全保障が重要となるのである。

　国連が設立した「人間の安全保障委員会」は，表1-3，4に示すような具体的な指標と政策目標を発表した。また，日本のODAを一元的に行う実施機関である**国際協力機構**（Japan International Cooperation Agency；**JICA**）も，事業の実施に際して人間の安全保障の考えを導入するに至った（表1-5）。

表1-3　「人間の安全保障」の指標（人間の安全保障委員会）

❶食料（糧）危機：1日に必要なエネルギー摂取量に対するエネルギー供給量の割合，1人当たりの食料生産指数，食料輸入依存率の動向
❷職業，所得危機：失業率の高さ，失業期間の長さ，実質国民所得や実質賃金の急激な減少，異常に高いインフレ率，富裕層と貧困層の所得格差
❸人権侵害：政治的な投獄，拷問，失踪，報道検閲やその他の人権侵害の件数
❹民族，宗教紛争：総人口に対する，紛争に巻き込まれた人の割合，犠牲者の数
❺不平等：主に，様々な人口集団の間の人間開発指数（HDI）の違い
❻軍事支出：保健支出に対する軍事支出の割合

表1-4　「人間の安全保障」の基本的問題への取り組み（人間の安全保障委員会）

❶暴力を伴う紛争下にある人々を保護する
❷武器の拡散から人々を保護する
❸移動する人々の安全確保を進める
❹紛争後の状況下で人間の安全保障移行基金を設立する
❺極貧にある人々が恩恵を受けられる公正な貿易と市場を支援する
❻普遍的な生活最低限度基準を実現するための努力を行う
❼基礎保健サービスの完全普及実現に，より高い優先度を与える
❽特許権に関する効率的かつ公平な国際システムを構築する
❾基礎教育の完全普及により，すべての人々の能力を強化する
❿個人が多様なアイデンティティを有し多様な集団に属する自由を尊重すると同時に，この地球に生きる人間としてのアイデンティティの必要性を明確にする

表1-5　人間の安全保障の「7つの視点」（JICA）

❶「人々」を中心にすえ，（国ではなく）人々に確実に届く援助
❷開発途上国の人々を援助（保護）の対象としてのみならず，将来の「開発の担い手」ととらえ，そのために人々の能力強化（エンパワメント）を重視する援助
❸社会的に弱い立場にある人々，生命や生活・人間としての尊厳が危機にさらされている人々，あるいは危機にさらされる可能性の高い人々に対して，真に役に立つ援助
❹「欠乏からの自由」（貧困状態から脱却すること）と「恐怖からの自由」（紛争や災害などの脅威・ショックから逃れること）の双方を視野に入れた援助
❺人々の抱える問題を中心にすえ，問題の構造を分析したうえで，その問題の解決のために，様々な専門的知見を組み合わせて総合的に取り組む援助（マルチセクターアプローチ）
❻「政府」（中央政府，地方政府）レベルと「地域社会，人々」レベルの双方にアプローチし，その国や地域社会の持続的発展に寄与する援助
❼開発途上国における様々な関係機関，人々（援助国，外部コンサルタント，NGOなど）との連携を図ることによって，より大きな効果を目指す援助

＊**パラダイムシフト**：paradigm shift。社会全体の枠組みの変動，価値観の移行。

Ⅲ　共存に向けた国際協力　　029

日本政府は，2003（平成 15）年 8 月に改訂された「政府開発援助大綱（**新 ODA 大綱**）」で，人間の安全保障の概念を取り入れた ODA の実施をうたい，2005（平成 17）年 2 月には新 ODA 中期政策を策定して，人間の安全保障を「人間一人ひとりに着目し，生存・生活・尊厳に対する広範かつ深刻な脅威から人々を守り，それぞれの持つ豊かな可能性を実現するために，保護と能力強化を通じて持続可能な個人の自立と社会づくりを促す考え方」と示した。

▶ 人間開発指数　人間の安全保障を確保する指標の一つとして人間開発指数（HDI）が用いられている（本章-Ⅰ-C-2-1「社会開発とジェンダーの視点」参照）。HDI はこれまでの国民総生産（gross national product : GNP）よりも包括的な指標で，健康，知識，生活水準の 3 つの基本的要素を組み合わせたものである。そして，1995 年 3 月の国連主催「世界社会開発サミット」で人間開発の最低水準を保障するために必要な費用の捻出について検討された。具体的には人間開発のために優先されるべき社会開発分野（基礎教育，基礎保健，飲料水，家族計画など）への援助の配分率を援助供与国が 20％まで引き上げ，援助を受ける各国も国家予算の 20％まで引き上げる「20：20 協定」が提案され，2005 年までの 10 年間の最重要目標として掲げられた。

　このような人間を中心に据えた発展を左右する課題は，保健医療および看護がかかわる分野が極めて多い。これらを達成するためには，経済的発展の場合と同様に，その国の人々の主体的参加が求められ，子や孫の世代まで末長く意思決定権を獲得し，安心と安全が持続することを目指す必要がある。

プライマリヘルスケアとヘルスプロモーション

1. プライマリヘルスケア（PHC）の理念と展開

　1978 年に旧ソビエト連邦アルマアタ（現在のカザフスタン共和国南部の都市）で WHO と国連児童基金（UNICEF）の合同会議が行われ，採択された「**アルマアタ宣言**」のなかでプライマリヘルスケア（PHC）が提唱された。

　PHC とは，住民の自助と自己決定の精神に基づくヘルスケアである。それは様々な発展段階にある地域社会や国において，個人や家族が十分に参加して行われるものであり，実用的で，科学的に適正で，社会に受け入れられる手順と技術に基づいた，欠くことのできない普遍的なヘルスケアである。また，PHC は国の保健システムにおいて中心的な機能を果たすものであり，地域全体の総合的な社会経済開発にも重要な役割を担う。人々の生活の場に隣接し，個人・家族・地域が最初に接する国の保健制度であり，ヘルスケアの第 1 段階に位置づけられる。

1　PHC 理念への道筋

　PHC のアプローチは保健医療分野に限局したものではなく，資本主義的経済発展とヨー

ロッパ的近代化に疑問を投げかけるものであった。1950 年代にはアジア諸国，1960 年代にはアフリカ諸国の多くが独立を遂げ，国としての自治権を獲得したが，実質的には旧宗主国の政治的支配が経済的支配に移行しただけであった。新たに表面化した経済格差は，北半球に位置する多くの先進国と南半球に位置する新興独立国の間の「南北問題」とよばれた。また，経済格差は健康の格差の原因となった。

国連は，1960 年代を「**国連開発の 10 年**」と定め，人間の基本的ニーズにアクセスできない人々に対する支援に焦点を合わせた開発が国際的なコンセンサスを得た。しかし，目標は十分に達成されないまま，1970 年には「**第 2 次国連開発の 10 年**」としてさらに取り組みを続けることを打ち出した。ところが，その直後に起こった 1971 年のドルショックと 1973 年の石油ショックにより先進国は自国の経済を立て直すことに奔走せざるを得なくなり，開発途上国への支援が滞りがちになった。

そのような状況のもとであっても，また，資本主義的経済成長が十分でなくても，国民の基本的な健康の確保に成功している国々があった。キューバ，中国，タンザニア，インドなど 9 つの国のそうした経験を生かし，「西暦 2000 年までに世界のすべての人々に健康を（Health for All by the Year 2000：**HFA2000**）」というスローガンのもとで世界的に合意されたのが PHC であった。

2 │ 基本原則と基本活動項目

以下に示す PHC の 6 つの基本原則と 8 つの基本活動項目は，各国政府が保健施策の柱に取り入れ，現在では開発途上国を中心にほとんどの国に浸透している。その後，世界の社会・政治・経済状況の変遷に伴って人々が抱える健康問題も変化し，高齢者保健，精神保健，障害者施策，歯科保健などもケアの焦点として加えられてきた。

> **プライマリヘルスケア（PHC）の 6 つの基本原則**
> ❶ PHC は国および地域が有する文化と政治・経済・社会状況を尊重したものであり，社会福祉および保健医療分野の研究成果と公衆衛生活動を適用する。
> ❷ PHC の活動は地域の主要な健康問題に対して，状況に応じて健康増進，予防，治療，リハビリテーションを行うものである。
> ❸ PHC の活動は，国および地域発展の視点に立った，農業，畜産，食品，産業，教育，住宅，公共事業，交通・通信など保健以外の分野との協働である。
> ❹ 国や地域の資源を最大限に活用しつつ，人々が自助努力をしながら PHC の計画，実施，評価の一連の過程に積極的に参加する。
> ❺ 機能的で相互扶助に基づく持続的なリファラルシステム＊により，社会的弱者を優先しつつ，すべての人々へ，包括的なヘルスケアを提供する。
> ❻ 医師，看護師，助産師，医療助手（医療補助），コミュニティワーカー，必要に応じて伝統医師が社会的・技術的に訓練を受け保健医療チームで活動し，地域の保健医療ニーズに対応する。

＊ **リファラルシステム**：referral system。開発途上国では，患者紹介システムという狭義の意味に加え，地域住民が医療サービスにアクセスできる体制や情報・知識・技術の伝達までも含めている。

Ⅲ　共存に向けた国際協力　031

> **プライマリヘルスケア（PHC）の 8 つの基本活動項目**
> ❶健康問題とその予防対策に関する健康教育
> ❷食糧供給と栄養改善
> ❸安全な水と基本的な衛生設備（トイレ）の的確な供給
> ❹家族計画を含む母子保健
> ❺主要感染症に対する予防接種
> ❻風土病の予防と対策
> ❼まん延疾病と外傷の適切な治療
> ❽必須医薬品の供給
>
> 出典／アルマアタ宣言，1978，第 7 章，を参考に作成．

3 ┃ 新たな基本戦略

HFA2000 の目標値の評価を踏まえ，1998 年の WHO 総会において新たに **HFA21**（21 世紀においてすべての人に健康を）が採択され，PHC の理念が再確認された。さらに，アルマアタ宣言から 25 年目にあたる 2003 年の WHO 総会では，世界の社会経済的変化や人口統計における変化，および健康問題が変化したことに伴い，PHC の基本原則や活動項目の見直しを行い，新たに以下の 4 つの基本戦略を掲げた[27]。

> ❶貧困層や社会的弱者の過剰な死亡率の削減
> ❷健康の主要なリスクファクターの削減
> ❸持続可能な保健システムの構築
> ❹政策化および制度化に向けた環境整備

特に PHC の原則から，公正，アクセスの充実，コミュニティ参加，各分野間の協力によって，保健システムの強化を図ることの重要性が強調された。さらに，2008 年の WHO の国際会議において，PHC に基づく保健システム強化のために人材育成強化と財政確保の必要性が掲げられた[28]。

4 ┃ PHC の再評価

「アルマアタ宣言」から 40 年後の 2018 年には，同じカザフスタン共和国の首都アスタナで同国保健省，WHO，UNICEF が主催する「プライマリヘルスケア（PHC）に関する国際会議」が開催され，WHO 加盟各国政府代表，保健医療関連国際機関・団体，学識経験者，市民代表の参加のもと「**アスタナ宣言**」が発表され，2019 年の第 72 回 WHO 総会で採択された[29]。これは，2015 年に打ち出された持続可能な開発目標（SDGs）と 2017 年に採択された「すべての人が，健康増進，予防，治療，機能回復，緩和医療に関する保健医療サービス，および安全かつ効果的で質が高く手頃な価格の基礎的医薬品およびワクチンのいずれもが支払い可能な費用で受けられる」ことを目指す**ユニバーサル・ヘルス・カバレッジ**（UHC）東京宣言の達成に向けて，より具体的な計画や運用方法を示したものである。すなわち，40 年の間に世界規模で拡大した経済格差に伴う健康格差に対応するために，アルマアタ宣言の「すべての人に健康を（HFA）」というスローガンから，「すべての人々が，十分な質の保健医療サービスを，必要な時に，負担可能な費用で受けられる状態」と定義した UHC へと連動させたのである（本節-E-3「看護職の役割の再確認」参照）。

032 　 第 1 章　国際社会の現状と国際看護活動の課題

2. 看護職とPHC

　1978年，国際看護師協会（ICN）は世界の状況について「世界の人々の健康および安寧が，テクノロジーの急激な進歩，天然資源の消耗および環境破壊，人口増加，新しい健康問題（例：エイズ）および従来から知られている疾病（例：マラリア）などによって悪影響を受けることが予測される。人口の高齢化，慢性疾患，終末期にある人への対応という課題なども，ヘルスサービスおよびソーシャルサービスの需要を増やす要因になっている」と分析した[30]。そしてPHCを支持し，人々のヘルスニーズに合わせて効果的に実現していくために，政府および非政府組織と国内的・国際的レベルで協力する意思を宣言した。

　その後，ICNおよび各国看護協会は，PHCの原則と保健医療従事者への教育プログラムを包括する宣伝活動，保健サービスの計画立案・提供・研究および教育の担い手となり，多くの国々の看護協会はPHCが看護実践および政策に取り入れられるようイニシアチブを発揮してきた。ICNは，PHCの概念を看護の基礎教育や大学院教育に取り入れることを推奨し，さらに1981年には看護職の役割を明確に表明している（表1-6）。

　PHCの活動を効果的に展開するためには各国の保健システムの整備が必要であり，システムが機能するためには地域住民の主体的な参加が欠かせないが，そこで保健医療従事者の果たす役割は大きい。そのなかでも特に看護職には，住民と同じ視点で，地域の第一線で活動することが期待されている。

　また，WHOは1984年に「プライマリヘルスケアにかかわる看護教員と幹部看護師を育成するための教育指針（Education and training of nurse teachers and managers with special

表1-6　プライマリヘルスケア（PHC）における看護職の役割

> 　プライマリヘルスケア（PHC）は社会情勢の変化に伴って変遷する健康問題に対処するために打ち出された方策であり，人々の生活の質の向上を図るための大きな可能性を有している。PHCの目的は看護職の専門職としての役割と相通じるものがあり，看護実践を向上させるのに役立ってきた。PHCを提供することは看護実践の延長線上にあり，特に地域保健・看護分野では有効な手段である。
> - PHCにおける看護活動は，家庭，学校，保健センター，診療所，病院その他の看護環境など1次，2次，3次予防のヘルスケア全体をとおして，個々人の保健ニーズに対応するものである。
> - PHCを実施するうえで，看護職の配置は十分に考慮され，看護職が不足している分野や，保健ニーズの集中しているところに優先的に配置されるべきである。
> - PHC分野で活動する看護職は，個人，家族，および地域社会における感染症，けがや障害を把握し，治療に関する評価活動に参加するとともに，保健サービス全体をとおして住民が自助の概念を形成し，主体的に保健活動を行える態勢を整えられるように努力する。
> - PHC活動に看護職を配置する際は，健康の維持・増進，および疾病予防の分野を優先的に行う。
> - PHC分野で活動する看護職は，年齢層や状況の違いにかかわらず，社会的ニーズやヘルスケアニーズをもった人々の看護をするという意味で，基本的にはジェネラリストである。
> - PHC分野で活動する看護職は，国レベルで大きな保健医療の問題にさらされている人の看護を最優先すべきである。
> - PHC分野で活動する看護職は保健チームの一員として積極的に行動し，地域社会で潜在力のある人材を見いだすとともに，健康に影響を及ぼす環境の改善に努めることが要求される。
> - PHC活動における看護職の役割には，看護助手や地域社会の保健医療従事者の訓練，支援，監督が含まれる。
> - PHC活動において効果的な看護ができるか否かは，様々な保健医療従事者やその他の地域社会の関係者，政治指導者，政府や非政府組織との協力関係にかかっている。

出典／国際看護師協会（ICN）:「西暦2000年までに世界のすべての人々に健康を（HFA2000）」達成という目標を支える看護，1981. を参考に作成.

Ⅲ　共存に向けた国際協力　　033

regards to primary health care)」を発表している。これは，7 か国の看護教育の専門官で構成された委員会において 1983 年に合意されたものである。特にセネガルとタイにおける実践例を具体的に紹介しながら，「教員養成コース」および「幹部養成コース」のカリキュラムにおいて PHC 理念に沿った改定が必要であるとし，卒後教育や継続教育のプログラム改善についての具体的な指針と方法論を提示している。それを受ける形で，1985 年には WHO 事務局長であるマラー（Mahler, H.）が，WHO 総会の声明のなかで PHC 活動において看護職が果たす役割を改めて強調した。

3. 看護職の役割の再確認

ICN は，「西暦 2000 年までに世界のすべての人に健康を（HFA2000）」というスローガンを再確認し，その達成に向けて看護職が果たすべき役割について声明文を発表した。この声明を受け，各国の看護に携わる人々は，それぞれの分野で既存の保健システムや教育カリキュラムに積極的に取り入れていった。

▶ **世界保健報告書**　アルマアタ宣言から 30 年後の 2008 年 10 月に WHO が発表した「世界保健報告書（The World Health Report 2008）」のテーマは PHC である。ここでは世界のすべての人々の健康を実現するために，PHC が再評価され，現状の課題に即した内容に改訂されている。それに先立つ 2008 年の国際看護師の日＊に，ICN は PHC の重要性と看護職の役割について広く世界に表明した。

▶ **国際看護師の日**　さらに，2018 年のアスタナ宣言（本節-E-1-4「PHC の再評価」参照）を受

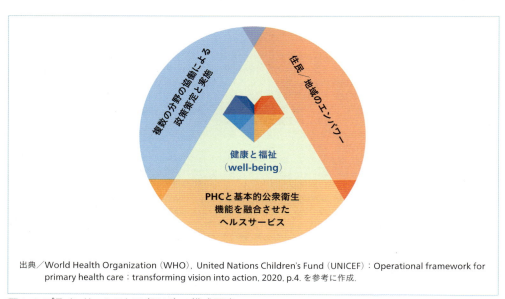

出典／World Health Organization (WHO), United Nations Children's Fund (UNICEF)：Operational framework for primary health care ; transforming vision into action, 2020, p.4. を参考に作成.

図 1-6　プライマリヘルスケア（PHC）の構成要素

＊ **国際看護師の日**：5 月 12 日。国際看護師協会はナイチンゲールの誕生日にちなみ，1965 年からこの日を定めている。

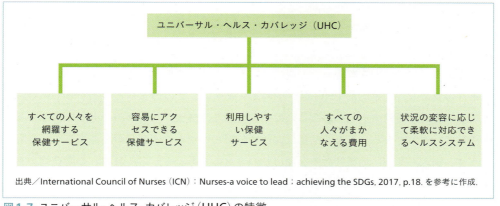

図1-7 ユニバーサル・ヘルス・カバレッジ（UHC）の特徴

けて，2019年の国際看護師の日には「すべての人に健康を：看護，グローバルヘルス，ユニバーサル・ヘルス・カバレッジ」と題した提言書を発表し，PHC実践における看護職の役割と期待について具体的に示し，看護職の役割の重要性を再確認した。

▶ **PHCの構成要素の提示** 2020年にWHOとUNICEFの共同でPHCの構成要素を示し（図1-6)，複数の分野が連携して政策を策定・実践することで，PHCと既存の公衆衛生システムを融合させた保健サービスを持続的に提供し，住民を中心に地域が意思決定の権限をもてるような力をつけることを目指すと明示した。また，SDGsの目標3「すべての人に健康と福祉を」の達成のために，UHCの特徴（図1-7）や評価指標，UHC達成のために有効であるPHC理論の展開が具体的に示された。その重要な要件の1つである，看護職を含むPHCにかかわる人々については，地域保健や公衆衛生を基盤に学際的能力をもつ人材を，適切な人数配置することが重要であると強調している[31]。

4. ヘルスプロモーションの理念と看護活動

1970年代は開発の概念の見直しが行われる一方で，第2次世界大戦の戦勝国であり本土が戦場にならなかったアメリカは，慢性疾患や人口の高齢化による健康問題に直面していた。人間の基本的ニーズに対する施策や貧困対策よりも，予防重視の保健政策への転換が求められるようになったのである。また，1974年にカナダ政府の保健福祉省長官であったラロンド（Lalonde, M.）の報告書にも，疾病予防から健康増進へ重点を移した国民の健康のための新しい方向性が提言された。これに応える形で1976年にイギリスで，1979年にはアメリカで「健康な国民（Healthy People）」として同様の理念が発表され，ヘルスプロモーションのための2000年までの達成目標と，とるべき行動が具体的に示された。

▶ **社会的概念としての健康** ヘルスプロモーションの理念は，WHOヨーロッパ地域事務局のキックブッシュ（Kickbush, L.）が，社会学的視点から「健康は社会的概念である（Health is a social idea）」と位置づけたことがその底流をなしている。1986年にカナダで開催された第1回ヘルスプロモーション会議で**オタワ憲章**が提起され，ヘルスプロモーションはや

がて世界に共通する概念となった。ここでは，ヘルスプロモーションは「人々が自らの健康をコントロールし，改善することができるようにするプロセスである」と定義され，健康については「人生の目的ではなく，日常生活の資源である」とされた。それは，アルマアタ宣言の「すべての人に健康を」以来の，部門を超えた健康への取り組みの成果に立脚するものであり，包括的なPHCがヘルスプロモーションの理念へとつながっている。両者とも，健康を獲得する前提となるのは平和であり，健康が社会経済の発展に寄与すると明言しているのである。また，活動は保健の分野だけでなく関連分野と連携して行うものであり，個人，家族，地域社会の参加に基づくものであるとし，それぞれの潜在能力を開発することの重要性を強調している。

▶ **ヘルスプロモーションを担う看護職**　2005年にバンコクで開催された第6回ヘルスプロモーション会議では，グローバル化した健康問題に対して，コミュニティが力をつけ，人々が平等に健康を享受するための政策と各国の友好関係が，世界や国家の発展の根幹であることを確認した。さらに，2009年にナイロビで開催された第7回ヘルスプロモーション会議では保健や開発問題における各国の実践格差の現状を踏まえ，ヘルスプロモーションをとおして，格差解消のための戦略や各国のコミットメント（責務）を明確にすることが強調された。近年，経済的格差の拡大が健康格差の原因となる一方で，人口の高齢化が世界規模で進展し，先進国に多いとされていた慢性疾患や生活習慣病が開発途上国においても深刻な問題となり，これらへの対処が国の保健施策の大きな柱となっている。その中心的役割を担い，個人，家族，地域を対象として支援活動を行うのが専門職である看護職であることが再確認されている（図1-8）。特に開発途上国では，看護職を中心としたコメディカルの人々がヘルスプロモーション活動を担っている。

▶ **タイでの看護活動**　国によって保健システムは異なるが，開発途上国では治療部門と予防部門が縦割りのサービスを提供しているところは少ない。たとえばタイでは2次医療の病院ごとに10〜15のヘルスセンターを担当し，病院の医師が保健所で健診を行い，保健師は病院に所属し，近隣のコミュニティセンターで住民への出張健診や健康教室の実施，住民主体の健康体操プログラムの支援をしている。また，病院内に設置されたヘルスプロモーションセンターの所長には看護職が就任している。タイでは，PHC実践の一環として，1977年からヘルスボランティア制度が始まり，2020年現在，タイ全体で100万人余りの住民がヘルスボランティアとして活動している。ヘルスプロモーション活動を担当する看護職は，タイで深刻な問題になっている糖尿病の専門外来日には，患者に対する保健指導はもとより，病院の待合室で患者とともに健康体操を実施するヘルスボランティアを支援している。さらには地域に出向いて，ヘルスボランティアとともに住民の健康診断や健康指導などを実施している。

▶ **スリランカでの看護活動**　スリランカでは，生活習慣病の増加に伴い，全国にヘルスライフスタイルセンターを設置し，看護職がヘルスプロモーション活動を担っている。看護職はセンター内での健康診断業務，健康体操，さらに家庭訪問をとおして，住民の生活習

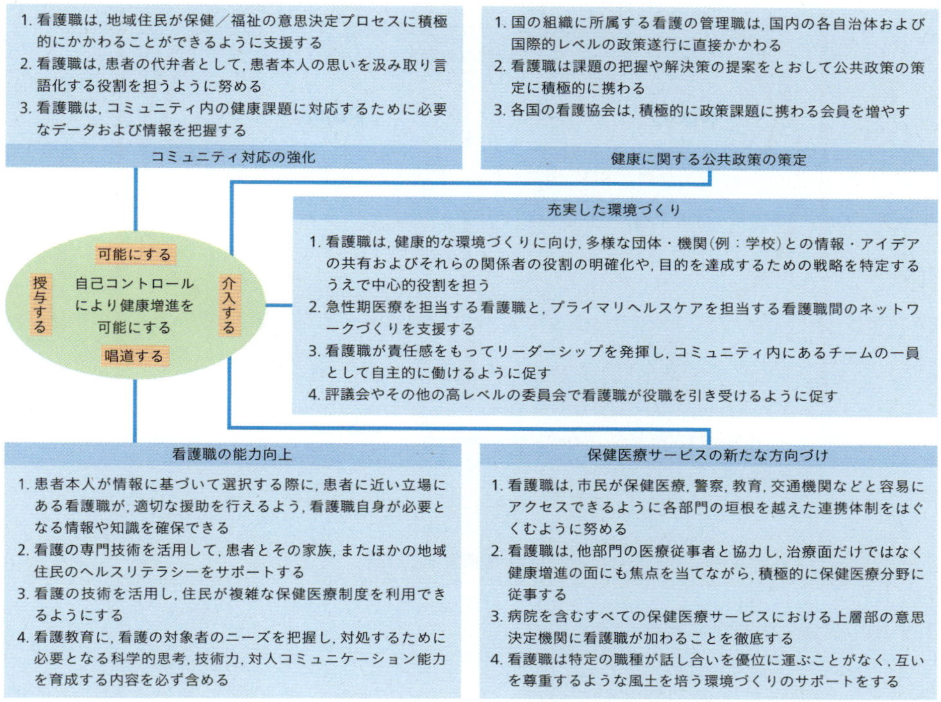

1. 看護職は，地域住民が保健／福祉の意思決定プロセスに積極的にかかわることができるように支援する
2. 看護職は，患者の代弁者として，患者本人の思いを汲み取り言語化する役割を担うように努める
3. 看護職は，コミュニティ内の健康課題に対応するために必要なデータおよび情報を把握する

コミュニティ対応の強化

1. 国の組織に所属する看護の管理職は，国内の各自治体および国際的レベルの政策遂行に直接かかわる
2. 看護職は課題の把握や解決策の提案をとおして公共政策の策定に積極的に携わる
3. 各国の看護協会は，積極的に政策課題に携わる会員を増やす

健康に関する公共政策の策定

可能にする
授与する ← 自己コントロールにより健康増進を可能にする → 介入する
唱道する

充実した環境づくり

1. 看護職は，健康的な環境づくりに向け，多様な団体・機関（例：学校）との情報・アイデアの共有およびそれらの関係者の役割の明確化や，目的を達成するための戦略を特定するうえで中心的役割を担う
2. 急性期医療を担当する看護職と，プライマリヘルスケアを担当する看護職間のネットワークづくりを支援する
3. 看護職が責任感をもってリーダーシップを発揮し，コミュニティ内にあるチームの一員として自主的に働けるように促す
4. 評議会やその他の高レベルの委員会で看護職が役職を引き受けるように促す

看護職の能力向上

1. 患者本人が情報に基づいて選択する際に，患者に近い立場にある看護職が，適切な援助を行えるよう，看護職自身が必要となる情報や知識を確保できる
2. 看護の専門技術を活用して，患者とその家族，またほかの地域住民のヘルスリテラシーをサポートする
3. 看護の技術を活用し，住民が複雑な保健医療制度を利用できるようにする
4. 看護教育に，看護の対象者のニーズを把握し，対処するために必要となる科学的思考，技術力，対人コミュニケーション能力を育成する内容を必ず含める

保健医療サービスの新たな方向づけ

1. 看護職は，市民が保健医療，警察，教育，交通機関などと容易にアクセスできるように各部門の垣根を越えた連携体制をはぐくむように努める
2. 看護職は，他部門の医療従事者と協力し，治療面だけではなく健康増進の面にも焦点を当てながら，積極的に保健医療分野に従事する
3. 病院を含むすべての保健医療サービスにおける上層部の意思決定機関に看護職が加わることを徹底する
4. 看護職は特定の職種が話し合いを優位に運ぶことがなく，互いを尊重するような風土を培う環境づくりのサポートをする

出典／International Council of Nurses（ICN）：Nurses；a voice to lead, a vision for future healthcare, 2021, p.12-13. を参考に作成.

図 1-8 ヘルスプロモーションのためのオタワ憲章と看護のかかわり

慣病予防と早期発見，生活改善とその継続を支援している。このように PHC とヘルスプロモーションの活動をとおして両者の理念が融合し，その地域に合った形で機能している。

Ⅳ　国際看護学の概念枠組み

　看護職は，世界のすべての人々が基本的人権である健康と幸福を公正に獲得する一翼を担うために，看護職としての資格を付与されている。**国際看護学**は看護が担う役割をグローバルな視野で理論づける学問のことであり，**国際看護活動**はその理論に基づき看護の専門性を生かして貢献することである。

　国際看護学（図 1-9）は後発の応用学である。実践と研究が車の両輪のように相互に補完し合いながら連動し，発展し続ける学問である。健康は政治経済や自然環境と密接に関連し，世界規模で影響し合い，その規模は年々拡大している。したがって，世界の現状分析を多角的に行う能力を身につけ，健康問題・課題を的確に分析することによって，国内外において人々のニーズに即した看護支援が可能となる。さらに，その実践活動を分析し，研究をとおして理論化し，理論を看護実践の現場に還元するという一連のプロセスを持続

Ⅳ　国際看護学の概念枠組み　　037

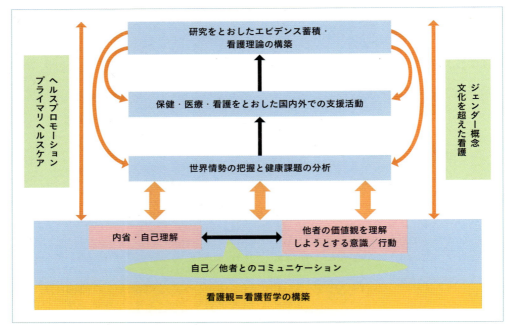

図 1-9 国際看護学の概念枠組み

することで看護が実践の学問として発展していくのである。その際に有効な手法が前述したプライマリヘルスケア（PHC）とヘルスプロモーション（本章-Ⅲ-E）である。他方，前述したジェンダー概念（本章-Ⅰ-C-2-1「社会開発とジェンダーの視点」参照）と後述する文化を超えた看護（transcultural nursing）の理論（第4章-Ⅱ-A-1「文化を超えた看護と国際看護」参照）を取り入れることも有効である。これらの一連の過程で看護職は看護支援の対象の文化（価値観・世界観）を理解しようと意識することが求められる。これは様々な手段による対象者とのコミュニケーションをとおして行われるが，それは自分を見つめなおし，新たな自分を発見することにもつながる。すなわち，支援の対象者の価値観を受け入れようとする意識を成長させることで，独自の看護観や看護哲学が構築され，さらに成熟へと向かうのである。

文献

1) シュマッハー，E.F. 著，斉藤志郎訳：人間復興の経済，佑学社，1973.
2) 田中由美子，他編著：開発とジェンダー；エンパワーメントの国際協力，国際協力出版会，2002.
3) 鶴見和子：内発的発展論の展開，筑摩書房，1996，p.7-9.
4) UNHCR：数字で見る難民情勢（2021年）．https://www.unhcr.org/jp/global_trends_2021（最終アクセス日：2022/10/17）
5) 国連人口基金（UNFPA）：世界人口白書 2022.
6) UNICEF，他：The State of Food Security and Nutrition in the World 2022. https://www.unicef.or.jp/news/2022/0136.html?doing_wp_cron=1661929146.0571429729461669921875（最終アクセス日：2022/10/17）
7) International Diabetes Federation（IDF）：IDF Diabetes Atlas, 10th edition, 2021. https://diabetesatlas.org/（最終アクセス日：2022/10/17）
8) World Health Organization（WHO）：Noncommunicable diseases, 2021. https://www.who.int/news-room/fact-sheets/detail/noncommunicable-diseases（最終アクセス日：2022/10/17）
9) World Health Organization（WHO）：Global Tuberculosis Report 2021. https://www.who.int/publications/i/item/9789240037021（最終アクセス日：2022/10/17）
10) 厚生労働省：2021年結核登録者情報調査年報集計結果について．https://www.mhlw.go.jp/content/10900000/000981709.pdf（最

終アクセス日：2022/10/17）

11) World Health Organization（WHO）：World malaria report 2021. https://www.who.int/teams/global-malaria-programme/reports/world-malaria-report-2021（最終アクセス日：2022/10/17）

12) UNAIDS（国連合同エイズ計画）：Global HIV & AIDS statistics；Fact sheet, 2022. https://www.unaids.org/en/resources/fact-sheet（最終アクセス日：2022/10/17）

13) 森亨：現代の結核；いま何故こんな病気が，ニュートンプレス，1998.

14) UN Department of Economic and Social Affairs：World Population Prospects 2022: Summary of Results, 2022. https://www.un.org/development/desa/pd/content/World-Population-Prospects-2022（最終アクセス日：2022/10/17）

15) 総務省統計局：世界の統計 2019. https://www.stat.go.jp/data/sekai/pdf/2019al.pdf（最終アクセス日：2022/10/17）

16) World Health Organization（WHO）：GHE；Life expectancy and healthy life expectancy. https://www.who.int/data/gho/data/themes/mortality-and-global-health-estimates/ghe-life-expectancy-and-healthy-life-expectancy（最終アクセス日：2022/10/17）

17) World Health Organization（WHO）：Global strategy and action plan on ageing and health, 2017.

18) 西川潤，野田真里編：仏教・開発・NGO；タイ開発僧に学ぶ共生の智慧，新評論，2001.

19) 前掲 5）.

20) Oxfam：Annual report 2018, 2018. https://www.oxfamamerica.org/explore/research-publications/annual-report-2018/（最終アクセス日：2022/10/17）

21) 農林水産省関東農政局：食品ロス及びリサイクルをめぐる情勢；令和4年度静岡県消費者団体と関東農政局との意見交換会，2022, p.3, 8. https://www.maff.go.jp/kanto/syo_an/seikatsu/iken/attach/pdf/R4ikenkoukan-6.pdf（最終アクセス日：2022/10/17）

22) アマルティア・セン著，池本幸生，他訳：不平等と再検討；潜在能力と自由，岩波書店，2018.

23) アマルティア・セン著，大石りら訳：貧困の克服；アジア発展の鍵は何か，集英社，2002.

24) マズロー，A.H.著，小口忠彦訳：人間性の心理学；モチベーションとパーソナリティ，改訂新版，産業能率大学出版部，1987, p.iii, 90.

25) United Nations（UN）：Transforming our world；the 2030 Agenda for Sustainable Development, 2015.

26) Sachs, J. D., et al.：Sustainable development report 2021；the decade of action for the sustainable development goals, Cambridge University Press, 2021.

27) World Health Organization（WHO）：The World health report 2003；shaping the future, 2003.

28) World Health Organization（WHO）：The world health report 2008；primary health care, now more than ever, 2008.

29) World Health Organization（WHO）, United Nations Children's Fund（UNICEF）：Global conference on Primary Health Care；Declaration of Astana, 2018. https://www.who.int/docs/default-source/primary-health/declaration/gcphc-declaration.pdf（最終アクセス日：2022/10/17）

30) International Council of Nurses（ICN）：Delivering quality, serving communities；nurses leading primary health care, 2008.

31) World Health Organization（WHO）, United Nations Children's Fund（UNICEF）：Operational Framework for Primary Health Care, 2020. https://www.who.int/publications/i/item/9789240017832（最終アクセス日：2022/10/17）

参考文献

・アマルティア・セン著，鈴村興太郎，須賀晃一訳：不平等の経済学，東洋経済新報社，2000.

・イチロー・カワチ，ブルース・P・ケネディ著，西信雄，他監訳：不平等が健康を損なう，日本評論社，2004.

・外務省：人間の安全保障；分野をめぐる国際潮流，2021. https://www.mofa.go.jp/mofaj/gaiko/oda/bunya/security/index.html（最終アクセス日：2022/10/17）

・気候変動に関する政府間パネル（IPCC）：第5次評価報告書（AR5），2013.

・厚生労働省検疫所 FORTH（for traveler's health）. https://www.forth.go.jp/index.html（最終アクセス日：2022/10/17）

・国際連合開発計画（UNDP）：人間開発報告書 1994，国際協力出版会，1994.

・国連人口基金（UNFPA）：世界人口白書 2018；選択の力：リプロダクティブ・ライツと人口転換，2018.

・国連人口基金（UNFPA）：世界人口白書 2021；私のからだは私のもの：からだの自己決定権を求めて，2021.

・J・ロックストローム，M・クルム著，谷淳也，他訳：小さな地球の大きな世界；プラネタリー・バウンダリーと持続可能な開発，丸善出版，2018.

・シュマッハー，E.F.著，斎藤志郎訳：人間復興の経済，佑学社，1976.

・辻大士，近藤克則：高齢者と予防医学II；地域レベルの社会環境要因へのアプローチ，医学のあゆみ，264（11）：998-1003, 2018.

・鶴見和子：内発的発展論の展開，筑摩書房，1996.

・長嶺由衣子，近藤克則：JAGES（日本老年学的評価研究），医学のあゆみ，264（4）：319-322, 2018.

・ロストウ，W.W.著，木村健康，他訳：経済成長の諸段階；一つの非共産主義宣言，ダイヤモンド社，1961.

・Amazigo, U., et al.：Performance of predictors；Evaluating sustainability in community-directed treatment projects of the African programme for onchocerciasis control, Social science & medicine, 64（10）：2070-2082, 2007.

・Dreyer, K., et al.：The association between living along and health care utilization in older adults；a retrospective cohort study of electronic health records from a London general practice, BMC geriatrics, 18（1）：269, 2018.

・Grimm, M., et al.：Inequality in human development；an empirical assessment of 32 countries, Social indicators research, 97（2）：191-211, 2010.

・Higuchi, M：Preventing non-communicable diseases in low and middle income countries；a literature review, The Malaysian Journal of Nursing, 13（1）：1-7, 2021.

・Higuchi, M：Managing loneliness in the elderly and finding meaning in ageing, Journal of Comprehensive Nursing Research and Care, 3：125, 2018.

・International Council of Nurses（ICN）：Delivering quality, serving community；nurses leading primary health care, 2008.

・International Council of Nurses（ICN）：Nurses-a voice to lead；achieving the SDGs, 2017. https://www.icnvoicetolead.com/home/（最終アクセス日：2022/10/17）

・International Council of Nurses（ICN）：Nurses-a voice to lead；Health for all, 2019. https://2019.icnvoicetolead.com/（最終アクセ

ス日：2022/10/17)
- International Diabetes Federation（IDF）：IDF diabetes atlas, 8th edition, 2017.（国際糖尿病連合：糖尿病アトラス，第8版，2017）
- International Diabetes Federation（IDF）：IDF diabetes atlas, 9th edition, 2019.（国際糖尿病連合：糖尿病アトラス，第9版，2019）
- Johnston, p., et al.：Reclaiming the definition of sustainability, Environmental science and pollution research, 14（1）：60-66, 2007.
- Lalonde, M.：A new perspective on the health of Canadians；a working document, Government of Canada, 1974.
- McKeown, T.：The origins of human disease, Blackwell Pub, 1988.
- Pimlott, N.：The ministry of loneliness, Canadian family physician, 64（3）：166, 2018.
- Reddy, K.S.：Global Burden of Disease Study 2015 provides GPS for global health 2030, Lancet, 388（10053）：1448-1449, 2016.
- Saito, M. et al.：Development of an instrument for community-level health related social capital among Japanese older people；The JAGES Project, Journal of epidemiology, 27（5）：221-227, 2017.
- The Lancet：Global Burden of Disease.（世界の疾病負担）https://www.thelancet.com/gbd（最終アクセス日：2022/10/17）
- UNAIDS（国連合同エイズ計画）ホームページ. https://www.unaids.org/en（最終アクセス日：2022/10/17）
- United Nations Development Programme（UNDP）：Human development report 2019, beyond income, beyond averages, beyond today：inequalities in human development in the 21st century, 2019. https://hdr.undp.org/content/human-development-report-2019（最終アクセス日：2022/10/17）
- United Nations Development Programme（UNDP）：Human development report 2020；the next frontier：human development and the Anthropocene, 2020. https://hdr.undp.org/content/human-development-report-2020（最終アクセス日：2022/10/17）
- United Nations（UN）：Africa and the Millennium Development Goals 2007 Update, 2007. https://www.unic.or.jp/news_press/features_backgrounders/793/?lang=en（最終アクセス日：2022/10/17）
- United Nations（UN）：Report of the World Commission on Environment and Development；our common future, 1987. https://sustainabledevelopment.un.org/content/documents/5987our-common-future.pdf（最終アクセス日：2022/10/17）
- United Nations（UN）：The Millennium Development Goals report 2011, 2011. https://www.un.org/millenniumgoals/MDG2011_PRa_EN.pdf（最終アクセス日：2022/10/17）
- World Health Organization（WHO）：Decade of healthy ageing；baseline report, 2021. https://www.who.int/publications/i/item/9789240017900（最終アクセス日：2022/10/17）
- World Health Organization（WHO）：Global strategy and action plan on ageing and health, 2017. https://www.who.int/publications/i/item/9789241513500（最終アクセス日：2022/10/17）
- World Health Organization（WHO）：Operational framework for primary health care；transforming vision into action, 2020. https://www.who.int/publications/i/item/9789240017832（最終アクセス日：2022/10/17）
- World Health Organization（WHO）：Primary health care；draft operational framework, primary health care：transforming vision into action, 2019. https://apps.who.int/iris/handle/10665/355891（最終アクセス日：2022/10/17）
- World Health Organization（WHO）：The Triple Billion targets；a visual summary of methods to deliver impact. https://www.who.int/data/stories/the-triple-billion-targets-a-visual-summary-of-methods-to-deliver-impact（最終アクセス日：2022/10/17）
- World Health Organization（WHO）：World health statistics 2020；monitoring health for the SDGs, sustainable development goals, 2020.
- World Health Organization（WHO）：World health statistics（世界保健統計）. https://www.who.int/data/gho/publications/world-health-statistics（最終アクセス日：2022/10/17）
- World Health Organization（WHO）：World malaria report 2020；20 years of global progress & challenges, 2020. https://www.who.int/publications/i/item/9789240015791（最終アクセス日：2022/10/17）

第 **2** 章

国際看護活動の
支援を必要とする対象

この章では

- ● 国際看護活動が扱う範囲と実際の活動を理解する。
- ● 日本の社会状況の変化と看護活動の対応を理解する。
- ● 海外での看護活動を行う意義を理解する。
- ● 海外での看護活動の変遷と今後の課題を理解する。
- ● 在日外国人への看護活動の変化と実際を理解する。
- ● 多文化共生時代における課題と看護活動の基本を理解する。

Ⅰ 国際看護活動が扱う範囲

A 看護活動とは

▶応用科学としての看護学　看護学は人が生まれてから死を迎えるまでに直面する個人，家族，地域の健康問題を理解し，その援助について研究する学問である。人間の活動に直接役に立つ学問であり，応用科学として位置づけられている。応用科学はほかの学問分野と比較して研究成果が実践活動に短期間で活用されることが期待されるため，看護の実践現場も，研究成果を取り入れることができるような柔軟な環境を整備しておく必要がある。

▶看護活動をとおした実践力の向上　一方，看護活動の実践現場では，日々の看護活動をとおして感じた疑問点を調べたり探求したりして，看護実践の向上につながるような科学的根拠づくりを地道に行うことが求められる。海外を活動の場にした場合でも，看護活動の展開は基本的に，これと同じである。

▶国際看護活動の広がり　国際看護活動には，国内外における協力・支援活動を一方的に行うだけではなく，そこで言葉や文化，風習などが異なる国の人々と触れ合い，情報および知識の交換などをとおして相互理解を深め，問題解決のために協力する，つまり国際交流を深めることや看護研究を共同で行うことも含まれる。

看護活動は本来，国内外を問わず連続的に行われるものであるが，ここでは日本が歩んだ歴史的背景やそれに裏づけられた国際社会で果たすべき独自の責務や役割があることから，あえて海外と国内に分けて説明する。

B 国際化と海外における看護活動

看護活動の倫理に則した日本の海外における看護活動は，第2次世界大戦後から始まったといえる。それは日本国内の戦後復興が途上にあるなかで開始され，以来，日本の看護職の協力・支援活動は50年以上が経過している。その間に，医学，医療，薬学の発展は目覚ましく，その発展に伴って人々の健康への意識も大きく変化した。

そうしたなかで，国際協力分野における日本の看護職の果たす役割への期待は年々高まっており，なかでも次の4点において，その重要性が増してきている。

1　開発途上国支援におけるサスティナビリティの重視

従来，先進国の専門家において支援活動は開発途上国の専門職を教育することや，その専門職に代わって患者や地域住民を教育するとともに，直接ケアをすることだと認識され，実施されてきた。

しかし，支援活動をとおして使用したヒト，モノ，カネや時間と比較して，その成果が十分に得られていないことや，支援が開発途上国の自然破壊を助長していることが問題視されるようになった。

その結果，近年は開発途上国の人々の意思決定を尊重した**サスティナビリティ**（sustainability, 有限な自然環境と共存しながらの人間社会の発展）を目指すことができるような協力支援のあり方を模索するようになってきた。その中心の一つが，地球上の人々が自然との共存を見据えた健康的な生活を獲得するための，一方通行ではない相互支援のあり方である。そのため先進国の看護職が果たす責任と役割は，以前にも増して大きくなりつつある。

2 | 誕生から死に至るまでの全人的な援助

開発途上国では健康増進や疾病予防に費やす経済的余裕が，国も住民一人ひとりにもないため，たとえ「病い」になっても治療にアクセスできず，死に至る場合も少なくない。また，治療を受けることができても，生活習慣病などの慢性疾患の重篤化を防ぐなど，「病い」をコントロールできない状況にある。

これに対応するためには，個人，家族，地域が相互に影響し合っていることを鳥瞰的に把握し，政治，経済，社会的背景を含め，国や地域を越えて人間の誕生から死に至る全過程を通じた支援が必要であり，その大きな担い手になるのが看護職である。

3 | 支援対象者の潜在力の強化

開発途上国への協力・支援活動の最終目標は，支援対象者が自立し，生涯を通じて潜在力を引き出し最大限に生かせるようになることである。そこで，看護活動の柱である，地域住民や患者をエンパワメントすること，すなわち支援対象者の潜在力を的確に把握し，それが十分に発揮できるように地域住民や患者を支援することが必要である。

4 | 保健施策の見直しへの支援

健康は個人の問題であると同時に，個人では解決できない大きな要因と関係している。地域住民一人ひとりが自分の健康を維持し，住民活動が活発であったとしても，公的な保健医療システム，看護サービス，看護教育制度が整備されていない国や公衆衛生部門に十分な予算措置をしていない国では，住民の健康は十分には守れない。したがって国家の保健施策の見直しについての支援を行うために，その国の政府高官へのアドバイザー的役割を，看護の専門的立場から担うことも求められる。

*

このように海外における看護活動の対象は幅広いものがあり，今後，その傾向はますます強くなっていくことが予測される。

Ⅰ　国際看護活動が扱う範囲　　043

C 在日外国人の増加と国内の看護活動

▶ **在日外国人増加の背景**　1980年代の後半以降，東南アジアや南米出身の在日外国人が急増している。日本での在留資格が得やすくなった背景には，日本の製造業やサービス業を中心に国際競争に勝ち抜くための低賃金労働力の需要の高まりという経済的な理由があった。当初は，単身で出稼ぎを目的に来日する外国人が多かったが，しだいに日本人を配偶者にもつ人や家族を伴って来日する人々が増加した。

さらに1990年代後半にいわゆるバブル経済がはじけ，悪化した日本人の雇用状況が経済の回復がみられても好転しない一方で，生産年齢（15歳以上64歳未満）人口の減少に歯止めがかからず，外国人労働力の需要は増加の一途をたどってきた。日本政府は，国内の労働者不足に対応するために，外国人労働者受け入れ拡大を目指す改正出入国管理法に基づき，2019（平成31）年4月に新在留資格「**特定技能**」を創設し，14の産業分野に34.5万人の外国人労働者の受け入れを見込んでいる[1]。住民票のある在日外国人は約280万人（2021〔令和3〕年末）で，出身国・地域は194か国に達し[2]，うち172万7000人が労働者である[3]。外国人は雇用の機会がある地域に居を構え，同じ国の出身者が集中して居住する傾向があり，都市部だけでなく全国各地に居住するようになっている。

▶ **在日外国人が抱える健康問題**　家族を伴った外国人が長期滞在することによって，日本に

外国人と肌色

　外国人とは，日本の国籍を有していない人のことである。日本は江戸時代に200年余りに渡って鎖国政策をとり，その間に日本人特有の価値観を形づくってきた。明治以降，広く海外との交流が再開しても，既存のものとその反対のものを融合して新たなものを生みだす思考（止揚）が育成されておらず，同化できるもののみを受け入れる土壌のまま近代化してきた。そして現代に至っても，その土壌から生まれてきた人は，無意識のうちに同様な価値観を身につけている。

　たとえば，色名のベージュ（ペールオレンジ，うすだいだい）を私たちは長年「肌色」とよんできた。これは明治時代に入り，異国の人たちと接触する機会が多くなり，肌の色の違いを意識するようになって「肌色」とよばれるようになったといわれている。

　それから1世紀以上の時を経て，ニューカマー（newcomer）とよばれる外国籍の人々が増え始めた日本では，2000（平成12）年に色鉛筆，2007（平成19）年にはクレヨンと絵の具から「肌色」いう名称が消えた。他方，海外には世界各国の子どもたちの肌の色を集めた色鉛筆セットがある。「肌色」という概念を前提として，存在の多様性を受け入れる考え方の表れである。そのような意味から，自分が自然に身につけてしまっている固定観念や偏った思考回路を自覚し，人としての個々の個性を理解するために，国籍や外見のみの枠組みに自分がとらわれていないか意識することがケアをするうえで大切である。

おける外国人の年齢層や抱える健康問題も多様性を増している。日本全体では出生数が年々減少する一方で，両親または父母のどちらかが外国籍の出生数が増加している。また，在日韓国・朝鮮人，中国在留日本人孤児で日本に帰国した人や**ニューカマー**（newcomer）＊とよばれる人たちの高齢化によって，65歳以上の外国籍の人の数は2013（平成25）年の14万4000人から2021（令和3）年には19万9000人に増加している[4]。そのため，在日外国人に対する母子保健分野，高齢者看護や介護，生活習慣病対策のニーズが高まりつつある。在日外国人の多くは来日前に日本語や日本の保健医療システムおよび日本文化について習得する機会に恵まれず，来日後も就労条件や時間的・経済的制約から，日々の暮らしを保つのに精一杯の状況にある。

▶ **文化・言語の違いと看護のかかわり**　日本社会は歴史的に異なる文化や言語を日本文化や日本語と共存させる経験をしてこなかった。すなわち異なるものは拒否し排除するか，さもなければ同化させることで存在を許してきた歴史的経緯があり，それは現在も日本社会の特性として存在している（序章-Ⅲ-C-1「日本独自の看護の発展」参照）。そのため，異なる文化や言語をもつ人々を考慮した保健医療システムの整備が，在日外国人の急激な増加という現実に追いつけない状況にある。

　外国人がひとたび健康問題に直面すると，だれよりも先に看護職に相談することが少なくない。その際，看護職は在日外国人が抱えている当面の健康問題だけでなく，その健康に影響を及ぼしているすべての要因を，先入観や偏見のない目で見きわめる必要がある。そして，保健医療および社会福祉に関する法律・制度を十分に理解したうえで，在日外国人に適応できる最大限の可能性を把握し，それを紹介することが求められている。

　在日外国人のなかには，それぞれの出身国で幼い頃から慣れ親しんだ民間療法を来日後も実践することがある。特に妊娠・出産・育児期や高齢期，そして終末期には母国の伝統的健康行動をとることが明らかになっている[5]。

Ⅱ　海外における看護活動

　ここでは，国際看護活動について，特に海外における看護活動の意義と歴史的な経緯を踏まえて，現在の状況をみていく。

A　看護活動を海外で行う意義

▶ **海外支援の意義**　国際協力機構（JICA）の総裁でもあった緒方貞子（1927－2019）は，「（日本にとって）国益とは日本が世界の多くの国々から好意的にみられること」であると述べ

＊ **ニューカマー**（newcomer）：地域に新しく来た人，新参者を意味し，主に1980年代以降に来日し，長期滞在している外国人のことをいう。

表2-1 日本国憲法前文（一部抜粋，箇条書き）

日本国民は，恒久の平和を念願し，人間相互の関係を支配する崇高な理想を深く自覚するのであつて，平和を愛する諸国民の公正と信義に信頼して，われらの安全と生存を保持しようと決意した。
- われらは，平和を維持し，専制と隷従，圧迫と偏狭を地上から永遠に除去しようと努めてゐる国際社会において，名誉ある地位を占めたいと思ふ。
- われらは，全世界の国民が，ひとしく恐怖と欠乏から免かれ，平和のうちに生存する権利を有することを確認する。
- われらは，いづれの国家も，自国のことのみに専念して他国を無視してはならないのであつて，政治道徳の法則は，普遍的なものであり，この法則に従ふことは，自国の主権を維持し，他国と対等関係に立たうとする各国の責務であると信ずる。

日本国民は，国家の名誉にかけ，全力をあげてこの崇高な理想と目的を達成することを誓ふ。

ている。すなわち日本国憲法前文（**表2-1**）でうたわれている「全世界の国民が，ひとしく恐怖と欠乏から免れ，平和のうちに生存する権利を有する」こと，「いづれの国家も，自国のことのみに専念して他国を無視してはならないのであつて，政治道徳の法則は，普遍的なもの」であり「日本国民は，国家の名誉にかけ，全力をあげてこの崇高な理想と目的を達成することを誓ふ」ことは，国際看護の根本理念とも合致するのである。

▶ **社会経済的弱者への支援** 世界的規模で社会経済的弱者が増えている今日，看護に携わる者には，国や地域，宗教や民族の垣根を越えて世界的規模で，これら社会経済的弱者を支援する役割が，これまで以上に期待されているのである。それは，SDGsの主旨である「誰一人取り残さない（No one will be left behind）」の中心的役割を果たすことにも通じる。その際，支援対象地域の社会，経済，教育，文化，保健医療システム，そのほか看護に影響を与えるあらゆるものを考慮し，人々の人生観，生活習慣，言語，宗教，人間関係はもとより，看護用具や看護手順の違いを認め，尊重し，あくまでも「外部者」として慎み深い姿勢で看護活動をすることが求められる。また，日々の看護活動が世界の政治経済の動きからどのような影響を受け，あるいは逆に影響を与えているかということを考えて行動することが，開発途上国の平和を築く礎になるのである。日本の看護にその役割が期待されていることを，十分に認識する必要がある。

▶ **国際協力における看護活動** 国際協力においては，それぞれの分野の専門家や研究者が様々な形で活動を行っている。**図2-1**は，国際協力のもとでの看護活動の役割を示したものである。たとえば，ある村に住民の下痢などの健康問題解決のため衛生的な水を確保することになると，まず工学系の専門家が井戸掘りの調査および実施をする。また，井戸の水は水道・灌漑の専門家によって各家庭に引かれるようになる。それと並行して，下痢などの健康問題を予防するため健康教育の専門家が住民に定期的な教育を行う。下痢に限らず，健康問題の多くは様々な要因の連鎖によって起こる。しかし開発途上国では，上下水道をはじめ電気，道路，交通手段，通信機能といった社会基盤（インフラ）が整っておらず，それが原因となって発生する健康障害も少なくないことが指摘されている。同時に，その原因や要因を改善するための専門分野のスタッフや教育システムなども十分に整備されていない。

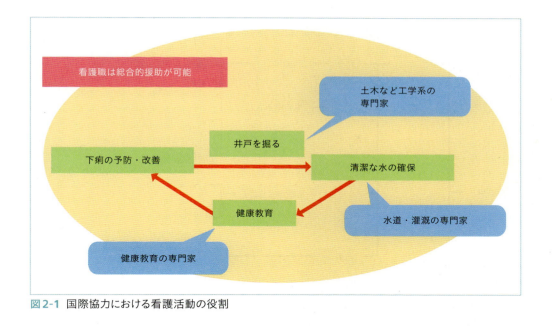

図 2-1 国際協力における看護活動の役割

　解決されるべき健康問題が下痢の場合，看護職は下痢を引き起こす要因の全体像を把握できる教育を受けている。したがって看護職は関連する各専門職のコーディネーターとして最も適しており，その役割を担うことが看護の専門性を発揮することにもつながる。ひいては看護職がそのコーディネーターの役割をとることが支援対象の健康問題の解決の近道となる。これらの支援の過程では現地の人々が潜在力を引き出され，その土地に即した独自の発展に向けた意思決定ができるようになり，それが持続的な発展につながる。このような支援ができる国際協力分野の専門家が，今最も求められているのである。

B 第2次世界大戦以降の国際看護活動

▶ **コロンボ・プラン**　日本の戦後復興が進むにつれ，日本は国際社会への復権を目指し，国際協力の役割も担うようになった。戦後最も早期に組織された開発途上国援助のための国際機関であるコロンボ・プラン*は，主に技術協力を通じてアジア太平洋地域諸国の経済・社会開発を促進し，その生活水準を向上させることを目的として設立された。

　日本はコロンボ・プランに1954年に加盟し，1955年度に東南アジア地域に初めての専門家を派遣し，1957年度には中近東・アフリカ，1958年度には中南米地域，1960年度には北東アジア地域に技術協力援助計画における専門家を派遣した。1962年には現在の国際協力機構（JICA）の前身である海外技術協力事業団（Overseas Technical Cooperation Agency；OTCA）が設立され，日本の国際協力が開始されたが，当時はまだ政府間での体

---

* **コロンボ・プラン**：正式名称は「アジア及び太平洋の共同的経済社会開発のためのコロンボ・プラン」で，事務局はスリランカのコロンボにある。1950年に提唱され，1951年に発足した。

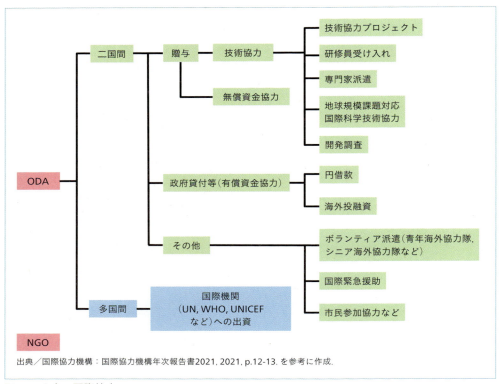

図2-2 日本の国際協力

系づけられた国際協力は行われてはいなかった。その後，日本の経済成長に伴って，政府開発援助（ODA）を通じた二国間（技術協力，無償資金協力，有償資金協力など）や国際機関への多国間に対する国際援助協力活動が展開されてきた（図2-2）。

▶ **看護職の国際協力活動の変遷**　看護職が海外で国際協力活動をするのは1960年代に入ってからであり，民間組織の日本キリスト教海外医療協力会（Japan Overseas Christian Medical Cooperative Service；JOCS）が1961年，ネパールに初めて看護師2人を派遣した。1965年には**日本青年海外協力隊（JOCV）**が設立され，1966年に5人の看護職隊員がインドに派遣された。現在はJICA海外協力隊の看護職隊員と看護専門家が各地に派遣され，開発途上国への国際協力を目的とした活動を行っている。

1980年代には**非政府組織**（non-governmental organization；**NGO**）の数が急増し，NGOに所属する看護職が開発途上国で長期および短期の支援活動や緊急災害支援に携わっている。そのほか，WHOや国連児童基金（UNICEF）などの国際機関で活躍する看護職もわずかではあるが増えつつある。

▶ **貧困問題と看護活動**　1990年代初頭から貧富の格差が拡大し，ミレニアム開発目標（MDGs，第1章-Ⅲ-C「持続可能な開発目標」参照）を達成するためには，世界の貧困問題対策を最優先すべきであるとの合意のもとに様々な対策がなされてきた。しかし，世界の富が急速に一部の人々に集中し貧困問題はさらに深刻さを増しており，2030年までの到達目

標である 17 の持続可能な開発目標（SDGs）の第 1 番目に位置づけられている。貧困と健康問題は密接な因果関係があることから，貧困にあえぐ人々への支援が国際看護活動においても優先されている。

貧困には絶対的貧困と相対的貧困がある。**絶対的貧困**とは，人間としての最低の生活条件が充足されておらず，低所得，栄養不良，不健康，教育の欠如のために，社会経済活動に参加して政治的権利を行使する自由や能力を奪われている状態をいう。他方，**相対的貧困**は，その国や地域における男女，身分制度，宗教グループ，民族の間での差別による教育機会や社会保障制度の格差，また都市部と地方部との居住地域の格差によることが多い。国際協力分野では絶対的貧困状態にある人々を主に支援の対象とするが，国際看護活動における支援対象の優先順位も同様である。

貧困問題を解決していくための国際的試みは戦後一貫して行われてきたが，グローバリゼーションにより世界的規模で拡大した市場経済は貧困問題を複雑化・深刻化させている。看護職は健康問題をとおして貧困にあえぐ人々に触れ，支援活動を行うが，支援対象者の人生に即した持続可能な看護サービスを提供するためには，因果関係が複雑に入り組んだ貧困問題についても，深い理解が求められる。

C 海外における看護活動の枠組み

世界の社会情勢の変化に伴い，各国が抱える問題は政治，経済，文化，宗教などが複雑に絡み合ったものになっている。そうした状況に対応するため，国際支援にかかわる保健医療，看護，農業，教育，環境などの各専門分野では，それらの問題を解決し，各国がそれぞれに発展を遂げられるような支援方法を模索するため，分野を越えた総合的な評価を行うようになった。その結果，従来の支援活動の方針や考え方に関する疑問点が表面化し，国際協力の焦点もそれぞれの国の社会制度の枠組みや価値観の変動に合わせて移行してきている（図 2-3）。そして環境を考慮し，住民の健康と幸福を優先させた取り組みが持続的に追求されている（図 2-4）。

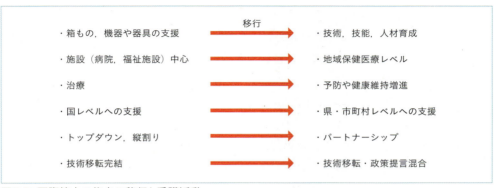

図 2-3 国際協力の焦点の移行と看護活動

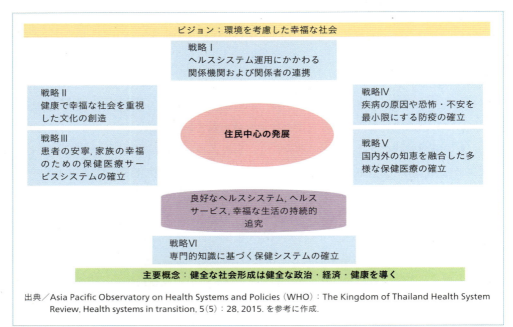

出典／Asia Pacific Observatory on Health Systems and Policies（WHO）: The Kingdom of Thailand Health System Review, Health systems in transition, 5（5）：28, 2015. を参考に作成.

図2-4　保健医療と国の発展に向けた概念・ビジョン・戦略

　国際協力分野では「魚をあげるのではなく，魚の釣り方を教えてあげなさい。そうすれば支援の対象者は一生，魚を食べ続けることができる（Teach a man to fish, and you feed him for a lifetime）」という格言を使い，開発途上国の人々の自立を目指した「援助」から持続可能な発展のための「協力」へと移行することの重要性を訴えている。国際協力の焦点の移行に伴い，国際看護活動の焦点や支援の対象も今後変化していくことが予想される。

1 「箱もの，機器や器具の支援」から「技術，技能，人材育成」へ

　保健医療従事者の不足は，開発途上国だけでなく先進国においても深刻な問題となっている。開発途上国では，通貨価値の格差から，賃金が高額になる先進国に就労の機会を求める保健医療従事者が増加している。そのため開発途上国の保健医療従事者の不足は悪化の一途をたどり，看護職の不足は看護の質の低下を招き，医療事故の増加にもつながっている。看護分野の人材育成は急務であり，国際協力における中心的課題となっている。

　世界の看護師数は約2000万人で，医療従事者の59％を占め，その8割が世界人口の半分を占める地域に集中している。全世界で約590万人の看護職が不足しており，その90％にあたる530万人を低中所得国で占め，東南アジアやアフリカ地域での不足が顕著である。WHOと国際労働機関（ILO）がまとめた世界の保健医療従事者数の分布状況を図2-5，地域別の不足数を図2-6に示す。

　海外に派遣される看護職には，基礎教育から現任教育まで幅広い領域において，保健医療従事者育成の中心的役割を担うことが期待されている。海外で人材育成をする場合，国によって看護の教育システムや看護職の配置方針，条例・規則が異なるため，相手国の**カ**

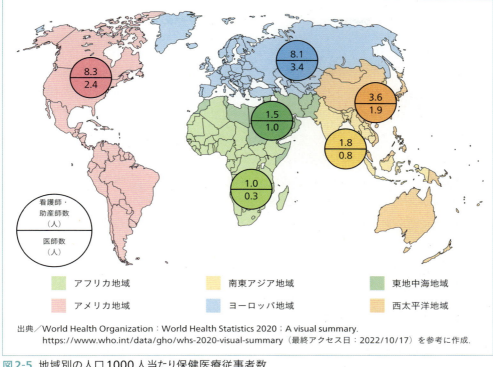

図2-5 地域別の人口1000人当たり保健医療従事者数

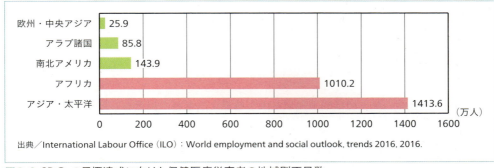

図2-6 SDGsの目標達成に向けた保健医療従事者の地域別不足数

ウンターパート（受け入れ担当機関・人）と共に，その国の看護サービスの歴史的経緯を十分理解したうえで，現在の状況をていねいに分析しなければならない。

　さらに，教育プログラムを改善する段階では，相手国の看護教育にかかわる関係者の十分な理解を得る必要がある。そうすることによって，支援した専門技術が支援対象国に定着していくのである。多くの開発途上国では，保健所や保健センターに保健師が配置されておらず，助産師が地域看護活動を担っている。また，看護の資格がない人に知識や経験を伝達したり共有したりする機会も少なくない。これらの状況を十分に考慮したうえで支援をしていくことが求められる。

2 「施設（病院，福祉施設）中心」から「地域保健医療レベル」へ／「治療」から「予防や健康維持増進」へ

　開発途上国では，人口の高齢化や人々の生活スタイルの変化によって慢性疾患が増加する一方で，衛生状態が改善されないために感染症が増加し，公衆衛生面の改善や疾病の予防およびコントロールの分野を充実することの必要性が高まってきている。プライマリヘルスケア（PHC）とヘルスプロモーションの理念に基づき，1次医療（診療所などでの住民に身近な医療，プライマリケア分野）の強化と，2次医療（地域の病院を中心とした医療），3次医療（高度な先端医療を行う医療）との連携により，患者の症状に合わせて的確な対応ができるような**リファラルシステム**（患者紹介システム，病診連携システム）を確立しようとしている。今後，開発途上国で活動する場合には，その地域特有の保健医療や看護に関する知識と実務経験が求められる。

▶ **タイの保健医療システム**　タイでは健康的な地域づくりを国の政策の中心的な柱にすえ，行政機能を再編成している。ここでは保健医療行政と教育機関，民間団体などが一体となって機能し，特にプライマリケアユニット（primary care unit；PCU）の看護師は1次予防，2次予防とともに1次医療にも携わっている。

　PCUで対応が困難な場合は，2次医療の対応ができる医療施設に搬送できるシステムが機能している。その場合も，看護職が医師と共に意思決定に参加する。地域によっては2次医療病院にPCUを設置し，行政単位の担当地区の健康教育や健康体操などをとおしてヘルスプロモーションを展開しており，看護職がプログラムを展開するリーダーの役割を担っている（**図2-7**）。

3 「国レベルへの支援」から「県・市町村レベルへの支援」へ

　中央政府をとおした支援は相手国の主権を尊重するという視点からは良い形であるが，国の行政機能が十分に成熟していない開発途上国では，本当に必要としている人々のところに支援が届かない可能性がある。また，同一国内で地域間の貧富の格差が拡大している事実もある。

　地域ごとに異なる健康問題に対処するためには，地域の特性を十分に把握し，その地域に合った保健施策を立て，市町村に行きわたるきめの細かい支援をすることが支援対象者のニーズに合った支援につながり，より大きな成果を得ることが確認されている。地方分権の政策を進めている国も少なくないことから，支援のニーズが大きい特定の市町村への支援をとおして，支援のモデルをつくることもできる。

---

* **在外日本人（海外渡航者）の健康課題**：COVID-19のパンデミック以前，2019（令和元）年の日本からの出国者数は2000万人を超えており，短期滞在（3か月未満）の旅行者，留学や仕事での長期滞在者（3か月以上），そして在留国での日本国籍をもった永住者は今後も増加が予想される。特に開発途上国への渡航者の健康課題は，感染性疾患のリスクが高いことであるが，保健医療システムが整っていないことや言葉の問題などから，病院受診への不安が大きい。

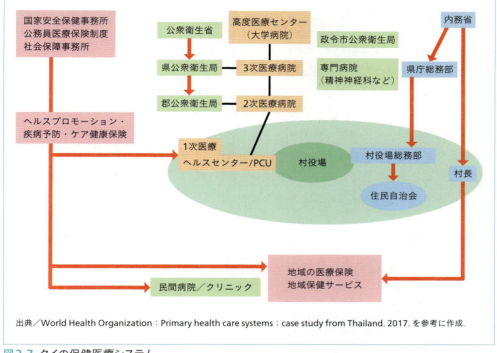

出典／World Health Organization：Primary health care systems；case study from Thailand, 2017. を参考に作成.

図2-7 タイの保健医療システム

4 「トップダウン・縦割り」から「パートナーシップ」へ

　地方分権が進むにつれて，住民の主体性を尊重した住民参加型の支援の重要性が強調されるようになった。地域の健康問題を分析する段階から住民を巻き込み，共に健康問題の解決策を考え，目標に向けて役割を分担し，それを評価するプロセスを歩むことによって，住民が自ら判断し行動に参加するようになることを意図している。健康的な地域づくりのためには，行政による適切な保健システムが確保されることと，住民の積極的なかかわりの2つが車の両輪となってこそ，システムが円滑に機能するのである。

　たとえば，ある地域の感染症対策を目的として支援を行う看護職には，保健システムの改善に関して行政官を支援するとともに，専門職として地域保健活動を担うこと，地域のリーダーや住民へのアプローチと対話を行うこと，学校保健と連携することなどを含め，地域全体と一体となった活動が求められる。

5 「技術移転完結」から「技術移転・政策提言混合」へ

　専門職として専門技術や知識をもつ看護職は，これまでは支援相手国のカウンターパートに看護技術の移転をすることが国際協力活動の大きな割合を占め，自分の専門分野の技術移転のみで活動を完結する傾向にあった。しかし最近では，住民参加型の手法が浸透する一方で，国レベル，地方レベルの保健システムがうまく機能することが重要であると再

Ⅱ　海外における看護活動　053

表 2-2　協力支援の政策への反映

協力支援先	政策や方針への反映
国際機関	持続可能な開発に関するハイレベル政治フォーラム
中央政府	国家保健計画，国家予算措置への提言
地方自治体	地域保健計画，地方自治体予算措置への提言

認識されてきている。それに伴い，開発途上国に対する支援協力は，各専門分野のみならず，保健政策を担う中央政府の官僚レベルをカウンターパートにしたアドバイザー的な支援も増えつつあり，一定の成果を上げている。今後，看護分野でも技術移転という形での支援を超えて，地方自治体，国，国際機関の方針につながるような支援や，活動の成果に基づく提言が期待されるようになるだろう（表 2-2）。

III　在日外国人への看護活動

　国際看護と在日外国人

　看護ケアの本質は，人々の健康という最も根源的な部分に関与する人類共通の国境のない**普遍的業務**である。その本来業務は，国内外を問わず，すべての人々の健康に貢献することである。また，実施にあたっては人権を遵守するという**倫理的責務**が強く求められる。2022（令和 4）年 9 月には，日本で初めて在日外国人の医療にたずさわる者の倫理宣言である**琵琶湖湖畔宣言**が発表された（表 2-3）。

　2017（平成 29）年，文部科学省高等教育局によって公表された「看護学教育モデル・コア・カリキュラム；『学士課程においてコアとなる看護実践能力』の習得を目指した学習

表 2-3　琵琶湖湖畔宣言　「在日外国人と医療—だれひとり取り残さないために—」

- 私は，外国人，日本人を問わず，すべての人間は，生れながらにして自由であり，かつ，尊厳と権利とについて平等であることを尊重します。
- 私は，健康を享有することは，国籍，人種，年齢，性別，宗教，政治的信念又は経済的若しくは社会的条件の差別なしに，すべての人が有する基本的権利のひとつであることを確認します。
- 私は，外国人は日本人とともに，日本社会を作り上げていく大切な社会の一員であることを認識し，外国人が孤立せず安心して生活し，自由に，容易に公共サービスを享受し，社会活動に平等に参加できる環境の実現に努めます。
- 私は，すべての人の健康的な生活を確保するために，多文化共生社会の実現と，保健・医療・福祉を推進することを誓います。
- 私は，いかなる場面でも，人間としての生命の尊厳及び権利を尊重し，常に温かな人間的配慮，良心をもって，健康支援を実践します。
- 私は，すべての人の多様な健康ニーズに気づくことのできる能力，異文化コミュニケーション能力，関係性を築く能力を身につけるための研鑽を積みます。

　私は，これらのことを医療にたずさわる者の本来業務と倫理的責務にかけて厳粛に誓います。
（2022 年 9 月 4 日　第 73 回日本キリスト者医科連盟総会にて採択）

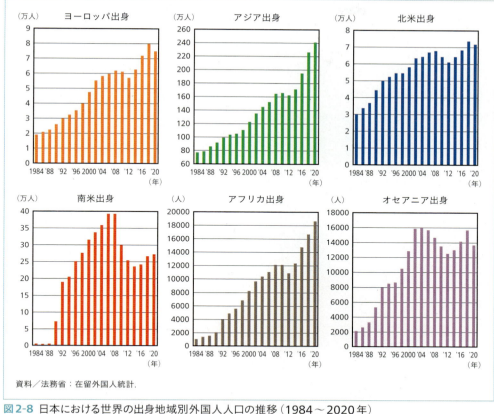

図 2-8 日本における世界の出身地域別外国人人口の推移（1984～2020年）

資料／法務省：在留外国人統計.

目標」では「グローバル化により，在日外国人に対してや諸外国での保健・医療活動等，国境を超えた看護実践の機会も増えている。これら看護が求められる多様な場を理解するとともに，看護実践を行うために必要な専門知識を身に付け，対象者の特性を加味した上で場の複雑性を認識しながら，対象者のニーズに応えるための看護実践を理解する」と述べられている[6]。

21世紀に入り，世界の「人の国際化・グローバル化」は目覚ましく，日本も例外ではない（図 2-8）。地域社会の構成員はまさに多国籍化・多民族化・多文化化している。

B 日本のヒューマン・グローバリゼーション

2020（令和2）年，日本における外国人人口は約 300 万人，国籍・出身地・地域は 190 か国以上である。日本のあらゆる地域で多様な人々が暮らしている。日本の総人口に占める割合は 2.3％，約 44 人に 1 人である。この人口は，徳島県，高知県，島根県，鳥取県の 4 県を合わせた人口に匹敵する。

グローバル社会の到来は，日本人に世界の様々な人々との，ふだん着の出会いを与えてくれた。その結果，国際結婚という縁が生まれ，実に様々な出生地，国籍，人種，文化，

Ⅲ　在日外国人への看護活動　055

宗教，言語（母語）をもつ日本の子どもたちが誕生している（図2-9）。

　日本人の出生数が減少するなか，親の少なくとも一方が外国人である子ども（親が外国人の子ども）は増加している（図2-10）。2020（令和2）年，親が外国人の子どもの総数は3万5604人，総出生数に占める割合は4.1％，24人に1人であり，統計が存在する1987（昭和62）年以降，最も高い割合となっている。1987（昭和62）〜2020（令和2）年の日本国内における親が外国人の子どもの出生総数は107万7589人である。父母の国籍別出生数

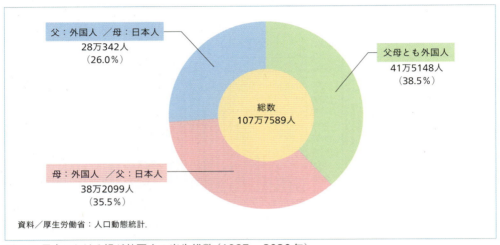

図2-9　日本における親が外国人の出生総数（1987〜2020年）

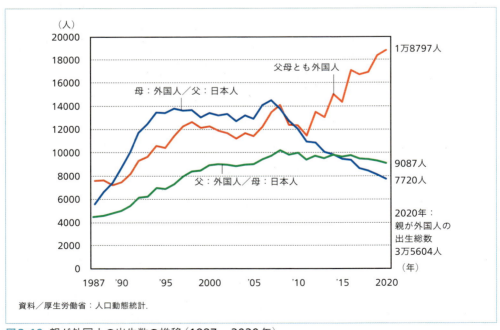

図2-10　親が外国人の出生数の推移（1987〜2020年）

の動向では，2010（平成22）年後半以降，父母ともに外国人の子どもの数が急増し過去最高となっている。

C 在日外国人の人口動態，生活の推移と健康課題

1. 在日外国人について

一般にいわれる在日外国人という言葉に関する明確な定義はない。しかし，この言葉は社会一般に定着しており，日本に滞在し，暮らしている外国人の総称といえる。この在日外国人に関する表現は，その対象者の生活基盤実態を考慮し様々に表現される。行政の報告書では「外国籍住民」「外国籍市民」「在住外国人」の表記が多く，NGO（非政府組織）やNPO（民間非営利組織）のレポートなどでは短期滞在者を含めた「移住者」の表記が多い。また，在留資格のない外国人を「非正規滞在外国人」と表記している。総務省は，住民基本台帳制度の適用において「外国人住民」と表記した。法務省は「出入国管理及び難民認定法」上の在留資格をもって，3か月以上日本に在留する外国人「中長期在留者及び特別永住者」を「在留外国人」と定義している。そして観光庁は，観光で訪れる外国人を「訪日外国人」とよんでいる。2018（平成30）年12月25日，日本政府が初めて発表した「外国人材の受入・共生のための総合的対策」では移住者（移民）を「外国人材」と呼称している。

2. 在日外国人の歴史

2005（平成17）年，日本に暮らす韓国・朝鮮国籍および出身者（以下，在日コリアン）は，日本への移民・生活「100周年」を迎えた。ちょうど日本人のブラジル移民100周年と同じ年であった。在日コリアンの子孫は数世代にわたって日本で暮らしている。在日コリアンは1910（明治43）〜1952（昭和27）年まで日本国籍を有しており，第2次世界大戦中には200万人にのぼった。

1980年代前半まで，在日コリアンは在日外国人の大半を占めていたが，1980年代の後

Column 親が外国人の子ども

国籍法での「日本国民」とは「日本国籍者」をいう。子どもの国籍は日本であるが，親が外国人の子どもが増えている。様々なルーツをもつ，多文化の子どもである。血統を基準とした考え方から，日本人と外国人との間に生まれた子どもを「ハーフ」「混血」とよぶ風潮があるが，明らかに差別用語である。様々な国際的背景をもつ子どもをどのように呼称するかが議論されている。日本で生まれ育った子どもを，単純に「外国人」の概念に当てはめることはできない。

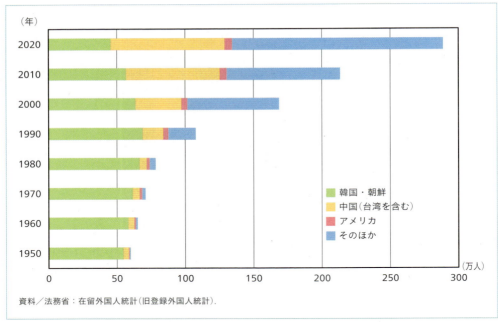

図 2-11 日本における外国人の国籍（出身地）別推移

半以降，東南アジア，南米出身者の人口が急増した結果，在日コリアンの占める割合は激減している。すなわち，在日外国人の人口が増加しているだけではなく，国籍・出身地・地域が多様化・グローバル化している（図 2-11）。

3. 在日外国人の生活基盤の推移

移住者の日本での生活形態は，本国からの「出国」「来日」「移住」から「定住」「永住」そして「家族形成」「次世代形成」と変化する（図 2-12）。日本で暮らし，生活基盤を構築しながら，日本（移住国）が，次世代家族にとっての母国へと変化していく。

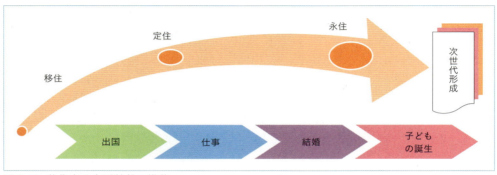

図 2-12 移住者の生活基盤の推移

4. 急増する在日外国人女性と母子保健へのニーズ

　2020（令和2）年の日本における外国人の女性人口は145万7645人であり，1988（昭和63）年から約100万人増加している（**図2-13**）。年齢構成では，20〜30歳代の女性が全体の約5割を占めている。人口増加のスピードおよび年齢構成から，在日外国人女性に対する母子保健，リプロダクティブ・ヘルス／ライツ（性と生殖に関する健康と権利，第1章-Ⅰ-C-2-1「社会開発とジェンダーの視点」参照）へのニーズが極めて高く，早急な対策が必要であることがわかる。

5. 在日外国人の健康指標；死亡動向について

　日本における外国人の人口動態統計*から，在日コリアンの主な死因をみると「悪性新生物（がん）」「心疾患」「脳血管疾患」が3大死因で，死因の5割を占める。1955（昭和

Column　日本で外国人の子どもが出生した場合の手続き

　親が外国人の子どもが，日本で出生した場合には，①戸籍法，②住民基本台帳法，③出入国管理及び難民認定法，④国籍法による届け出をすることになる。それぞれに，届け出先，届け出の期日，必要な書類が違っており，厳格に運用されている（**下表**）。

　これらは，子どもの生存にとって極めて重要な手続きであるが，外国人の親が子どもの出生時の手続きに関する情報を知らなければ，「子どもは，外国人住民として，自治体に存在していない，日本での在留資格がない，どこの国籍も得ていない」などといった深刻な事態が生じる。

　外国人妊産婦の保健指導では，何よりも子どもの出生届に関して，確かな情報提供をしっかりと行うべきである。

法律	届け出の期日	届け出先	手続き
戸籍法 （法務省）	子どもが生まれた日から14日以内	居住地の市区町村役場の戸籍担当窓口	出生証明書を持参し，子どもの出生届を行う
住民基本台帳法 （総務省） 2012年7月9日施行	戸籍法による出生届と連動して，住民基本台帳に記載される	居住地の市区町村役場の住民担当窓口	「外国人住民」として届ける
出入国管理及び難民認定法 （法務省）	子どもが生まれた日から30日以内	出入国在留管理庁（出入国在留管理局）	子どもの在留資格の確認・取得を行う
国籍法 （法務省）	親の出身国によって，届け出の期日，手続き等が決まっている	駐日大使館（領事館）など	子どもの国籍の届け出，取得を行う

＊ **人口動態統計**：日本における人口動態調査は「戸籍法及び死産の届け出に関する規定」により届けられた出生，死亡，婚姻および離婚を対象としている。これによって市区町村で人口動態調査票が作成され，集計は厚生労働省大臣官房統計情報部で行われている。日本における外国人についても日本の法律が適用されるのが原則であり，申告が義務づけられている。厚生労働省の外国人人口動態調査票には，あらかじめ国籍（出身地）が区分されている。1955（昭和30）〜1991（平成3）年まで，外国人の国籍（出身地）区分は「韓国・朝鮮」「中国」「米国」「そのほかの外国」の4区分であった。1992（平成4）年からは，新たに「フィリピン」「タイ」「英国」「ブラジル」「ペルー」の5か国が追加されている。

Ⅲ　在日外国人への看護活動　　059

30)〜2020（令和2）年の65年間の5年ごとの死亡率（人口10万人当たり）の推移をみると，悪性新生物は増加を続け，死亡順位の第1位である。高齢化に伴って肺炎も増加している。一方，乳児死亡は大きく減少している（図2-14）。在日コリアンの死亡動向は日本人の死亡動向と類似し，死因構造の中心が乳児死亡や結核などの感染症から生活習慣病へと変化している。

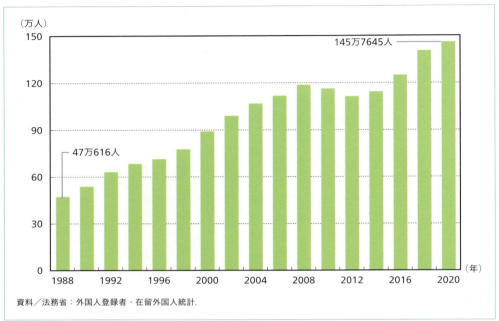

図2-13　日本における外国人女性人口の推移（1988〜2020年）

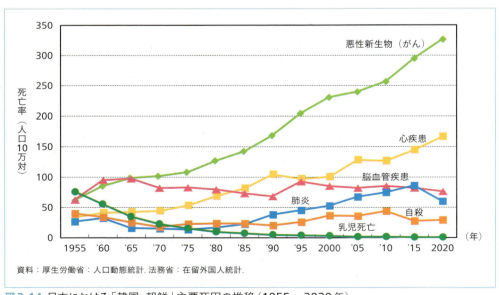

図2-14　日本における「韓国・朝鮮」主要死因の推移（1955〜2020年）

今後，日本に移住したばかりの外国人も，在日年数が長くなり，永住化し，世代を重ねることによって，在日コリアンと同様の年齢構成，疾病構造へと変化していくものと思われる。

6. 在日外国人の健康課題とハイリスクグループ

▶ **在日外国人の健康課題**　①日本での生活が数十年となる外国人（主に在日コリアン）の高齢者保健，②来日・移住したばかりの外国人の母子保健と労働衛生，そして，すべての外国人に関して，③日本においてマイノリティであり，異文化のなかで生活することに起因する精神保健の大きく3つの健康課題がある。そして，ハイリスクグループとして①海外から移住したばかり，②言葉の問題がある，③社会的に孤立しやすい（社会的サポートが得られない），④経済的問題がある，などがあげられる。

▶ **在日外国人への壁**　具体的に述べるならば，来日したばかりの外国人が病気になった場合，言葉の問題から，どのように医療機関を探し，受診すればよいのかわからないという状況が生まれる。**言葉の壁**は，医療機関へのアクセスの最も大きな障壁の一つである。在日外国人の多国籍化が進んでいるにもかかわらず，日本の多くの医療機関では，多言語に対応できるような通訳体制がほとんど確立されていない。また，医療現場において，医療者側の異文化コミュニケーション能力の不足，「外国人は苦手」という意識，偏見などの**心の壁**が，まだまだ存在することも否定できない。

さらに**制度の壁**も存在している。在日外国人のなかには，健康保険に加入したくても加入できない人々がいる。在留資格の問題（短期滞在，非正規滞在など）や，雇用者の社会保険未加入などによるものである。また，出身国と日本との保健医療福祉制度の違いに戸惑うこともあり，日本の医療・福祉についての基本的な知識がなく，保健医療福祉制度の支援から取り残されることもある。

これらの「壁」は，病気であっても医療機関を受診しない・できない，そのため治療が遅れる・状況が悪化する，救える命も救えない・手遅れとなる，あるいは症状が悪化し，膨大な医療費が発生するなど，悪循環が生じる要因となっている。

Ｄ 多文化共生時代における保健医療のあり方

2006（平成18）年，総務省は国として初めて多文化共生推進に向けての提言を行った。ここで**多文化共生**とは「国籍や民族などの異なる人々が，互いの文化的ちがいを認め合い，対等な関係を築こうとしながら，地域社会の構成員として共に生きていくこと」と定義されている[7]。

2008（平成20）年6月，自由民主党のプロジェクトチームが「日本型移民政策の提言；世界の若者が移住したいと憧れる国の構築に向けて」を国へ提出した。今後50年間に日本が1000万人の移民を受け入れ，多民族共生社会をつくるという計画で，移民の受け入

Ⅲ　在日外国人への看護活動　061

れにより国家の活性化を図る「移民立国」への転換を提唱するものである。ここでいう「日本型移民政策」とは、育成型移民政策という理念のもとに、日本文化と共存できる外国人を育成して日本に定住してもらおうというもので、まさに「多文化共生」を前面に出したものである。しかし、実効化には日本人の意識改造が必要であり、こうした移民政策を打ち出しても外国人の受け入れ過程で構造的な差別があれば、その理念は絵に描いた餅に等しい。

人種、国籍、文化、宗教、言語などの異なる多様な人々が交わり、相互に尊びながら生活していかなければ、その社会の健全性は保たれない。特に在日外国人の保健医療福祉の充実は、多文化共生社会に必要不可欠な前提条件である。外国籍住民・市民が、安全に、安心して地域で暮らすことができる社会的枠組みが必要である。

しかし、保健医療福祉の現場では、言葉、文化、国籍の異なる外国人に対して、十分なサービスが提供されているとは言い難く、多くの課題が残されている。

E 新多文化共生時代;「生活者としての外国人」と共に生きる時代

2018（平成30）年12月25日、日本政府は「外国人材の受入れ・共生のための総合的対応策」を発表した（2019・2020・2021年改訂）。ここでは「外国人との共生社会の実現」「生活者としての外国人」が重要なキーワードとなっている。在日外国人100年の歴史のなかで、この概念が明確に打ち出されたことは、日本社会の歴史的変革であり、新たな多文化共生時代が始まったといえる。この政策の基本的考え方として、「すべての外国人を孤立させることなく、社会を構成する一員として受け入れていくという視点に立ち、外国人が日本人と同様に公共サービスを享受し安心して生活することができる環境を全力で整備していく」と述べられている。2022（令和4）年6月には「外国人との共生社会の実現に向けたロードマップ」も打ち出された。在日外国人の健康支援については、重点的に具体的な対策が述べられている（表2-4）。

F 在日外国人の保健医療問題の解決に向けて

▌1. 柔軟な保健医療制度、サポート体制の見直し

在日外国人の保健医療問題については、対象者の多様性に対応した柔軟なサポート体制が必要である。日本の社会保険制度は、これまで日本に暮らす「日本人のみ」を対象として（想定して）運用されてきたが、適用を柔軟にするだけで、かなりの問題が解決される。国民健康保険、国民年金、生活保護などがこれにあたる。これは海外で長く暮らした日本人にもあてはまることである。

表2-4 在日外国人への健康支援・政策指針

対策内容	具体的支援・対策内容
基本理念；社会の一員として	外国人を孤立させることなく，社会を構成する一員として受け入れていくという視点に立ち，外国人が日本人と同様に公共サービスを享受し安心して生活することができる環境を全力で整備していく。
人権保障	外国人を含むすべての人が互いの人権を大切にし，支え合う共生社会の実現を図るため，各種人権啓発活動を実施する。
生活者としての外国人	外国人が，在留手続，雇用，医療，福祉，出産・子育て・子どもの教育等の生活にかかわる様々な事柄について疑問や悩みを抱いた場合に，適切な情報や相談場所に迅速に到達することができるよう，地方公共団体が情報提供および相談を行う一元的な窓口（多文化共生総合相談ワンストップセンター）を設置・整備・運営を支援し，強化する。
情報提供・相談対応の強化	特に医療，保健，防災対策等の外国人の生命・健康に関する分野や，子どもの教育，保育その他の子育て支援サービス，労働関係法令，社会保険（医療保険，年金，介護保険，労働保険），在留手続等の分野における情報提供・相談対応，民間賃貸住宅等の契約等については，できる限り，母国語による情報提供・相談対応等が可能となるよう，段階的な多言語対応の環境づくりを進める。
医療通訳	地域の基幹的医療機関における医療通訳や医療コーディネーターの配置，院内案内図の多言語化を支援するなど，外国人受入れ体制の整備を進める。
子育て支援	外国人子育て家庭や妊産婦が，保育施設，保健・医療・福祉等の関係機関を円滑に利用できるよう，市町村が実施する「利用者支援事業」における多言語対応を促進し，外国人子育て家庭からの相談受理，子育て支援に関する情報提供や取り組みを推進する。また，保育施設における外国人乳幼児の円滑な受入れ支援に引き続き取り組む。
母子健康手帳の多言語化	外国人の妊産婦が，日本において母子保健情報を円滑に入手し活用することで安心して出産・子育てができるように，母子保健の入り口である母子健康手帳を多言語化し，それを活用した効果的な支援方法等について，自治体に周知する。
保育所等から小学校への切れ目のない支援	保育所保育指針（平成29年厚生労働省告示第117号）等にもとづく保育所等における外国籍の子どもへの配慮や保育所等から小学校への切れ目のない支援について，地方公共団体に改めて周知を行い，保育所等において，外国籍家庭等に対する適切な支援が行われるよう引き続き要請する。また，2018（平成30）年9月14日に公表した「新・放課後子ども総合プラン」における基本的な考え方や学校・家庭との連携について，地方公共団体に対して改めて周知し，放課後児童クラブにおいて，外国人児童に対する適切な対応がなされるよう引き続き要請する。
非常時における外国人支援	非常時には，日本人，外国人にかかわらず，誰一人取り残さないという観点がなおいっそう重要となる。そのためには，外国人の脆弱性を十分に考慮して，的確な支援を受けられるような体制を構築し，支援や情報を必要とする人に届けられるように取り組んでいく必要がある。また，大規模災害が発生した際には，在留外国人の安否確認等に困難が伴うことから，在京大使館，関係省庁，地方公共団体等の間における円滑な情報連絡体制の構築も必要となる。
ライフステージ・ライフサイクルに応じた支援	外国人の各ライフステージ（乳幼児期，学齢期，青壮年期および高齢期）ごとに支援が必要である。ライフステージを移行しながら生活しているが，就学，進学，就職等，ライフステージを移行する際に課題に直面することが多く，この「継ぎ目」における支援が必要である。

資料／外国人材の受け入れ・共生に関する関係閣僚会議：外国人材の受入れ・共生のための総合的対応策，2018〜2021，外国人との共生社会の実現に向けたロードマップ，2022. を参考に作成.

2. 異文化コミュニケーション能力の養成

支援者側には異文化コミュニケーション能力の向上，グローバル社会に対する知識・教養，人権感覚の育成が必要である。2017（平成29）年，日本学術会議健康・生活科学委員会看護学分科会は，次のように提言している。「看護には，人種や国境，文化の違いを越えて人々の健康ニーズに応えることのできる能力が求められており，コミュニケーション能力だけでなく相互理解のもとに関係性を築く能力も重要である」[8]。

看護職に関しては，基礎教育においてだけでなく，臨床で働く看護職へも，このような

Ⅲ　在日外国人への看護活動　063

能力獲得の教育機会が与えられるべきである。

3. 専門的医療通訳制度の確立

　今，専門的知識と高度な技術をもつ**医療通訳**の養成と派遣体制の確立が急務である。日本語を理解しない外国人に対して日本人と同水準の医療を提供するためには，病歴・主訴の聴取，診断告知，治療方針や投薬の説明などに関して十分なコミュニケーションが必要になる。たとえば，がんの告知や手術に関するインフォームドコンセントには十分な言語理解が必要不可欠である。

　そのためには，単なるマニュアルやパンフレットだけでは不十分で，保健医療分野の知識をもつ通訳者が求められる。専門的医療通訳者に求められるのは，医療現場で医療者から患者へ，患者から医療者への双方向の情報を正確に通訳すること，医療者と患者の間の，文化の違いによるコミュニケーションギャップを埋めること，外国人患者に日本の保健医療福祉システムに関する情報をもれなく提供することなどである。専門的医療通訳の存続のためには，国による資格制度の確立と身分保障が必要不可欠である。

4. 多機関とのサポートネットワークの構築

　外国人の保健医療問題解決にあたっては，関係各機関とのサポートネットワークの構築が重要な鍵となる。支援方法の種類としては，①地域在住の外国籍住民たち自身による助け合い，②NPO／NGO の特性を生かした支援活動，③保健医療福祉機関との連携があり，これらの機能的連携，協力体制の確立が，速やかでかつ有効な問題解決につながる。そし

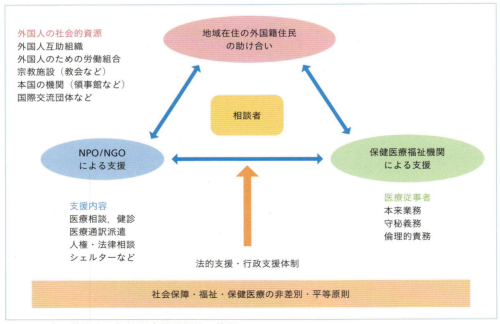

図2-15 在日外国人の保健医療問題解決の枠組み

てこうした活動の基盤に，住民の命と安全の保障，法的支援・行政支援が存在していることが必要である（図2-15）。

特に，在日外国人への医療支援体制が十分に整っていない現状では，NPO／NGOの活動意義は大きい。NPO／NGOの活動は，緊急性の高い，命の危機に瀕している外国人の支援において絶大な効果をあげることが証明されている。たとえば1995（平成7）年に起きた阪神・淡路大震災の折，緊急支援を必要とした人々のなかに多くの外国人がいた。地震がまったくない国から来日したばかりの外国人は，何が起こったのかわからず恐怖にふるえていた。日本語が理解できないために，災害情報が伝わらず，支援の対象から排除された「災害弱者」の状態に陥った外国人も多数いた。NPO／NGOは，いち早く調査隊を被災地に派遣し，災害多言語情報サービスを提供し，医療通訳を伴った診療を開始した。災害復興の過程では，日本人でないことを理由に最低限の生活保障の制度から除外され，生活が困窮を極める例もあった。

1923（大正12）年9月に起きた関東大震災では，流言蜚語に踊らされた人々が，無実の朝鮮人を虐殺するという，痛ましい事件が起こった。災害時にこそ多文化共生社会の健全さが問われるのである。

Ⓖ 在日外国人への看護

ここまでに述べてきたことをまとめ，在日外国人への看護におけるポイントとして3点をあげておきたい。第1に看護にあたる際の基本的な姿勢，第2に出身国の文化の尊重，第3に人権保護である（表2-5）。

1. 看護の基本姿勢

看護者の本来業務は，人々の健康な生活の維持・増進である。看護ケア提供の専門家として，在日外国人への看護は決して特殊な分野ではなく，基本的には，日本人に対する看護と同じである。その対応においては，①偏見をもたないこと，②相手の立場に立って考え，個別性・多様性を尊重すること，③外国人であることにとらわれすぎないこと，が重要である。

表2-5 在日外国人への看護のポイント

基本姿勢	●基本的に日本人と同じ，特別扱いしない，偏見をもたない ●外国人であることにとらわれすぎない，個性として尊重する ●相手の意見を十分にゆっくりと聞き，自分の意見もはっきりと伝える
文化の尊重	●文化的・宗教的・民族的背景を尊重する ●日本人の「常識」を一方的に押しつけない ●外国人の意見を柔軟に取り入れ，創意工夫を行う ●食生活については特に宗教的禁忌に配慮する
人権保護	●看護行為において，対象者の国籍・文化・宗教・経済的背景によって差別しない ●看護職の本来業務に則ってケアを実践する ●倫理的責務とアドボカシー活動に留意する

Ⅲ　在日外国人への看護活動　065

看護実践の現場では，外国人から様々な要望が出されることがある。その際，日本と外国との文化的背景，社会的背景，経済的背景の違いから，相互に誤解が生まれることがあるかもしれない。しかし，信頼関係を築くためには，基本的には，はっきりと意見を述べ，理解が得られているかどうか確認するとともに，相手の意見を十分に聞くことが重要である。

看護者と患者の双方にとって，「言葉の壁」は大きな問題である。しかし，まずは，わかりやすい「やさしい日本語」（7章-I-A Column 参照）を使い，身振り・手振りを取り入れ，誠意を伝えることから始めるとよい。言語によるコミュニケーションが機能しないときにこそ「真心を伝える」姿勢が大切である。

ただし，必要不可欠な重要事項については，多言語会話カードなどを作成して活用するとよいし，インフォームドコンセントのときなどは，専門的な医療通訳を依頼する判断も必要である。

2. 出身国の文化の尊重

多様な文化的背景をもつ患者への看護には，まずは看護者自身の資質として，時代の動向を踏まえながら保健医療ニーズが変化していることに気づく感性，異文化への適応能力が求められる。

外国人の看護では，日本人の「常識」「文化」「慣習」を一方的に相手に押しつけてはならない。時には，ささいと思われる価値観の違いが，非常に大きな葛藤，問題を生じさせることがある。相手が生活信条として大切にしていることは何かを知り，互いのニーズが満たされるように創意工夫する。食文化については**宗教的禁忌**があるため特に注意が必要である。

また，外国語による保健医療福祉の情報を提供するパンフレット，看護にかかわるテキストなどの作成にあたっては，その言語を母語とする外国人に必ず確認してもらう。特に挿入するイラストについては注意を払う必要がある。文化的背景の違いから，イラストから受けるイメージが，当事者にとっては非常に侮辱的であるなど，作成者の意図と異なる受け取られ方をする場合があるからである。

こうして多様な文化を受容し工夫していくプロセスのなかで，これまでになかった豊かな看護が創造されていくことも大いにあり得る。

3. 人権保護

日本が発効・批准している国際的な人権条約（国際人権規約［1979年批准］，難民条約［1981年加入］，子どもの権利条約［1994年批准］，人種差別撤廃条約［1995年加入］など）においては「すべての個人」に対して権利が保障され，「内外人平等」「非差別」の原則が適用される。保健医療福祉の領域もその例外ではなく，在日外国人の社会保障制度，保健医療制度はこれらの原則を基軸としている。

人間には基本的人権として保障されている**健康権**があり，日本国内に居住する人はその国籍（出身地），人種，民族，宗教を問わず公平な保健医療・福祉・教育サービスを享受する権利がある。これは特に母子保健の分野で顕著であり，児童福祉法（1947［昭和22］年制定），母子保健法（1965［昭和40］年制定）ともに国籍条項がなく，外国人妊産婦および児童にも適用される。母子保健制度の適用においては，人道的立場から「外国人」「日本人」の区別はなく，「内外人平等」の原則が適用され，親の「在留資格」も問われない。

　看護者は，これらの人権条約の存在を知り，各専門分野における「本来業務」と「倫理的責務」に則って看護実践を行う。人権保護の立場から，よりよい保健医療を提供するため，また看護環境を改善するためのアドボカシー（権利擁護），社会変革の担い手としての役割も期待されている。豊かで平和な社会を実現するためにはどうあるべきか，医療従事者としても無関心ではいられない時代である。なぜなら在日外国人への看護実践は，多文化共生社会の実現と密接に関係しているからである。

文献
1) 出入国在留管理庁：在留資格「特定技能」が創設されました，2020．https://www.moj.go.jp/isa/content/930004039.pdf（最終アクセス日：2022/10/17）
2) 出入国在留管理庁：令和3年末現在における在留外国人数について，2022．
3) 厚生労働省：「外国人雇用状況」の届出状況まとめ（令和3年10月末現在），2022．
4) 出入国在留管理庁：在留外国人統計．https://www.moj.go.jp/isa/policies/statistics/toukei_ichiran_touroku.html（最終アクセス日：2022/10/17）
5) 樋口まち子：伝統的医療行動の医療人類学的研究；文化背景の異なるコミュニティの比較研究，国際保健医療，21（1）：33-41，2006．
6) 大学における看護系人材養成の在り方に関する検討会：看護学教育モデル・コア・カリキュラム；「学士課程においてコアとなる看護実践能力」の修得を目指した学修目標，2017．
7) 総務省：多文化共生の推進に関する研究会報告書；地域における多文化共生の推進に向けて，2006，p.5．
8) 日本学術会議健康・生活科学委員会看護学分科会：報告　大学教育の分野別質保証のための教育課程編成上の参照基準；看護学分野，2017，p.18-19．

参考文献
・荒牧重人，他編：外国人の子ども白書；権利・貧困・教育・文化・国籍と共生の視点から，明石書店，2017．
・外国人材の受け入れ・共生に関する関係閣僚会議：外国人材の受け入れ・共生のための総合的対応策，2018〜2021
・外国人地震情報センター編：阪神大震災と外国人；「多文化共生社会」の現状と可能性，明石書店，1996．
・外務省：海外在留邦人数調査統計．https://www.mofa.go.jp/mofaj/toko/tokei/hojin/index.html（最終アクセス日：2021/10/17）
・在日コリアン歴史資料館調査委員会編：100年のあかし；在日韓人歴史資料館開設記念，在日韓人歴史資料館，2005．
・川村千鶴子編著：「移民国家日本」と多文化共生論；多文化都市・新宿の深層，明石書店，2008．
・看護史研究会編：看護学生のための日本看護史，医学書院，1989．
・厚生労働省：人口動態統計，1955〜2020．
・国際協力機構：国際協力機構年次報告書2020，2020．
・国際協力機構：JICA海外協力隊．https://www.jica.go.jp/volunteer/index.html（最終アクセス日：2022/10/17）
・国連人口基金（UNFPA）：世界人口白書2007；拡大する都市の可能性を引き出す，UNFPA，2007．
・シェア＝国際保健協力市民の会：日本でできる国際協力；在日外国人と歩んだ10年，シェア，2005．
・菅野和夫，他編：六法全書 平成20年版，有斐閣，2008．
・隅谷三喜男：アジアの呼び声に応えて；日本キリスト教海外医療協力会25年史，新教出版社，1990．
・総務省：多文化共生の推進に関する研究会報告書；地域における多文化共生の推進に向けて，2006．
・田中宏：在日外国人；法の壁，心の溝，第3版，岩波新書，2013．
・西垣昭，他：開発援助の経済学；「共生の世界」と日本のODA，第4版，有斐閣，2009．
・日本弁護士連合会：非正規滞在外国人に対する行政サービス，2016
・野田文隆，秋山剛編著：あなたにもできる外国人へのこころの支援；多文化共生時代のガイドブック，岩崎学術出版社，2016．
・法務省出入国在留管理庁：出入国管理統計統計表；出入（帰）国者数，1950〜2021．
・樋口まち子：伝統的医療行動の医療人類学的研究；文化背景の異なるコミュニティの比較研究，国際保健医療，21（1）：33-41，2006．
・岡本優子，樋口まち子：在日フィリピン人女性の肥満に関連する食事・運動・睡眠・ストレス対処の行動とその認識，日本地域看護学会誌，21（3）：6-14，2018．
・李節子：国際結婚と多民族化する日本人，チャイルドヘルス，6（1）：45-48，2003．

Ⅲ　在日外国人への看護活動　067

- 李節子：在日外国人の母子保健医療の現状と課題；外国人の人口動態統計の分析から，小児科臨床，58（増刊）：1145-1161，2005．
- 李節子：新多文化共生時代における母子保健・医療のあり方，多文化社会研究，6：437-458，2020．
- 李節子：「生活者」としての在日外国人のこころの健康とその支援〈こころの健康シリーズⅧ 国際化の進展とメンタルヘルス〉，日本精神衛生会，2021，p.1-7．
- 李節子編著：医療通訳と保健医療福祉；すべての人への安全と安心のために，杏林書院，2015．
- 李節子編著：在日外国人の健康支援と医療通訳；誰一人取り残さないために，杏林書院，2018．
- 李節子，他：無国籍状態にある子どもの不就学の実態とその背景に関する研究；国際人権法の視点から，社会医学研究，23：9-22，2006．
- International Council of Nurses（ICN）：The ICN code of ethics for nurses, revised 2021, 2021．https://www.icn.ch/system/files/2021-10/ICN_Code-of-Ethics_EN_Web_0.pdf（最終アクセス日：2022/10/17）
- International Labour Organization（ILO）：Health workforce；A global supply chain approach. New data on the employment effects of health economies in 185 countries, 2016．
- World Health Organization（WHO）：Primary health care systems；Case study from Thailand, 2017．
- WHO：State of the world's nursing 2020；Investing in education, jobs and leadership, 2020．
- WHO：World health statistics 2020；Monitoring health for the SDGs, sustainable development goals, 2020．https://apps.who.int/iris/handle/10665/332070（最終アクセス日：2022/10/17）
- Wibulpolprasert, S., edit.：Thailand health profile 2008-2010, Bureau of Policy and Strategy, Ministry of Public Health, 2010．

第 **3** 章

国際看護活動を
推進する人と機関

この章では

● 国際機関の種類と役割を理解する。
● 世界保健機関（WHO）の目的と組織および活動を理解する。
● 日本の政府開発援助（ODA）の形態と活動状況を理解する。
● 保健医療分野での国際協力活動の実際と今後のあり方を理解する。
● JICA海外協力隊，青年海外協力隊の活動を理解する。
● 非政府組織（NGO）の活動のしくみと活動内容を理解する。

I 保健医療分野における国際機関

A 国際機関とは

　国際機関とは，多数の国家が共通の目的を共同で実現するために設けられた国際的な機関のことである。主な機関としては，国際連合（UN，以下，国連）や，経済協力開発機構（OECD），世界貿易機関（WTO），アジア地域に限定した機関としては，アジア開発銀行（ADB），アジア太平洋経済協力（APEC），東南アジア諸国連合（ASEAN）などがある（表3-1）。

　国連は，世界の平和と社会・経済の発展のために協力することを誓った独立国によって，第2次世界大戦後の1945年10月24日に正式に発足し，加盟国は51か国であった。

表3-1 主な国際機関名

略称	国際機関名
ADB	アジア開発銀行（Asian Development Bank）
APEC	アジア太平洋経済協力（Asia-Pacific Economic Cooperation）
ASEAN	東南アジア諸国連合（Association of South East Asian Nations）
ESCAP	国連アジア太平洋経済社会委員会（United Nations Economic and Social Commission for Asia and the Pacific）
FAO	国連食糧農業機関（Food and Agriculture Organization of the United Nations）
GFATM	世界エイズ・結核・マラリア対策基金（The Global Fund to Fight AIDS, Tuberculosis and Malaria）
ICRC	赤十字国際委員会（International Committee of the Red Cross）
IFRC	国際赤十字・赤新月社連盟（International Federation of Red Cross and Red Crescent Societies）
ILO	国際労働機関（International Labour Organization）
IMF	国際通貨基金（International Monetary Fund）
OECD	経済協力開発機構（Organisation for Economic Cooperation and Development）
UN	国際連合（United Nations）
UNAIDS	国連合同エイズ計画（Joint United Nations Programme on HIV/AIDS）
UNDP	国連開発計画（United Nations Development Programme）
UNEP	国連環境計画（United Nations Environment Programme）
UNESCO	国連教育科学文化機関（United Nations Educational, Scientific and Cultural Organization）
UNFPA	国連人口基金（United Nations Population Fund）
UN-HABITAT	国連ハビタット（United Nations Human Settlements Programme）
UNHCR	国連難民高等弁務官事務所（Office of the United Nations High Commissioner for Refugees）
UNICEF	国連児童基金（United Nations Children's Fund）
UNU	国連大学（United Nations University）
UNV	国連ボランティア計画（United Nations Volunteers）
WFP	世界食糧計画（World Food Programme）
WHO	世界保健機関（World Health Organization）
WMO	世界気象機関（World Meteorological Organization）
WTO	世界貿易機関（World Trade Organization）

表3-2 保健分野に関連のある国連内の組織

組織名	概要
UNAIDS （国連合同エイズ計画）	世界におけるHIV／エイズの社会的影響の大きさから，国連機関と世界銀行が共同スポンサーとなり1996年に発足した。国連のエイズ対策の調整などを行い，エイズ対策の政策立案，人材養成などの技術支援，総合的なエイズ対策の活動を行っている
UNICEF （国連児童基金）	児童の保健福祉政策を増進するための支援を行っている。WHOと協調し，予防接種をはじめとする感染症対策，母子保健対策，栄養改善，女性支援などを実施している
UNFPA （国連人口基金）	家族計画や性教育，エイズ対策を含むリプロダクティブヘルス・プログラムと，持続可能な開発を支える人口政策の推進を行っている
UNHCR （国連難民高等弁務官事務所）	難民に対する国際的な保護と，緊急事態の物的援助，自立援助として，衣食住の提供，医療・衛生活動，学校や診療所などの社会基盤の整備，そして自主的な本国帰還の支援を実施している
UNDP （国連開発計画）	社会開発を主眼に，医療・保健領域との関連も深い。UNDPの発案した人間開発指数（HDI）は，経済，保健，教育の要素により構成されている

▶ **国際連合の目的**　国連には次の4つの重要な目的がある。①全世界の平和を守ること，②各国の間に友好関係をつくりあげること，③貧しい人々の生活条件を向上させ，飢えと病気と読み書きのできない状態を克服し，互いの権利と自由の尊重を働きかけるように共同で努力すること，④各国がこれらの目的を達成するのを助けるための話し合いの場となることである。

　国際連合憲章（国連憲章）は，各加盟国の権利と義務，そして，加盟国が自ら設定した目標を達成するために何をすべきかを掲げた一連の指針となっている（第1章-I-A「人類共存に向けた取り組み」参照）。専門機関で保健分野を担うのが**世界保健機関**（**WHO**）であるが，そのほかに保健分野と特に関連の深い組織としては，国連合同エイズ計画（UNAIDS），国連児童基金（UNICEF），国連人口基金（UNFPA），国連難民高等弁務官事務所（UNHCR），国連開発計画（UNDP）などがある（表3-2）。

Ⓑ WHOの成り立ちと活動

1. 設立の目的と加盟国

　WHOは，1946年，ニューヨークで開かれた国際保健会議が採択した世界保健機関（WHO）憲章（1948年4月7日発効）に基づいて設立された。「すべての人民が可能な最高の健康水準に到達すること」（第1条，抜粋）を目的に掲げている（第1章-II-A「健康とは何か」参照）。WHO加盟国は194か国・地域と2準加盟地域で構成されている（2022年6月現在）。

2. 組織と予算

1 | 本部と地域事務局

　本部をスイスのジュネーブに置くとともに，世界を6つの地域に分け，各地域に地域事務局（西太平洋地域［WPRO］：フィリピン／マニラ，アフリカ地域［AFRO］：コンゴ共和国／ブラザ

表3-3 WHO西太平洋地域構成国および地域

アメリカ領サモア，オーストラリア，ブルネイ，カンボジア，中国，クック諸島，フィジー，フランス領ポリネシア，グアム，香港，日本，キリバス，韓国，ラオス，マカオ，マレーシア，マーシャル諸島，ミクロネシア，モンゴル，ナウル，ニューカレドニア，ニュージーランド，ニウエ，北マリアナ諸島，パラオ，パプアニューギニア，フィリピン，ピトケアン島，サモア，シンガポール，ソロモン諸島，トケラウ，トンガ，ツバル，バヌアツ，ベトナム，ウォリス・フツナ

出典／WHO：WHO Western Pacific Region map. https://www.who.int/westernpacific/about/where-we-work（最終アクセス日：2022/9/30）

ビル，アメリカ地域・汎米保健機構［AMRO・PAHO］：アメリカ合衆国／ワシントンDC，南東アジア地域［SEARO］：インド／ニューデリー，ヨーロッパ地域［EURO］：デンマーク／コペンハーゲン，東地中海地域［EMRO］：エジプト／カイロ）を設置している。日本が所属している西太平洋地域は37の国および地域から構成されている（表3-3）。

2 | 財源・予算

❶財源

WHOの予算は2年制であるが，その活動財源は，加盟国の義務的分担金（各国の分担率は国民所得に基づいて算定される）で賄われる通常予算と，加盟国および民間団体などからの任意拠出に基づく予算外拠出金がある。

❷予算

通常予算は，主として職員の給与，会議の開催，保健・医療に関する調査・研究，情報の収集・分析・普及，器材購入，各国政府に対する助言などにあてられ，予算外拠出金は現場の技術協力などを中心とした事業活動に使われている。

3. 主な活動

- 感染症対策の推進
- 健康緊急事態の予防・対応
- 母子保健活動の推進
- 非感染性疾患（NCDs）の予防
- ユニバーサル・ヘルス・カバレッジ（UHC）の推進
- 医薬品に関する国際的基準の向上
- 保健分野における研究の促進
- 保健情報の分析・提供

4. WHO世界保健総会

WHOの最高意思決定機関であるWHO世界保健総会は年1回開催され，WHO全加盟国である194か国・地域が参加している。毎年5月にジュネーブの国際連合欧州本部で開催されている（図3-1）。

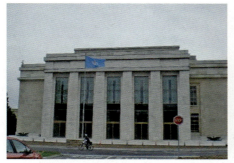
WHO世界保健総会会場となるジュネーブの国際連合欧州本部

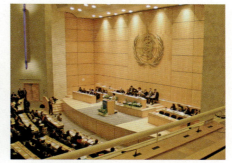
WHO世界保健総会の会場

図3-1 国際連合欧州本部

Column　WHO世界保健総会での活動

　筆者は，厚生労働省大臣官房国際課に看護技官として勤務していた2008年5月に，ジュネーブで開催されたWHO世界保健総会（以下，WHO総会）に政府代表団の一員として出席した。総会は，議長選出，議事採択，事務局長あいさつ，参加国の政府代表演説などの後，2日目から1週間にわたって個別の議題について各種委員会で討議が重ねられ，最終日に決議採択が行われた。

　総会に出席するにあたっては，WHO総会の決議案に対する日本政府の対応方針を関係各部署や関係省庁と協議のうえで作成し，WHO総会期間内は，毎日早朝から深夜まで，各委員会の会議の議論に参加し，会議終了後は政府代表団内での打ち合わせ，日本の厚生労働省との連絡調整などを行った。「看護と助産の強化」の委員会では，緊張しながら筆者が日本政府の取り組みについて報告した（写真左）。

　また，WHOは各地域事務局においても，年に1回地域委員会が開催され，地域における取り組みを議論している。西太平洋地域委員会は主にマニラの地域事務所で開催されるが，加盟国において開催される年もある（2017年：オーストラリア，2015年：グアム，2012年：ベトナムなど）。筆者が政府代表団として出席した2008年9月はマニラにあるWHO西太平洋地域事務所において開催された（写真右）。

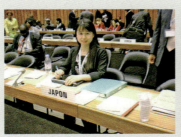
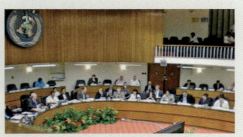
「看護と助産の強化」委員会が行われた会場で筆者（写真左），地域委員会の会場（写真右）

5. 看護・保健と助産の強化における取り組み

1 | WHOグローバルプログラム

2008年に，WHOと加盟国によって「グローバルプログラム」が開発され，6つの
WHO地域において各1つの国が，看護職の①教育と研修，②保健サービス提供，③労働
環境の改善，④管理能力の向上，⑤パートナーシップの活動を行った。

2 | 看護職への支援

WHOが誕生した日を記念し，毎年4月7日を**世界保健デー**（World Health Day）と定め
てテーマを発表し，1年を通じてキャンペーンが行われている。2020年は看護職の支援
がテーマであった。これは，看護職が，母子への支援，予防接種，健康への助言，高齢者
のケアなど，保健医療サービスを提供するうえで重要な役割を果たしていること，そして
地域によっては看護職は最も身近で，唯一のヘルスケア提供者であり，世界が取り組んで
いる2030年までのユニバーサル・ヘルス・カバレッジ（UHC）を実現するために，世界
でさらに900万人の看護職が必要であることから，キャンペーンのテーマとして取り上
げられた。

WHOはこの世界保健デーに合わせ，新型コロナウイルス感染症（COVID-19）の世界的
流行のなかで，命を救うために働いている看護職の活躍と重要性に触れ，看護職の活動に
対する十分な予算の確保とともに，WHOが世界各国と協力して，看護職の活動に必要な
研修と労働環境や労働条件を担保するように努めることを約束するコメントを発表した。

そして2020年の世界保健デーは，WHOと国際看護師協会（ICN），Nursing Now*が共
同で，世界の看護の現状に関するレポート「State of the WORLD's NURSE；Investing in
education, jobs and leadership」を発表し，看護人材政策の今後の方向性として10項目を
提案した（表3-4）。

表3-4 看護人材政策の今後の方向性

❶看護職の追加養成と雇用のための予算増額
❷保健人材データの収集，分析，利用能力の強化
❸看護職の国際的移動のモニタリングと倫理的管理
❹プライマリヘルスケア（PHC）とユニバーサル・ヘルス・カバレッジ（UHC）を推進する看護職の養成
❺看護人材の強化のためのリーダーシップ
❻計画立案者と規制当局による看護実践効果の最適化
❼政策立案者，雇用者によるディーセントワーク（働きがいのある人間らしい仕事）への支援
❽ジェンダーに配慮した看護人材政策の計画
❾看護職の関連法規の近代化
❿コラボレーション

＊ Nursing Now：看護職への関心を深め，地位を向上することを目的とした世界的なキャンペーン。WHOとICN
が連携し，2021年6月30日まで行われていた。

▶ **看護職の国際移動のモニタリング**　人口当たりの看護職数は国や地域により大きな差がある（図2-5参照）。アメリカ，日本，ブラジル，オーストラリアのように人口1万人当たり100人以上の看護職を有する国もある一方で，アフリカや南アジア地域においては20人あるいは10人未満の国々もある。所得グループおよび人口密度別に看護職密度をみると，低所得グループの看護職密度の低い地域では人口1万人当たり0.6人の看護職にとどまり，高所得グループの看護職密度の高い地域の196.1と比較すると約320倍の差が生じている（表3-5）。そのため看護職が不足する国々では，少なくとも590万人の看護職の追加養成と雇用のための予算の増額が必要である。また，計画的に保健人材を養成するためには，各国において随時，保健人材の実態を調査・分析し，状況の改善に反映する必要がある。

　現在，**看護職の国際移動**が高まっており，特に開発途上国において看護職の国外移住により看護人材が失われていることは深刻な問題である。看護職の給与と労働条件の改善，看護の専門能力開発の機会の創出のための環境づくりなど，看護職が自国に定着するための対策を検討する必要がある。一方，表3-6に示すように，外国出身の看護職が15％程度を占め，移民の看護職に依存している高所得国は，自国内の看護職養成への投資や待遇の改善などを行い，自国内で養成する努力が必要である。日本においても，**経済連携協定（EPA）**に基づいて海外からの看護職の受け入れが行われており，出身国での看護職の不足

表3-5　所得グループごとの看護職密度（2018年）

所得グループ	報告国数／全体数	人口1万人当たりの密度			
		全体	低	高	最高：最低
低所得国	30／31	9.1	0.6	42.0	68：1
低中所得国	44／46	16.7	1.8	104.6	57：1
高中所得国	60／60	35.6	5.0	124.2	25：1
高所得国	57／57	107.7	19.4	196.1	10：1
世界全体	191／194	36.9	0.6	196.1	319：1

注）「看護職」には，看護師および准（準）看護師を含む。
　　2019年のNHWA（National Health Workforce Accounts）による2013〜2018年の最新の入手可能な人数。クック諸島とニウエについては，所得グループの分類は入手不能。したがって，同地域の他の国と同じ高中所得国に分類した。所得グループは，2018年の世界銀行の分類による。
出典／World Health Organization：State of the world's nursing 2020；Investing in education, jobs and leadership, 2020. 訳は国立国際医療研究センター国際医療協力局によるものに準じた。

表3-6　外国出身（または外国で教育を受けた）看護職の割合（所得グループ別）

所得グループ	報告国数／全体数	外国で生まれた，または訓練を受けた看護職の割合
低所得国	3／31	NR（国数が少ないため報告なし）
低中所得国	18／46	0.4％
高中所得国	27／60	0.7％
高所得国	38／57	15.2％
全体	86／194	13.2％

注）「看護職」には，看護師および准（準）看護師を含む。外国出身者の割合に関するデータを提供できなかった30か国に関しては，「外国で教育を受けた」人数を代用値として使用した。
　　2019年のNHWA（National Health Workforce Accounts）による2013〜2018年の間に国によって報告された最新の入手可能な看護職数。所得グループは，2018年の世界銀行の分類による。
出典／World Health Organization：State of the world's nursing 2020；Investing in education, jobs and leadership, 2020. 訳は国立国際医療研究センター国際医療協力局によるものに準じた。

Ⅰ　保健医療分野における国際機関

などの課題もあるため，自国での養成や離職防止，再就職支援などを充実させ，看護職が国際的に移動することに関し，モニタリングや一定の管理を行う必要がある。

▶ **ディーセントワークの普及**　「**ディーセントワーク**（働きがいのある人間らしい仕事）」の概念は，1999年の第87回ILO総会に提出された事務局長報告において初めて用いられ，ILOの活動の主目標と位置づけられた。持続可能な開発目標（SDGs）の8番目にも掲げられ，日本政府もディーセントワークの概念の普及に努めるとともに，様々な労働政策を推進することによりその実現に努めている。2012（平成24）年7月に閣議決定された「日本再生戦略」においてもディーセントワークの実現が盛り込まれている。その一方で，看護職の労働環境としては，過重労働，長時間労働，セクシュアルハラスメントなどの問題があり，コロナ禍において世界的に労働負荷の増大や差別などが報告されている。今後はよりいっそう，適正な報酬，社会的保護，公正な労働条件，妥当な労働時間，職場の安全，クリニカルラダーなどを活用した透明性の高いキャリアアップ機会の提供などの対策が必要である。

▶ **コラボレーションの推進**　レポートの最後には，**コラボレーション**（協力・連携）が鍵になると報告されている。コラボレーションは，保健担当省と政府の看護行政責任者が主導する部門間，ほかの関連省庁間（教育，移民，財政，労働など），公的機関と民間部門との対話なども含まれる。看護職能団体，教育機関，労働組合，看護学生，非政府組織（NGO），Nursing Nowなどのグローバルキャンペーンは，人々の健康の実現に向けて活動するケアチームにおいて，看護職の役割を強化するために重要である。

II 国としての国際協力活動

日本の国際協力活動の全体像

1. 政府開発援助（ODA）とは

　国際協力とは，国際社会全体の平和と安定，発展のために，開発途上国・地域の人々を支援することである。

　国際協力には，国が行う政府開発援助（ODA）や多国間で行われる支援以外にも，様々な組織，団体，機関，そして市民がかかわっている。近年，企業によるCSR（corporate social responsibility，企業の社会的責任）活動が国際協力において，ますます重要な役割を担うとともに，NGO，大学，地方自治体などが，おのおのの専門分野での役割を担っている[1]。このうち中核をなすのが，ODAという公的資金を用いて行われる**開発協力***である。

　ODAは，①政府または政府機関によって供与されるものであること，②開発途上国・地域の経済開発や福祉の向上に寄与することを主たる目的としていること，③資金協力につ

いては，金利や返済期間などの供与条件が国・期間別の設定基準を満たしていることを要件とすることが経済協力開発機構（OECD）の開発援助委員会（DAC）によって定義されている[2]。

2. ODAの政策的枠組み

日本の開発協力の根幹となるのが，2015（平成27）年に閣議決定された「開発協力大綱」である。ここでは開発協力が国益に資すると明記され，特に官民連携・自治体連携などにより，民間部門を動員し開発途上国の成長を促すことで，開発途上国の経済発展ならびに日本経済の成長にもつながると位置づけられた。

この「開発協力大綱」の下，ODAに関する中期の方針として国別開発協力方針や分野別開発政策，個別課題・案件の事業展開計画などが策定されており（図3-2），「開発協力大綱」を頂点としたODA政策の一貫性を確保している。

3. ODAの形態

ODAは，開発途上国・地域を直接支援する**二国間援助**と，国際機関への拠出である**多国間援助**がある。また，二国間援助は贈与と政府貸付などがある（図2-2 参照）。

▶**二国間援助**　二国間援助における**贈与**は開発途上国・地域に対して無償で提供される協

	開発協力大綱	政府の開発援助の理念や原則などを定めるもの
大方針		
中期の方針	国別開発協力方針（旧国別援助方針）	5年をめどに，被援助国ごとの開発ニーズを踏まえ，その国の開発計画，開発課題などを総合的に勘案し，その国に対する日本の援助重点分野や方向性を示すもの
	分野別開発政策	個別分野・課題における日本の援助の基本方針と具体的取り組みを示した政策文書（保健医療・人口，万人のための質の高い教育，環境・気候変動，安全な水・衛生，ジェンダー，防災などについて策定）
個別課題・案件	事業展開計画	被援助国ごとに，実施決定から完了までの段階にあるODA案件を，その国の援助重点分野・開発課題・協力プログラムに分類して一覧にしたもの

資料／外務省：ODA（政府開発援助）；開発協力政策の枠組み, 2019. 一部改変.

図3-2 政府開発援助（ODA）の政策的枠組み

＊　**開発協力**：「開発途上地域の開発を主たる目的とする政府および政府関係機関による国際協力活動」を指す。また，これは狭義の「開発」のみならず「平和構築やガバナンス，基本的人権の推進，人道支援等」も含めるとされている[3]。

Ⅱ　国としての国際協力活動　　077

力のことで，返済義務を課さず，開発途上国・地域の社会・経済の開発のために必要な資金を贈与する**無償資金協力**と，日本の知識・技術・経験を生かし，開発途上国・地域の社会・経済の担い手となる人材育成を行う**技術協力**がある。なお，無償資金協力のなかには，国際機関に対する拠出のうち，事業・対象国を指定した拠出も含まれる。

　また，二国間援助の政府貸付等（有償資金協力）には，低金利かつ返済期間の長い緩やかな貸付条件で開発途上国・地域に必要な資金を貸し付ける円借款と，開発途上国・地域での事業実施を担う民間部門の法人などに対して融資・出資を行う海外投融資がある。近年では政府だけではなく，民間企業やNGO，地方自治体，大学などにも国際協力の裾野は広がり，官民が連携した形で，様々な事業が展開されている。

▶**多国間援助**　多国間援助には，国連児童基金（UNICEF）やWHOなどの国連機関，国際機関および世界銀行（World Bank；WB）などの国際金融機関などへの拠出，出資などがあり，その多くは贈与である。

4. ODAの担い手

　日本では政府の基本戦略の下，外務省が主体となり関係府省庁と連携し，国や地域，分野ごとにODAの政策を企画立案し，開発途上国で政策全体の調整が行われる。ODAには，さまざまな組織や団体，機関などがかかわっている。内閣に設置されている海外経済協力会議，外務省や財務省，経済産業省などの関係省庁，国際協力機構（JICA）などのODA実施機関のほか，企業，NGO，大学，地方自治体などが関係している。これらODAに関係するすべての実施主体を「ODAのアクター」とよんでいる[4]。

　近年，開発途上国が抱える問題が多様化・高度化するなかで，多様なアクターが互いの

> **Column　二国間援助と多国間援助それぞれの強み**
>
> 　日本が開発途上国・地域に対して直接援助を行う二国間援助は，相手国との緊密な対話を通じて，相手国のニーズに対応すると同時に，日本人や日本企業が直接担う場面が多く，日本の顔が見えやすい支援といえる。加えて，日本企業の海外展開の支援や投資環境の整備を通じて，相手国の開発に貢献するとともに日本経済の活性化や成長にも貢献するなど，双方に利益がある関係づくりを目指しやすいのも特徴である。
>
> 　一方，国際機関を通じた多国間援助は，各国際機関が有する専門性（保健や教育など），現地のネットワーク，そして迅速な対応を可能とする機動力を生かした支援がその強みといえる。また，二国間援助の実施が困難な国・地域を含めて，必要な支援を早急かつ機動的に実施することが可能となる。
>
> 　限られた資源を最大限に活用する観点からも，それぞれの援助の特長を生かして組み合わせることで，より効率的かつ効果的なODAの実現を目指すことができる。
>
> 文献／外務省：日本の政府開発援助（ODA）；開発協力の形態，2016．https://www.mofa.go.jp/mofaj/gaiko/oda/about/oda/oda_keitai.html（最終アクセス日：2022/6/19）

長所を生かしながら連携して取り組むことがいっそう求められている。日本政府は，日本企業が積極的に海外で活躍できるようにODAを活用した海外展開支援を行うほか，NGOやNPOなど市民社会の力を引き出し，円滑に活動できるよう支援を強化している。

5. ODAの実績

1 これまでの実績（1954～2019年）

日本は，現在まで190か国・地域に対して支援を行ってきた。日本が承認している世界の国の数は195か国であることを踏まえると，実に多くの国を支援していることがわかる。支出総額は累計5505億ドル（約67兆円），支出純額は3875億ドル（約49兆円）*にのぼる（1960～2019年の合計）。支出総額ベースでの内訳は，国際機関向けは約1100億ドル，二国間援助は約4400億ドルで，二国間援助のうち無償資金協力は約1200億ドル，技術協力は約700億ドル，有償資金協力は約2500億ドルであった。また，183か国・地域に対し総計約19万7000人の専門家がこれまでに派遣されたほか，98か国に対し約5万4000人のJICA海外協力隊員を派遣し，187か国・地域から約65万4000人の研修員を受け入れてきた（2021年3月末時点）[5]。

2 近年の動向

日本のODAの支出総額（2021年暫定値）は約219億4000万ドルで，アメリカ，ドイツに次ぐ世界第3位（2015～2019年は5年連続で第4位）である（図3-3）。ただし，国民総所

Column ODAを取り巻く環境の変容

「誰一人取り残さない」を理念とする持続可能な開発目標（SDGs）の時代において，国・地方自治体や民間団体など幅広い分野がかかわり，連携した活動を進めることが不可欠である。特に，民間非営利組織（NPO），市民活動団体，ボランティア団体，自治会などの市民社会組織（civil society organization；CSO）は，草の根レベルでの事業運営にとどまらず，国際機関の組織運営から新たな課題を提示するアジェンダ（行動計画）設定などに至るまで，その役割の幅は広く，そのかかわりの必要性と重要性は増すばかりである。

企業による社会貢献に対する関心の高まりのなかで，自社の得意分野や専門性を生かしつつ，低中所得国の課題解決に資する製品開発やソーシャルビジネスなどに，業種を超えて取り組む事例も少なくない。また，大規模な資金力と専門性を兼ね備えた民間財団が開発協力の意思決定に大きな影響力をもつなど，ODAを取り巻く環境は変容している。

* **支出総額・支出純額**：支出総額は有償資金協力の返済分を差し引いていない額，支出純額は有償資金協力の返済分を差し引いた額。

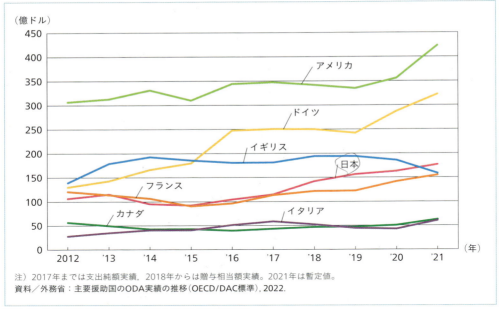

図3-3 主要援助国のODA実績の推移（支出総額）

得（GNI）比では0.34%とDAC平均（0.33%）を上回り，DAC加盟30メンバー（29か国と欧州連合）中第12位であり[6]，国際社会における日本の経済力や地位を考慮すると，今後の日本の支援には，いっそう大きな期待が寄せられている。

二国間援助を地域別実績（2019年）でみると，アジアが全体の61.1%，中東・北アフリカが10.3%，サブサハラ・アフリカが10.6%，中南米が2.8%，大洋州が1.5%，欧州が0.5%，そのほか複数地域にまたがる援助などが13.2%となっている[7]。

日本の二国間援助の供与相手国については，支出総額の第1位がインド（約33億8230万ドル），バングラデシュ（約20億3488万ドル），フィリピン（約11億5403万ドル）と続く（2021年暫定値，表3-7）[8]。また，二国間援助のうち有償資金協力の比率がG7諸国では比較的高く，分野別にみると経済インフラおよびサービスの分野が半分近くを占める（42.1%，2020年）[9]。経済インフラとは，道路や鉄道，港湾などの運輸，発電や送電などのエネルギーに関連するもので，それぞれ生活や経済活動に不可欠であることから，日本のODAは人々の暮らしや経済発展の基礎となる分野に重点を置いた支援を展開しているといえる。

表3-7 日本の二国間援助の供与相手国（2021年暫定値）

	国名	支出総額（百万ドル）		国名	支出総額（百万ドル）
1	インド	3382.30	6	イラク	459.33
2	バングラデシュ	2034.88	7	ミャンマー	404.60
3	フィリピン	1154.03	8	ベトナム	401.65
4	インドネシア	1005.02	9	ウズベキスタン	388.78
5	カンボジア	461.37	10	エジプト	365.15

資料／外務省：主要援助国のODA実績の推移（OECD/DAC標準），2022．

B 日本政府の保健医療分野での国際協力活動

1. 政策的枠組み

　1990年代は人口問題，エイズ対策，2000年以降は感染症対策，保健システム強化，ユニバーサル・ヘルス・カバレッジ（UHC）の達成が世界の共通課題として提示された。日本政府はそれらの課題達成に向けた中心的な役割を担うために，保健課題を所掌する部署を設置し，外務省と保健分野NGOとの連絡会を定期的に開催し，JICAに保健医療分野をつかさどる人間開発部が設置された。2010（平成22）年に「新国際保健政策2011－2015」，2013（平成25）年には「国際保健外交戦略」が策定され，グローバルヘルスが外交の重要課題として位置づけられた。2016（平成28）年には，省庁を超えた政策として「平和と健康のための基本方針」が健康・医療戦略推進本部で策定された（表3-8）。

2. 保健分野における二国間援助

　2019年の保健分野の二国間援助の支出総額は約4億1092万ドルで，ODA総額の5%に満たない。保健医療は比較的小規模の無償資金協力と技術協力が中心であり，分野としては感染症（マラリア・結核・性感染症以外）20.8%と医療施設や資機材などの医療サービス19.6%が多く，次いで地域レベルの保健インフラ16.0%とUHC達成に向けた制度構築を支援する保健政策14.4%が多い（2018年）。2015年以降，保健分野においても**開発政策借款***が実施されるようになり，中央政府（担当省庁）との政策対話型の協力が拡充されてきた。日本がこれまで強みとしてきた地方政府やコミュニティレベルでの技術協力・資金協力などと効果的に組み合わせることで，多層的な支援のあり方を示すことが期待されている[10]。

　2020年7月にはJICA世界保健医療イニシアティブが立ち上げられた。これは人間の安全保障とUHCの達成を推進する取り組みであり，COVID-19の出現を契機に，感染症診断・治療体制の強化，感染症研究・早期警戒体制の強化，感染症予防の強化・健康危機対応の主流化を柱とした開発途上国の保健医療システムのさらなる強化を掲げている。

3. 保健分野における国際機関を通じた援助（多国間援助）

　日本の保健分野におけるODAの50%以上は多国間援助機関を経由している（グローバルファンド*43.2%，世界銀行28.8%，WHO8.6%，UNICEF5.8%，2018年）。支援分野としては，

---

* **開発政策借款**：開発途上国・地域の経済開発計画や政策・制度の改善を支援するもので，借入国と日本の間で合意された政策アクションの達成状況を踏まえて融資が行われる。

* **グローバルファンド**：2000年のG8九州・沖縄サミットを受け，低中所得国での3大感染症対策に資金を提供する機関として，2002年にスイスに設立された。

表3-8 平和と健康のための基本方針の概要

政策目標	• すべての人々の健康が保障され，感染症などの公衆衛生危機・災害などの外的要因にも強い社会の構築を実現するために，感染症の予防・対策強化はもとより，保健システム全体の強化を図る • 究極的には，すべての人が生涯を通じて必要な時に基礎的な保健サービスを負担可能な費用で受けられるUHCの実現を目指す • 日本の経験，知見および技術力や日本からの人材の派遣などを通じ，世界各国の様々な保健課題の取り組みに貢献する
基本方針	（1）人間の安全保障の考えに基づいた保健協力の推進 　ア　強靱な保健システムの構築と健康安全保障の確立 　イ　保健分野への支援を通じた質の高い成長と貧困撲滅への貢献 　ウ　「誰一人取り残さない」UHCの実現 （2）日本の経験・技術・知見等を活用した協力 （3）地域別重点方針 　ア　東南アジア：高齢化など人口動態の変化や保健ニーズの多様化に留意。感染症，非感染性疾患への対応強化。メコン諸国をはじめとする各国におけるUHC達成に向けた保健サービス水準向上，疾病予防および栄養改善に向けた保健協力の推進 　イ　南アジア：母子保健分野などの保健サービスの水準およびアクセス向上や栄養改善。疾病構造の転換を踏まえ非感染性疾患と感染症疾患の双方を念頭に置いた保健協力の推進 　ウ　東アジア・中央アジア・コーカサス：域内の格差に留意。母子保健，非感染性疾患対策など，国ごとの保健分野の課題に対する支援 　エ　アフリカ：アフリカ開発会議（TICAD）プロセスで掲げているUHCの推進を念頭に，栄養改善や母子保健分野に焦点を当て，基礎的保健サービスの利用改善推進。感染症，公衆衛生危機を未然に防ぐ強靱な保健システムの構築支援 　オ　中東：難民や国内避難民，貧困層などの保健サービスのアクセス向上。比較的所得水準の高い国では，日本の医療技術の展開支援 　カ　中南米：国内格差に留意。貧困層における保健サービスへのアクセス向上。比較的所得水準の高い国については，日本の医療技術の展開支援 　キ　大洋州，カリブ諸国などの小島嶼国：小島嶼国ならではの脆弱性の克服と非感染性疾患対策への配慮
支援を実施するうえでの原則と体制	（1）保健を扱う主体との連携の強化 　ア　政府・政府関係機関間の連携 　イ　官民の連携 　ウ　市民社会との連携 　エ　国際機関，地域機関との連携 　オ　ほかのドナー・新興国・開発途上国政府との連携 　カ　国内の国際保健協力人材・知的基盤の強化 （2）効果・効率的な開発協力推進 　ア　政策・事業立案 　イ　実施 　ウ　評価・モニタリング 　エ　国民および国際社会に対する情報発信
支援のための施策	（1）公衆衛生危機・災害などの外的要因に対しても強靱な健康安全保障体制を構築する （2）生涯を通じた基本的保健サービスの継ぎ目のない利用を確立し，UHCを達成する （3）保健システム強化と健康安全保障体制構築のために，日本の保健人材，知見，医薬品，医療機器および医療技術ならびに医療サービスを活用する

資料／健康・医療戦略推進本部：平和と健康のための基本方針，2015．一部改変．

エイズを含む性感染症18.0%，マラリア17.8%が多く，次いで保健政策13.5%と感染症（マラリア・結核・性感染症以外）12.2%である（2018年）。グローバルファンドに対する累計拠出額は，アメリカ，フランス，イギリス，ドイツに次ぐ第5位である。世界銀行に対する日本の拠出額はアメリカに次ぐ第2位を維持している。WHOに対する拠出額は，アメリカ，イギリス，ドイツに次ぐ第4位，UNICEFに対する拠出額は7～9位で推移している。Gavi（Gavi, the Vaccine Alliance）*に対する前増資期間（2016～2020年）の拠出額

は計 9500 万ドルであったが，現増資期間（2021 ～ 2025 年）に対しては，COVID-19 対策およびワクチン供給体制の整備などを目的に約 3 億ドルの支援を表明している[11]。

4. 今後のありかた

21 世紀以降，保健分野における地球規模の課題への取り組みは大きな成果をあげてきた。その一方で，グローバル化の時代における感染症拡大の危機は，むしろ深刻さを増している。感染症はかつて，各国の保健を管掌する省が対応する課題であったが，COVID-19 の世界的大流行は各国の公衆衛生分野にとどまらず，世界規模で社会・政治・経済に大きな影響を及ぼし，人々の健康格差を拡大し，人間の安全保障を根底から揺るがす脅威となった。そのため，分野を超えた人間中心の包括的なアプローチの重要性が再認識された。さらに，世界人口の高齢化，NCDs による疾病負荷の増大に伴う医療・介護サービス需要の増加も予想されるなか，ますます多様化する健康課題への適応力を個人，地域社会，国，世界規模でそれぞれに高めることが急務となっている。

日本は，COVID-19 によって明確化した課題を踏まえつつ，すべての国が SDGs の課題の一つである UHC を達成できるように，プライマリヘルスケア（PHC）の進展と，脆弱層の基礎的保健サービスへのアクセス改善，ならびに強靱で包摂的な保健システムを構築できるよう，取り組みを強化する国際協力を進めていくことが求められている。

III 国際看護活動を推進する人々

A JICA 海外協力隊／青年海外協力隊

1 青年海外協力隊の設立と現状

❶ 設立の背景

青年海外協力隊（JOCV）は，1965（昭和 40）年に「日本青年海外協力隊」として設立された。1974（昭和 49）年に JICA が設立されるとその一組織となり，名称も「青年海外協力隊」となった。2018 年には，従来の年齢による区分から案件による区分へと変更し，幅広く応募可能な案件を一般案件，一定の技能・経験が必要な案件をシニア案件として，両者を「JICA 海外協力隊」と総称するようになった。そのうえで，一般案件のうち長期に派遣され，対象年齢が 20 ～ 45 歳を「青年海外協力隊」とした。

---

* **Gavi（Gavi, the Vaccine Alliance）**：世界経済フォーラムの年次総会（ダボス会議，2000 年）で発足したグローバル・パートナーシップ機関。低所得国の子どもたちが予防接種を受けられるよう公平性を目指した活動を行っている。日本も重要な出資国である。

その活動の理念は「派遣された国の人々と共に生活し，働き，彼らの言葉を話し，相互理解を図りながら，彼らの自助努力を促す形で協力活動を展開していく」ことである。JICA 海外協力隊で派遣される部門は，計画・行政，公共・公益事業，農林水産，鉱工業，エネルギー，商業・観光，人的資源，保健・医療，社会福祉，その他の 10 部門で，約160 職種と多岐にわたっている。保健・医療部門の職種は 21 種である。

❷ 派遣状況

　日本政府による看護職の海外派遣は，1966（昭和 41）年，インドに 5 人の看護職を派遣したのが最初であるが，その後は年々増加し，開発途上国からの派遣要請も増えている。2022（令和 4）年までに JICA 海外協力隊の派遣延べ人数は 4 万 6000 人を超え，保健・医療部門は 6366 人（累計）であった（表 3-9）。そのうち，看護師，助産師，保健師は 47％を占めている。保健公衆衛生や学校保健などで異なる部門にも看護職が派遣されているため，実際にはそれ以上である。派遣先の地域別では，アジア・アフリカ・中南米地域が大半を占めている（図 3-4）。

❸ JICA 海外協力隊事業の目的

　JICA 海外協力隊事業は「開発途上地域の住民を対象として当該開発途上地域の経済及び社会の開発又は復興に協力することを目的とするもの（国民等の協力活動）を促進し，及び助長する」（独立行政法人国際協力機構法第 13 条（4）より抜粋）ことを目的とし，隊員は各分野の専門技術や専門知識を生かして，開発途上国でカウンターパートとよばれる現地で受け入れを担当する人々と共に活動する。看護職の隊員の多くは病院や地域で活動するが，行政や教育の分野にも活動の幅は広がっている。

　さらに JICA 海外協力隊に期待されていることは，2018（平成 30）年に更新された「青年海外協力隊員の心得新 5 か条」に表現されている（表 3-10）。その第 5 か条目の内容は，更新前の「青年海外協力隊員の心得 5 か条」にはなかったものであり，青年海外協力隊活

表3-9 JICA 海外協力隊保健衛生部門職種別派遣実績（2022 年 3 月 31 日現在）

職種名	累計人数		職種名	累計人数	
医師	16	3	言語聴覚士	51	40
歯科医師	36	8	作業療法士	394	300
歯科衛生士	47	47	理学療法士	608	351
歯科技工士	16	6	医療機器	71	19
看護師	1894	1836	病院運営管理	9	9
保健師	500	493	栄養士	448	435
助産師	636	636	公衆衛生	176	127
臨床検査技師	367	282	感染症・エイズ対策	687	461
診療放射線技師	80	33	食品衛生	12	11
薬剤師	241	177	学校保健	27	27
鍼灸マッサージ師	50	23	合計	6366	5324

派遣国数：84（女性隊員 83）
注）各項目の右欄は女性隊員内数
出典／ JICA 海外協力隊：青年海外協力隊／海外協力隊派遣実績．https://www.jica.go.jp/volunteer/outline/publication/results/jocv.html（最終アクセス日：2022/6/20）

084　　　第 3 章　国際看護活動を推進する人と機関

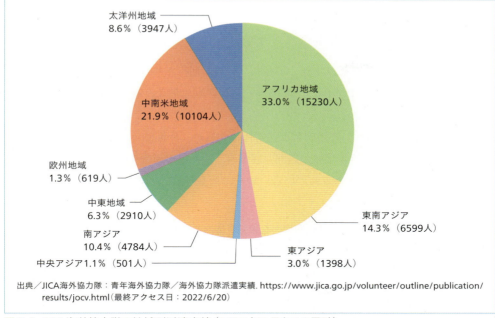

図3-4 JICA海外協力隊の地域別派遣実績（2022年3月までの累計）

表3-10 新旧の青年海外協力隊員の心得5か条

旧・青年海外協力隊員の心得5か条	青年海外協力隊員の心得新5か条（2018年更新）
①共に住んで異民族の心を知る。 ②その国を鏡に日本の姿を見る。 ③こうして実践裡に，おおいなるもの，国と世界に開眼する。 ④そのときもそのあとも，おおらかな夢に生き， ⑤静かなる人間革命に先駆ける。	①共に暮らして心を通わせ， ②異文化において日本の姿を知り， ③実践のなかで世界を理解する。 ④そして未来に続く高い志をもって， ⑤あまねく人々と平和の道を歩む。

動が平和の道を歩むとし，戦争や戦闘を前提にしたり，またそれに向かうものではないことを強調している。

　JICA海外協力隊はこれらの心得を実践するために，現地の言語を修得して派遣される。異文化社会で相互理解を深化させ，看護活動を行うためには，現地の住民と共通の言語を使用し，現地の人々と共に専門的な技術支援や人材育成を行うことが欠かせない。

　国や地域によって人々の健康問題が異なるため，保健医療分野に携わる専門職の職種や資格も異なる。日本での経験を生かし，協力活動が現地で求めるニーズに合うように，各国からの要請内容の変化に鑑みて，2012（平成24）年に青年海外協力隊の部門と職種名が改定された。たとえば養護が障害児・者支援と学校保健の2職種に，ソーシャルワーカーがソーシャルワーカー，障害児・者支援，高齢者介護の3職種に分離している。

2 | JICA海外協力隊の活動と傾向

❶保健・医療部門の活動

　保健・医療部門の派遣者数は増加しており，同時に期待される役割の専門性も高くなっている（表3-11）。また，日本国内での臨地の実務経験に加え，看護教育の経験も必要とする活動要請も増えつつある。

▶ **保健師の活動**　各職種への要請内容は非常に幅が広い。保健師は，配属先が病院であっても，院内の診療業務と近隣地域の巡回保健指導，院内の看護師や助産師に対する研修事業の企画・実施・評価が求められている。また，社会経済的弱者のQOL（quality of life,

表3-11 JICA海外協力隊「保健・医療」分野の看護職要請内容例

職種	配属先	要請内容
保健師	地区保健センター・県・市保健局	• 地域保健活動全般，ヘルスプロモーション，生活習慣病予防業務（統計，教材作成，健康教室運営など），狂犬病予防業務
	病院／保健所機能の融合したセンター	• 看護師への疾病予防・安全管理・感染管理等指導
	教育機関	• 地域住民の健康状態調査・分析・改善のための対応策の提案
	女性支援センター	• リプロダクティブ・ヘルス啓発活動
助産師	地域保健事務所	• 地域巡回による住民のニーズ調査，分析，業務改善提案，感染予防・生活習慣病予防・リプロダクティブ・ヘルスの啓発活動，青少年への保健教育，助産施設開設支援 • 市役所・NGOと連携した母子保健活動，スタッフへの産科エコー診断の指導，中高校を訪問し若年妊娠・性感染症予防啓発活動
	病院	• 妊産婦健康向上のための家族・妊産婦指導，医療スタッフの看護助産サービス向上の助言，看護スタッフ指導，家庭訪問，地域で母親学校開催
	NGO	• 低所得者への母子保健サービス，保健センター医療従事者への研修 • 同僚や学生プロモーターとともに思春期リプロダクティブ・ヘルスの実践，性教育などの啓発活動支援
看護師	教育機関	• 授業改善（教材作成，演習・実習改善），臨地実習等の調整・支援・モニタリングなど • 高齢者看護の教員・学生指導・介助法指導／助言
	医療機関	• 看護技術・看護サービス向上のためのスタッフへの指導・助言，NICUに勤務し新生児ケアの指導，看護部管理職と看護評価・記録・業務改善・病棟内を巡回し，看護師に小児看護の助言・実務指導，研修の指導方法を助言，乳児感染症（下痢，肺炎など）予防の保護者指導 • PICUの看護職への知識・技術力向上のための指導，生活習慣病対策を担当し，外来，病棟，地域，看護師への看護学生の実習指導に関するアドバイス，学校で生活習慣病予防の啓発活動
	公衆衛生局	• 医療機関を巡回し，寝たきり状態の患者への緩和ケアと看護師に対する緩和ケアに関する勉強会の開催 • 生活習慣病予防支援，訪問診療協力・予防啓発活動，保健所に所属し地域住民の予防医療活動の助言・指導，先住民居住地域における学校保健指導，保健ボランティアとともに地域巡回し，各種啓発能力強化の支援
	看護協会／NGO	• 看護師研修運営の指導・助言，公衆衛生・予防医療の啓発活動助言，教材などの作成協力 • 高齢者のQOL向上（入居老人と在宅老人の健康チェック・運動指導と家族にケアの方法指導） • コミュニティ・学校訪問によるヘルスプロモーション活動の実施

出典／JICA海外協力隊：要請・職種情報, 2020. https://www.jocv-info.jica.go.jp/jv/?m=BList&period=2020% 7C% E6% 98% A5（最終アクセス日：2022/6/20）を参考に作成.

生活の質）の達成が活動目的である場合には，まずコミュニティの健康問題を分析し，保健計画を策定して評価するとともに，疫学的調査を実施して包括的な地域分析を行うことも求められている。女性支援センターでのリプロダクティブ・ヘルス（性と生殖に関する健康）に焦点を当てた活動も期待されている。

▶ **助産師の活動**　助産師の場合は，母子保健に関する活動が中心であり，活動の場は病院よりも地域が多い。たとえば，行政の保健局に配属され，地域巡回をとおして母親グループの組織化を図ることや，リプロダクティブ・ヘルスに関しては，小・中学校の子どもたちを対象とした啓発活動などの要請が増えており，助産師であっても学校保健の基礎知識が必要となっている。

▶ **看護師の活動**　看護師の配属先および活動内容は，最も多岐にわたっている。病院では専門病棟の看護技術指導はもとより，看護師長をカウンターパートにした看護管理分野の指導や，感染管理，安全対策までもが含まれる。幅広い，しかも責任を伴う管理運営部門での支援が期待されている。

また，配属される人数の多い地域保健分野では，公衆衛生活動全般，保健医療サービスの計画・評価・モニタリング，学校保健，家族計画など，内容は極めて多岐にわたっている。教育機関に配属された場合には，看護教員の指導，カリキュラム策定・改訂，授業案策定などに及ぶ活動が求められている。派遣国の看護協会が実施する全国の看護師を対象とした研修の運営指導や，NGO が実施する在宅および施設の高齢者の QOL 向上を目指した指導要請もある。

❷ **新たな傾向**

看護教育システムや看護職の資格認定は，国によって様々である。特に開発途上国では保健医療サービスへの十分な予算措置ができないうえに，人口の高齢化や生活習慣病などの新たな課題に直面しており，必要な教育を受けた看護職を質量ともに適切に配置することが困難な状況にある。そのため，派遣される看護職の配属先は中央政府や地方行政保健局から村の保健センター，地区病院まで幅広く，期待される支援の内容は年々多様化している。また，同職種のカウンターパートが少ないことから，様々な専門職のカウンターパートに対して支援活動を行わなければならない。開発途上国では近年，多様化する健康問題に対応するために官民一体となった総合的対策が進められており，どの職種にも運営管理能力，地区診断能力が求められるようになったことも新たな傾向である。

Ⓑ JICAの専門家派遣

▶ **専門家派遣**　国際協力の技術協力の一つに JICA による専門家派遣がある。JICA 海外協力隊と比較して高度な専門技術，知識および経験が要求され，派遣の形態には技術移転型とマネジメント／調整型がある。派遣人数の 9 割を占める技術移転型は，指導，助言，調査，研究，教育，訓練などの活動を通じて，支援対象国の政府職員などに直接，技術・知

識を移転するタイプである．他方，マネジメント／調整型は，支援対象国で活動する日本人専門家やJICA事務所の業務が円滑に進むように支援するものである．アジア地域を中心に様々な活動分野に1万人前後の専門家が派遣され，保健医療分野は5.1％を占めている．派遣期間は1年未満が9割であり，短期間に活動の成果を上げることが期待されている．豊富な経験と知識を有し，異文化社会のなかで健康を維持しつつ，語学力を生かして指導力を発揮することが求められている．

看護・助産の人材は，開発途上国では1次医療における主たるサービス提供者であるとともに，2次医療・3次医療の主な担い手でもあり，地域保健医療分野の最前線でサービスの核となる役割を果たしている．

さらに，WHOは「看護・助産師活動強化のための世界戦略2016－2020（Global Strategic Direction for Strengthening Nursing and Midwifery 2016－2020）」を発表し，看護や助産をとおして，すべての人が適切な健康増進，予防，治療，機能回復に関するサービスを支払い可能な費用で受けられるユニバーサル・ヘルス・カバレッジ（UHC）と，持続可能な開発（SDGs）実現への一助になることを期待する枠組みを具体的に示した（図3-5）．

保健医療人材育成関連のプロジェクトは，1978年にインドネシアで開始された後，ウズベキスタン，エルサルバドル，パラグアイ，ラオス，南スーダンなど世界各地で実施さ

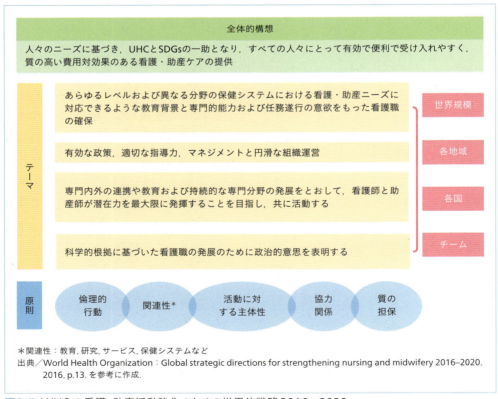

図3-5 WHOの看護・助産活動強化のための世界的戦略2016－2020

れてきた。1980年代は2か国，1990年代は5か国，2000年代は11か国，2010年代は8か国で実施され，現在はラオスで「持続可能保健人材開発・質保証制度整備プロジェクト」が実施されている。そのうちの多くが二国間援助（技術協力と無償資金協力の連携）により実施されている。無償資金協力では校舎や学生寮などの建物および教育機材が提供され，技術協力に携わる専門家は，無償資金協力が開始された時点からチームに加わり，専門的な立場から被支援国に適した建物や教育機材に関する助言も行っている。

Column　日本の看護師就労の現状とEPA；文化を超えた協働

　日本では，2019（平成31／令和元）年現在157万7844人（正看護師127万2024人，准看護師30万5820人）の看護師が就労しているが[1]，資格をもっていても実際に臨床の現場で働いていない潜在看護師数は71万人（2012［平成24］年）であり[2]，看護師の離職率は毎年10％ほどである。厚生労働省が行った調査によると，看護師の離職の理由は出産・育児や結婚，超過勤務が多いこと，休暇がとれないこと，給与への不満や医療事故への不安であった。これらの理由は2007（平成19）年と2017（平成29）年の調査の結果が同様であることから，離職の理由への対策を早急に実施することなしに看護師を充足させることは極めて困難であるといえる。看護師の9割は女性であることから，結婚や出産・育児と就労を両立するための政策の実施とともに，性役割意識の改革に向けた取り組みを当事者が行うことはもとより，教育機関との連携のもと官民一体となった啓発活動などが必要である。

　日本には，2008（平成20）年以降，二国間の経済連携協定（EPA）に基づいて，インドネシア，フィリピン，ベトナムから看護師候補生や介護福祉士候補生が来日している。それ以前にも，1970年代からベトナム戦争によるインドシナ難民から看護職になった人や日本人の配偶者の資格で看護職に就いている外国籍の看護職・介護職の人々もいるが，EPAは国の事業として国家予算を投入し，公益社団法人に養成を委託している。

　EPAで来日した看護職の国家試験の合格率は，わずか10％あまりにすぎない。また，国家試験の合格者の半数が帰国するか，看護職以外の職業について日本に滞在している。これらの現状を詳細に掘り起こし，その対策をとるとともに，従来の看護職の離職理由を解消し，潜在看護師数を減らす対策を講じることが急務である。それによって，日本が世界の看護職に就労場所として選んでもらえるような国になるのである。

　また，国際協力の視点からも，低中所得国の看護職が日本で就労することで，出身国の医療・看護サービスの低下を助長することを防ぐ必要があり，そのためにも，日本における看護職の離職率や潜在看護師数を減少する対策が優先されるべきである。

　そのうえで，異なる文化的背景や異なる教育的背景をもつ看護職と，同じ看護目標に向かって協働していくことが日本の看護職に求められている。

出典／1) 日本看護協会：看護統計資料；就業者数．https://www.nurse.or.jp/home/statistics/pdf/toukei04.pdf（最終アクセス日：2022/10/27）
　　　2) 厚生労働省：看護職員の現状と推移，第1回看護職員需給見通しに関する検討会資料，2014.

Ⅲ　国際看護活動を推進する人々

IV 国内外のNGOによる国際協力活動

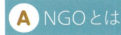 NGOとは

1. NGOの定義

　NGOとは「non-governmental organization」の略称で，直訳すると「非政府組織」である。もともとは国際連合憲章の第71条に，国連の経済社会理事会と協議する民間団体のことを示して使用された用語である。非政府という枠組みでみると，市民団体，職能団体，宗教団体，財団，大学や研究教育機関なども含まれる。その後，明確な定義はされていないが，日本においてNGOは「国際協力を行う非営利の市民組織」と考えられている。国際協力NGOセンター(JANIC)では「貧困，飢餓や紛争，環境破壊や災害など世界で起こっている様々な課題に，政府や国際機関とは異なる「民間」の立場から，利益を目的とせず取り組む市民団体」[12]としている。

　NGOと似ている言葉にNPOがある。**NPO**とは「non-profit organization」の略称で，「非営利組織」である。これは収益を得てはいけないということではなく，団体の構成員に対し収益を分配できないという意味である。したがって収益を目的とする事業を実施することは認められるが，事業で得た収益は社会貢献活動に充てることになる。このうち，1998(平成10)年施行の特定非営利活動促進法(NPO法)に基づき，法人格(個人以外で権利や義務の主体となり得るもの)を取得した法人を特定非営利活動法人(NPO法人)という。NPO法人のうち実績判定期間において一定の基準を満たすものとして所轄庁(原則として主たる事務所が所在する都道府県知事)の「認定」を受けた法人は，税制上の優遇措置を受けることができる認定特定非営利活動法人(認定NPO法人)となる。

　若井らはNGOの存在意義について，「NGOはあらゆる局面で社会的に弱い立場に押しやられている人々とそれを支援する私たち自身のために存在する」と述べている[13]。

2. NGOの変遷

　欧米のNGOは，植民地時代のキリスト教会による布教や慈善活動が基盤となっているといわれている。後述する国際NGOの成り立ちにもあるように，戦争や紛争後，公的な支援が届かない地域や人々を援助するために設立されている。

　日本においては1960年代に，戦争によって苦難を強いられた人々への医療奉仕活動やアジアの医療従事者の研修を実施した「日本キリスト教海外医療協力会(JOCS)」(1960[昭和35]年設立)，アジア・太平洋地域の農村開発や環境保全運動を行う「オイスカ(OISCA)」(1961[昭和36]年設立)，リプロダクティブ・ヘルス／ライツ(生殖に関する健康と権利)に

かかわる活動をしている「ジョイセフ（JOICEP）」（1968［昭和43］年設立）などのNGOが発足する。そして1970年代後半に起こった約1400万人に及ぶインドシナ難民の大量流出を機に「難民を助ける会（AAR Japan）」（1979［昭和54］年設立）や「日本国際ボランティアセンター（JVC）」（1980［昭和55］年設立），「シャンティ国際ボランティア会（SVA）」（1981［昭和56］年設立）など多くのNGOが設立された。また1995（平成7）年の「ボランティア元年」以後も数が増加している。その後，社会の変化に対応しながら，現在日本において国際協力に携わるNGOは400～500団体あるといわれ，アジアを中心に世界100か国以上で活動している[14]。

3. NGOの活動

　国内外のNGOの活動は，一団体が複数の活動を複合的に展開しており多様化している。また活動分野は「教育・職業訓練」「保健・医療」「環境」「農業・漁業・開発」「飢餓・災害」「平和・政治」「経済」「人権」と多岐にわたっている。NGOデータブックによると，国内NGO（国際NGOの日本支部含む）の活動分野別割合は「教育・職業訓練」分野の18.1％が最も多く，次いで「開発・貧困」分野15.6％，「保健・医療」分野11.5％，「飢餓・災害」分野10.3％である（2021年，図3-6）[15]。

　活動の形態としては，資金援助，緊急救援，人材派遣，物資協力，情報提供，調査研究，ネットワーク構築などがある。「保健・医療」分野の具体的な活動は，保健医療活動／開発活動，緊急援助，保健人材の育成，保健教育，政策提言（アドボカシー）などがあり，活動例を表3-12に示す。なお，表中の（　）内はNGOの名称だが，どの団体も複数の活動

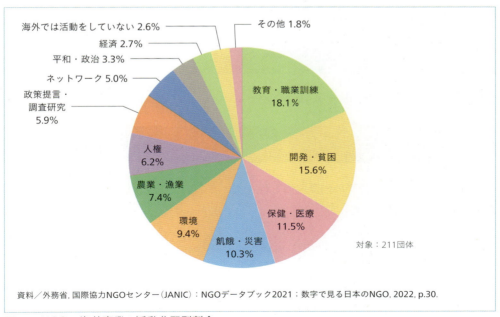

資料／外務省，国際協力NGOセンター（JANIC）：NGOデータブック2021：数字で見る日本のNGO, 2022, p.30.

図3-6　NGOの海外事業の活動分野別割合

Ⅳ　国内外のNGOによる国際協力活動　　091

表 3-12 保健・医療分野 NGO の具体的な活動例

保健医療活動／開発活動	・スーダンにて巡回診療の実施，診療所建設，古井戸の改修（ロシナンテス） ・ネパールへ口唇口蓋裂医療チーム派遣（アドラ・ジャパン） ・東ティモールにて住民参加によるプライマリヘルスケア強化事業（シェア＝国際保健協力市民の会） ・アフガニスタンにて医療事業と並行し灌漑事業を行う（ペシャワール会）
緊急援助	・東日本大震災，インドネシア地震など被災者緊急支援（アムダ） ・南スーダン，コンゴ，シリアなどの難民緊急支援（MSF［国境なき医師団］） ・バングラデシュ，日本などにて災害支援（PWJ［ピースウィンズ・ジャパン］） ・COVID-19 緊急支援（ロシナンテス，MSF，PWJ ほか）
保健人材の育成	・アジアの保健ワーカー（NGO 職員）の研修（AHI［アジア保健研修所］） ・アジア，アフリカの医療保健ワーカーへ奨学金制度（JOCS） ・パプアニューギニアにて村落保健ボランティアの育成（HANDS）
保健教育	・フィリピンにてリプロダクティブ・ヘルスに関するミッション（MSF） ・カンボジアにて若者の健康と命を守る人と環境づくり（JOICFP［ジョイセフ］）
政策提言（アドボカシー）	・人道援助をめぐる諸問題を共に考える「人道援助コングレス東京 2020」を開催（MSF） ・「子どもに対する暴力撤廃と NGO：あらゆる形態の暴力の撤廃を目指して」報告書（ワールド・ビジョン・ジャパン）

出典／各 NGO のホームページの情報を参考に作成．

を展開しており，ここに記したものはごく一部である。

4. NGO の活動資金

NGO の収入には，自己資金（会費，寄付，自主事業など）と非自己資金（助成金，受託事業など）がある。寄付には，法人・個人からの寄付金と使用済み切手，文房具，書籍，衣類などの物品がある。また，自主事業には，出版物の販売や講演会，セミナー，コンサートなどイベント開催の収入がある。助成金とは，団体の活動や事業に対し，政府機関や民間の財団などから審査等の手続きを経て提供される資金である。受託事業には，政府や民間団体から委託された事業について支払われる資金がある。

B 国際 NGO

代表的な国際 NGO について表 3-13 に記す。

C 国内 NGO

日本で国際保健医療分野の国際協力を行っている NGO を表 3-14 に示す。これには国際 NGO の日本支部も含む。

表3-13 代表的な国際NGOの例

名称	概要
赤十字国際委員会 （International Committee of the Red Cross：ICRC）	1863年，戦争や武力紛争などにより犠牲を強いられた人々へ人道的保護と支援を行う目的で設立された。本部はスイスで，約80か国の赤十字社・赤新月社，国際赤十字・赤新月社連盟と活動している。
セーブ・ザ・チルドレン （Save the Children）	1919年，第1次世界大戦により荒廃したヨーロッパで栄養不良に苦しむ子どもたちの支援活動のため，イギリスにおいて設立された。現在，日本を含む29か国の独立したメンバーが連携し，約120か国で子ども支援活動を展開している。
オックスファム・インターナショナル （Oxfam International）	1942年にイギリスで設立されたオックスフォード飢餓救済委員会に由来し，1995年にオックスファム・インターナショナルが設立された。開発途上国の貧困と不正を減らすための食糧・自立支援，政策提言などを世界90か国以上で展開している。
国際ケア機構 （CARE International federation）	1945年，第2次世界大戦の被災者救済のため，アメリカの22の市民団体により設立され，緊急支援物質のケアパッケージ（第1章-I-B「日本が海外から受けた援助」参照）を送る活動を開始する。1982年，ケア・インターナショナルが設立され，1987年国際援助団体ケア・ジャパンが発足し，2005年ケア・インターナショナルジャパンとなる。ケア・インターナショナルジャパンは，多様性と包摂性を尊重し，特にジェンダー平等と女性と女子のエンパワメントに対する開発支援活動を行っている。
国境なき医師団 （Médecins Sans Frontiéres：MSF）	1971年にフランスで設立され，独立・中立・公平な立場で医療・人道援助活動を行う民間・非営利の国際団体である。どんな権力からの影響も受けず，自らの決定で医療を必要としている場所へ行くため，活動資金のほとんどを民間からの寄付で賄っている（2021年度，93.7％）。1999年にノーベル平和賞を受賞した。世界各地に38事務局をもち，1992年に日本事務局が設置された。医師や看護師などの医療系スタッフや，物流や財務管理を担う非医療系スタッフ（アドミニストレータ，ロジスティシャン）を活動地に派遣している。
BRAC バングラデシュ復興支援委員会 **→バングラデシュ農村向上委員会**	1972年，前年のバングラデシュ独立を受けBRACが設立され，復興支援活動を行う。「真の社会変革のためには，貧困層の経済的安定，教育の普及，自立心向上こそが不可欠である」との信念に基づき，バングラデシュおよびアジア・アフリカの開発途上国において多方面からの貧困削減活動を44年以上展開する。現在BRACは，職員数約120万人，3000の地域オフィス，年間予算約684億円事業規模を誇る世界最大の開発NGOに成長している[16]。

出典／各NGOのホームページの情報を参考に作成.

D NGOを取り巻く近年の動向

1. 外務省とNGOの協力

　外務省は，開発協力に対する国民の理解と支持を得るうえで，またODAを効果的に実施していくため，NGOと積極的に協力している。外務省とNGOの連携は，次の3点を柱としている。

> ❶**NGOの開発協力活動に対する資金協力**：日本NGO連携無償資金協力，ジャパンプラットフォーム（JPF，後述）を通じた緊急人道支援事業，NGO事業補助金，草の根技術協力事業（JICA）
> ❷**NGOの能力向上に対する協力**：NGO相談員，NGOインターン・プログラム，NGOスタディ・プログラム，NGO研究会，NGO職員受入れ研修プログラム
> ❸**開発協力政策やNGOとの対話**：NGO・外務省定期協議会，NGO-JICA協議会ほか

IV　国内外のNGOによる国際協力活動　　093

表 3-14 日本の国際保健医療分野の主な NGO

名称	概要
アジア保健研修所（AHI）	所在地：愛知県日進市 1980（昭和 55）年に設立。アジア各地の村々で人々の健康を守るために活動する現地の保健ワーカーを育成している。
アドラ・ジャパン（ADRA Japan）	所在地：東京都渋谷区 1985（昭和 60）年に設立。人間としての尊厳の回復と維持を目指し，各国 ADRA 支部と連携した活動を行う。また，国際社会に貢献できる人材を育成し，国際協力に関する啓発を行う。
アムダ（AMDA）	所在地：岡山県岡山市 1984（昭和 59）年に設立。相互扶助の精神に基づき，災害や紛争発生時，医療・保健衛生分野を中心に緊急人道支援活動を展開している。世界 32 の国と地域にある支部のネットワークを生かし，多国籍医師団を結成して実施している。
シェア＝国際保健協力市民の会	所在地：東京都台東区 1983（昭和 58）年に設立。健康で平和な世界をすべての人との分かち合う（シェア）ために，草の根の立場から行動を起こした医師・看護師・学生などが中心になった国際保健 NGO（民間団体）。
ジョイセフ（JOICFP）	所在地：東京都新宿区 1968（昭和 43）年に設立。「女性の命と健康を守る」という目的のため，誰一人取り残されることなく，セクシュアル・リプロダクティブ・ヘルス／ライツ（SRHR）を享受できる世界を実現すること，ジェンダーの平等，女性と少女のエンパワメントを目指して活動すること，妊娠・出産で女性が亡くなる世界を変えるために全力をつくすことを使命としている。
日本キリスト教海外医療協力会（JOCS）	所在地：東京都新宿区，大阪府大阪市北区 1960（昭和 35）年に設立。活動そのものは 1938（昭和 13）年の中国大陸での医療活動にまでさかのぼる。イエス・キリストの教えに従い，困難の中にある人々の健康といのちを守り，人々と苦悩・喜びを分かち合うことを使命とし，保健医療にかかわる活動をしている。
日本国際ボランティアセンター（JVC）	所在地：東京都台東区 1980（昭和 55）年に設立。自然資源の保全と住民主権の尊重，公正な社会の実現と権利の回復，違いを認め合う共生社会の実現，政策提言による社会の変革を使命としている。
ピースウィンズ・ジャパン（PWJ）	所在地：広島県神石郡神石高原町 1996（平成 8）年に設立。国内外で自然災害，あるいは紛争や貧困など人為的な要因による人道危機や生活の危機にさらされた人びとを支援するため，「海外人道支援」「災害支援」「保護犬事業」「地域再生事業」の 4 つの活動をしている。
ハンズ（HANDS）	所在地：東京都台東区 2000（平成 12）年に設立。保健医療のしくみづくりと人づくりを通じて，世界の人びとが自らの健康を守ることができる社会を実現するために行動している。
ペシャワール会	所在地：福岡県福岡市中央区 1983（昭和 58）年に設立。中村哲医師のパキスタンでの医療活動を支援する目的で結成された。病気の背景には慢性の食糧不足と栄養失調があるとし，診療所の活動とともに，砂漠化した農地の回復を目指す灌漑水利事業を展開してきた。2019 年 12 月に中村哲医師が銃撃により亡くなった後も，ペシャワール会・PMS（Peace [Japan] Medical Services, 平和医療団・日本）の現地事業は継続されている。
ロシナンテス	所在地：福岡県北九州市小倉北区 2006（平成 18）年に設立。貧困や紛争などの課題を有する世界の国や地域に対して，幅広く寄付金および協賛金を募る事業や，医療をはじめとして教育，農業などの活動を通じて国の基盤づくりを手伝い，またこれらの活動を通じて日本と関係する国々との国際交流の発展に寄与すること，および大規模災害で被災した人々に対する支援活動を通じて，早期の復興を図ることを活動の目的としている。
ワールド・ビジョン・ジャパン	所在地：東京都中野区 1987（昭和 62）年に設立。困難な状況にある世界の子どもたちの「健やかな成長」のために活動している。

ほかに，JANIC（国際協力 NGO センター），関西 NGO 協議会，名古屋 NGO センターなど，NGO の組織力強化のためネットワーク構築を主活動にしているネットワーク型 NGO もある。
出典／各 NGO のホームページの情報を参考に作成.

2. ジャパン・プラットフォーム (JPF)

　日本のNGO，企業（個人を含む）などの経済界，政府が対等なパートナーシップのもとに連携し，それぞれの特性を生かして迅速かつ効率的な緊急人道支援を行うためのしくみである（図3-7）。

　このプラットフォーム（土台）は，2000（平成12）年に発足した認定NPO法人ジャパン・プラットフォーム（Japan Platform；JPF）によって組織されており，自然災害発生，紛争による難民・避難民発生時に政府からの支援金（ODA）および企業・個人からの寄付により活動資金がNGOに提供され，NGOはただちに現地に出動し，支援活動を開始できる。

3. SDGsへの取り組み

　2000年から15年間のMDGsに続くものとして，2015年に採択されたSDGsの17の目標と169のターゲットにおいて，NGOは大きな役割を担うべき存在である。SDGsの目標やターゲットの中で団体のミッション（使命）や活動内容と合致するものを選択し，達成状況を意識しながら活動を行っていく必要がある（第1章-Ⅲ-C「持続可能な開発目標」参照）。

4. ファンドレイジング

　日本のNGOは欧米のNGOに比べ，もともと規模が小さく自己資金も少ないなどの課題が多いとされていた。ファンドレイジングとは，NPOなどが事業に必要な資金を社会から集める手段のことをいう[17]。また，ファンドレイジングを行う職種をファンドレイザーという。2009（平成21）年，日本ファンドレイジング協会が設立され，日本の認定ファンドレイザー資格制度が発足した。現在6042人が准認定ファンドレーザー必修研修

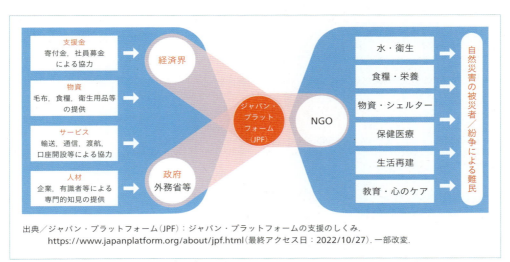

図3-7　ジャパン・プラットフォーム（JPF）の支援のしくみ

を受講しており，全国に 176 人の認定ファンドレイザーがいる（2022 年）[18]。彼らは寄付・社会的投資が進む社会の実現を目指し，「社会のために役に立ちたい」と考える人と NGO や NPO を結ぶ役割を担っている。

文献

1) JICA：国際協力とは. https://www.jica.go.jp/aboutoda/whats/cooperation.html（最終アクセス日：2022/10/17）
2) OECD：Official Development Assistance（ODA），2021. https://www.oecd.org/dac/financing-sustainable-development/development-finance-standards/official-development-assistance.htm（最終アクセス日：2022/10/17）
3) 外務省：開発協力大綱について，2015. https://www.mofa.go.jp/mofaj/gaiko/oda/files/000072774.pdf（最終アクセス日：2022/10/17）
4) JICA：ODA のアクターについて. https://www.jica.go.jp/aboutoda/basic/04.html#a01（最終アクセス日：2022/10/17）
5) 外務省：日本の政府開発援助（ODA）；日本の開発協力（1954 年〜 2019 年）の実績，2021. https://www.mofa.go.jp/mofaj/gaiko/oda/tokushoku.html（最終アクセス日：2022/10/17）
6) 外務省：2021 年の各国 ODA 実績（暫定値）の公表，2022.
7) 前掲 6).
8) 外務省：主要援助国の ODA 実績の推移（OECD/DAC 標準），2022. https://www.mofa.go.jp/mofaj/gaiko/oda/shiryo/jisseki.html（最終アクセス日：2022/10/17）
9) 外務省：実績から見た主要ドナーの開発協力概要，2021 年版開発協力白書；日本の国際協力，2021. https://www.mofa.go.jp/mofaj/gaiko/oda/shiryo/hakusyo/21_hakusho/honbun/b1/s2_2.html（最終アクセス日：2022/10/17）
10) 保健分野の ODA のあり方を考える特別委員会：ポスト・コロナのわが国の国際保健外交；求められる ODA 政策等のパラダイムシフト，2020. https://www.jcie.or.jp/japan/wp/wp-content/uploads/2019/11/Japan-DAH-Commission_recommendations_full_final_j.pdf（最終アクセス日：2022/10/17）
11) 前掲 10).
12) 国際協力 NGO センター（JANIC）：NGO を知る. https://www.janic.org/ngo/（最終アクセス日：2022/10/17）
13) 若井晋，他編：学び・未来・NGO；NGO に携わるとは何か，新評論，2001，p.37.
14) 前掲 12).
15) 外務省，国際協力 NGO センター（JANIC）：NGO データブック 2021；数字で見る日本の NGO，2022.
16) ジョマダル・ナシル：バングラデシュ社会開発への BRAC の革新的なアプローチ，金沢星稜大学論集，49（2）：79-88，2016.
17) 日本ファンドレイジング協会：ファンドレイジングを「知る」. https://jfra.jp/action/know（最終アクセス日：2022/10/17）
18) 日本ファンドレイジング協会：「認定ファンドレイザー®」資格認定制度；これまでの実績. https://jfra.jp/cfr（最終アクセス日：2022/10/17）

参考文献

・鵜尾雅隆：ファンドレイジングが社会を変える；非営利の資金調達を成功させるための原則，改訂版，三一書房，2014.
・外務省：国際保健外交戦略，2013. https://www.mofa.go.jp/mofaj/files/000005947.pdf（最終アクセス日：2022/10/17）
・外務省：2020 年版開発協力白書 日本の国際協力；未来へ向かう，コロナ時代の国際協力，2021. https://www.mofa.go.jp/mofaj/gaiko/oda/files/100157805.pdf（最終アクセス日：2022/10/17）
・外務省：ODA（政府開発援助）. https://www.mofa.go.jp/mofaj/gaiko/oda/index.html（最終アクセス日：2022/10/17）
・外務省国際協力局政策課：ODA 60 年の成果と歩み 1954 - 2014，2014. https://www.mofa.go.jp/mofaj/gaiko/oda/shiryo/pamphlet/pdfs/oda_60th.pdf（最終アクセス日：2022/10/17）
・澤村明，他：はじめての NPO 論，有斐閣，2017.
・山本佐枝子，樋口まち子：二国間経済連携協定（EPA）による外国人看護師候補者の就労研修期間における体験，国際保健医療，30(1)：1-13，2015.
・Japan International Cooperation Agency（JICA）：Annual Report 2019. https://www.jica.go.jp/english/publications/reports/annual/2019/index.html（最終アクセス日：2022/10/17）
・JICA（国際協力機構）：国際協力・ODA について. https://www.jica.go.jp/aboutoda/index.html（最終アクセス日：2022/10/17）
・JICA（国際協力機構）：JICA 世界保健医療イニシアティブ. https://www.jica.go.jp/activities/issues/special_edition/health/index.html（最終アクセス日：2022/10/17）
・JICA 海外協力隊：JICA ボランティア事業の概要. https://www.jica.go.jp/volunteer/outline/index.html（最終アクセス日：2022/10/17）
・NGO 情報局編：いっしょにやろうよ最新国際ボランティア NGO ガイド，三省堂，2010.
・WHO：Global strategic directions for nursing and midwifery 2021 - 2025，2021. https://www.who.int/publications/i/item/9789240033863（最終アクセス日：2021/10/17）

第 **4** 章

多文化共生と
国際看護活動

この章では

- 看護活動の原点となる文化について，基本的な知識を学ぶ。
- 文化の普遍的な側面と個別的側面，文化の多様性を理解する。
- グローバル化の進行と多文化共生への歩みについて学ぶ。
- 異文化理解のために欠かせない自文化理解について理解する。
- レイニンガーの文化的ケアと民族看護学の理論について学ぶ。
- 文化的背景の異なる人々を理解するための看護の実践モデルを学ぶ。

本章では，文化理解と看護活動に焦点をあてて学習を進めていく。私たちは日本を離れたとき，あるいは日本に在住する外国人と接したとき，文化的相違をしばしば体験する。それらの体験をとおして，自分がもつ文化を相対化して理解することができる。そのプロセスのなかで，日本国内にも多様な文化が存在し，他者はすべて異なる文化を有した存在であることに気づく。他者を理解することは社会的動物である人間が生きていくために必要なことであるが，特に看護職にとっては必要不可欠なことである。人間にとって文化とはどのようなものか，文化を構成する要素を調べていくことで，多様な視点から他者を理解することができるようになる。

I 文化的存在としての人間

文化とは何か

　日本語の「文化」は，衣食住をはじめ技術・学問・芸術・道徳・宗教・政治など，人間が自然に手をくわえて形成されたもので，「武力によらず学問によって人を教化する」という意味[1]をもつ。また，明治初期の「文明開化」を短縮して「文化」としたとされている[2]。文化の語源は英語の culture であるが，その同根の語に cult がある。いずれもラテン語の colere から出ている。このラテン語は，①心を耕す，世話をする，②教化する，修める，③崇拝する，などの意味をもつが，特に③の意味を受けついだ名詞であり，「崇拝，礼賛，（宗教上の）儀式」などの意味合いが強い。culture は，①②③のいずれの意味も受け継ぎ「栽培，訓練，教養，文化，崇拝」などの意味をもっている[3]。すなわち，教養を有することが文化を有することであり，内実を伴った人間として存在するための構成要素である。現在の culture の広義の意味，つまり文明の知的な側面や，人々の生活様式などを含む意味をもつようになったのは 19 世紀に入ってからである[4]。

　日本で「文化の日」に制定されている 11 月 3 日は，1946（昭和 21）年に戦争放棄を宣言した日本国憲法が公布された日である。「自由と平和を愛し，文化をすすめる」（国民の祝日に関する法律第 2 条）ことを趣旨とし，日本が世界のなかでどのような役割を果たすのか，どのような国を目指していくのかを示したものである。したがって，「文化」や「文化の日」という言葉は日本人にとってひときわ重要な意味をもっており，「文化の日」を制定した趣旨が揺らぐことなく持続する国となることで，日本は多文化共生社会を牽引する世界の見本ともなり得る。

B 文化の普遍的側面と個別的側面

1 文化の普遍的側面

　人間以外の動物は，自然環境に適応できる特定の場所で生存している。他方，人間は世界中のいたるところで生活している。それは，人間が生きるために衣服を調整し，家屋に住み，食生活も工夫し，食文化や衣服の文化を形成してきたためである。このように，人間は生きるための工夫，すなわち多種多様の文化を形成しつづけることによって，世界のあらゆる所で生活できている。

　文化は，ある地域に居住している特定の集団の生活様式であると人類学者は意味づけ，その集団の芸術，社会システム，習慣や慣習であるとしている。しかし，これらをすべて合計しても文化とはいえない[5]。芸術や文化を構成する要素には技術，社会，価値，言語があるが，それらは一つ一つ独自の役割を担いつつ，相互に影響し合いながら機能している[6]。

　人類は二足歩行を始め，火や道具を利用し，集団を構成し，相互に危険を知らせ，集団を守るためにコミュニケーション手段の一つとして共通言語を生み出した。ほかの集団が理解できない言語をもつことは，集団を守ることにも役立った。このように，ほかの動物とは異なる生き方を身につけた瞬間に，人類は文化をもつようになった。そして，それは人間に備わった普遍的な文化である。人は異なる社会の間で，最初に接して感じるよりずっと似かよっており，その人たちを知るようになるにつれ，多くの共通点を見いだすことができるのである。

2 文化の個別的側面

　文化や物質的所産としての文明の発展に伴い人口が増加することによって，人間は異なった自然環境で存続できるように生活様式を多様化し，自然との関係を変容せざるを得なかった。そして，生き延びるために未知の土地へと移動し，その土地の自然環境に合わせた家屋，食事，衣服を生み出した。

　たとえば農耕民族は，農耕に適した土づくりと作物の収穫に要する期間は定住しなければならない。農耕の中心は水稲栽培であり，水の管理が稲の収穫量を左右する。水路の上流に水田をもつ農家と下流に水田をもつ農家の関係が悪化し，上流の農家が水路をせき止めてしまうと，下流に水田をもつ農民は稲の収穫ができない。その結果，集団そのものの発展が阻害されるため，集団どうしの争い事は避けるとともに，同じ集団のメンバーが異なる行動をとらないように相互に監視する必要が出てくる。日本独特の「世間」という考え方も，その特徴的な例である。

　集団が仲間と意思疎通しやすいようにつくりあげた方言も，文化の個別的側面を形成す

I 文化的存在としての人間　　099

る。その方言でないと思いを的確に伝えたり，特定の地方にのみ存在するものについて伝えたりできない場合が少なくない。それは地域ごとの集団の美意識や，何を大事にして生きるかという人生観の形成をもたらした。これらすべてが個別の文化の構成要素となる。文化は私たちの生き方，生活の様式のすべてを含み，このようなものだと具体的に目の前に客観化し得ないものである。

したがって，文化とは，人間にとっての生きるための工夫，生き方そのものであり[7]，自分がもつ文化は，自分にとって「あたり前のこと」なのである。目的として示し得ないもの，意識的に追求できないもの，合理的に説明し得ないものであり，何のためにそういうやり方をするのかと聞かれても当人に答えようがないものである[8]。

C 文化を構成する要素

文化には人間共通の普遍的な文化と，個人，集団，社会それぞれにおける独自の文化がある。人間は個別の文化を形成・発展させつつ，世界中のあらゆる地域に住むようになった。また，文化を構成する言語や道具・技術，美意識，宗教は，人々の交流によって，各集団間で自己の文化と融合させて新たな形となって定着してきた。ここでは，人間の営みのなかで文化の柱になる項目について見ていく。

1. 宗教

文化は精神の形であり，生活のしかたである。また，文化は死の恐怖を鎮め，宗教はそれを和らげるものである。

1 | 世界の4大宗教

世界の宗教の代表的なものは，キリスト教，イスラム教，ヒンズー教，仏教である。各宗教は各派に分離し，源流は同じであっても日常行動様式がまったく異なることも少なくない。宗教は国別に分布しているわけではなく，国籍が同じでも信仰する宗教が異なるのが通常である。また，世界各地には外来宗教が伝来する以前から精霊信仰などが存在し，土着の信仰と外来宗教が共存したり融合したりして，現在でも日常生活の一部となっている。

▶ **キリスト教**　西暦1世紀にユダヤ教から派生し，聖典である「旧訳聖書」「新訳聖書」につづられたイエス・キリストの教えをよりどころとする。カトリックとプロテスタントに分かれ，ヨーロッパ南部のイタリア，フランス，スペイン，ポルトガルなどはカトリックが中心で，ヨーロッパ西部のイギリス，ドイツ，オランダなどや，アメリカはプロテスタントが中心である。カトリックとプロテスタントはさらに様々な教派に分かれ，カトリックの司祭は男性に限られているが，プロテスタントの牧師は教派によって女性の牧師も存在する。また，教派によって婚姻形態が異なり，プロテスタントでは認められている離婚

100　第4章　多文化共生と国際看護活動

が，カトリックでは原則許されていない。実際には法律で認められている国が多いが，フィリピンのように離婚が認められない国も残っている。

▶ **イスラム教**　西暦 7 世紀に中東で起こったムハンマドの教えに基づく宗教である。西アジア，北アフリカ，中央・南・東南アジアに分布し，複数の宗派や分派がある。妻帯は 4 人まで許され，豚肉を食べることは厳格に禁止されている。また，遺体の処置は原則，土葬に限られている。

▶ **ヒンズー（ヒンドゥー）教**　紀元前 2000 年頃にイランから侵入してきたアーリア人の定住から現在まで続くインド的伝統を指す。狭い意味では，バラモン教から聖典を引き継ぎ，土着の神々や崇拝様式をもつ多神教である。

▶ **仏教**　紀元前 450 年ごろにインドの釈迦が開祖した宗教である。上座部仏教と大乗仏教に分かれ，アジア地域を中心に根づいている。上座部仏教は，紀元前 260 年頃にスリランカで定着し，さらにタイ，ミャンマー，カンボジア，ベトナムなどに伝来したことから南伝仏教ともよばれる。大乗仏教は，中国，チベット，韓国，日本に伝来し，北伝仏教とよばれている。上座部仏教は自分自身の解放を目指し，大乗仏教は自他ともに慈悲深い菩薩になることを目的としている。

2 ｜ 呪術と宗教

　古くから呪術というものがある。呪術は英語の magic を訳したものである。宗教が霊的存在に懇願するのに対して，呪術は，なんらかの目的を達成するために，超自然的な存在（神，精霊など）の力を借りて，種々の現象を起こさせようとする行為である。しかし，実際には宗教と呪術を区別することは困難であるとされる。呪術と宗教の境界は文化によって異なり，両者が混在していることが多い。超自然的な存在に訴えることによって，病気の治癒，降雨，豊作，豊漁などを願う呪術的行為は，世界中に存在している。

　タイでは，祈祷師として村人に認められた人が，自宅に祈祷所を設けて様々な悩みを抱えた村人を受け入れ，祈祷を行っている。スリランカでは，重篤な病に侵された際に，病を払うために病の種類に応じて，古くから伝わる彫刻されたお面をつけた踊り手が，特有の太鼓などの楽器のリズムとともに踊りながら，悪魔を追い払う儀式が行われている。

　日本国内では，東北地方のイタコや沖縄県と鹿児島県奄美群島のユタが民間霊媒師として有名である。人為を尽くしても解決できない問題に直面したとき，人々はイタコやユタのもとを訪れ，様々な助言を受けている。

3 ｜ 日本における宗教

　日本語の「宗教」という語は，英語の religion の訳語であり，その正式な用例は 1868 年にアメリカ公使から外務事務局に寄せられた文書で初めて使われた。仏教学者の中村元によれば，宗教という言葉は，自分が直接知りえる原理や真理を意味する「宗」と，単に「教える」だけでなく実践を含む意味をもつ「教」を合成したものであり，「絶対の真理や

I　文化的存在としての人間　　101

原理を言葉に表現して教えることを実践する」という意味を有している[9]。

　日本では，明治以降の国家形成の過程で，神道を国教にするという政策が打ち出されたが，海外から信仰の自由の原則を求められることになった。しかし，キリスト教の浸透を防ぐために，神道を非宗教として位置づけ，絶対的存在とし，いかなる宗教にもとって代わられることがないようにした。そのため，神棚の下に仏壇のある家屋に居住し，結婚式はキリスト教の教会で行い，神社で子どものお宮参りや七五三を祝い，葬式は寺院でするというようなことが，ごく自然に行われているのである。

　神道は，政治的に「古事記」「日本書紀」に記された神話や天皇崇拝などとともに体系づけられたが，神道は本来，先祖崇拝を中心にあらゆるものに神が宿るというアニミズム的な広義の考え方をもっている。キリスト教には神，人間，自然という序列があり，人間にとって自然は支配すべき対象で，手をくわえて利用することができる。それに対して神道は，自然のすべてのものに神が宿り，自然は神そのものであるとする。日本人は自らを弱い存在であるとして，神と自然に畏敬の念を抱くようになったのである。

▌2. 言語

　言語は，人間が生き延びるために集団を形成し，集団間の意思疎通の手段として発展してきた。地球上には生物が生息できる様々な環境があり，そこで生息できる種が異なっている。それは食物連鎖と関係している。あらゆる生物は食物連鎖のもと，競合と棲み分けを行いながら進化してきた。その過程で人類は，様々な自然環境のなかで生き延びるために集団を形成し，その構成メンバー間で独自のコミュニケーション手段を獲得した。その1つが言語である。

　言語は現象を共通の概念として抽象化する必要があるため，コミュニケーションの手段として機能させるには，相互の信頼関係が前提になる。したがって，言語がコミュニケーション手段となり得たのは，人類が他者を信頼する能力を獲得したことを意味する。

　そして，言語は人間にとって最も自明なものであり，話し手が母語（後述）を話すときには，何語を話そうとは意識していない。ある特定の言語を使って話すことを意識したとたんに，言語は人間にとって疎外要因になるのである。

▶ **母語と母国語**　人類は集団ごとに独自の言語を生み出してきた。世界に存在する母語は代表的なもの（1000万人以上が第1言語とするもの）だけでも90ほどあり，総数では7000以上に及ぶといわれている[10]。世界では，1国のなかに複数の母語が存在し，使用する国語と母語が異なる人も少なくない。また，1国のなかで多数の言語が話され，幼児期から複数の言語能力をもち，言語や宗教が異なるクラスメートと席を並べ，共通言語で授業を受け，宗教で禁忌とされている食材は使用しないのがあたり前という環境で育っている。

　母語は母国語とは異なる。母語は人間が幼少期に自然に習得する言語であり，母国語は国籍を有する国の公用語または国語とされている。世界中の大多数の人は，公用語と母語をもち，複数の公用語をもつ。また，植民地支配を受けた経験のある国では，宗主国の公

102　　第4章　多文化共生と国際看護活動

用語を第1外国語として使用している国もある。日本国内でも，両親または両親のどちらかが外国人で，公用語は日本語であるが，家庭内で日本語以外の言語が使われ，日本語以外の言語を母語としている人も増えている。言語は個々人にとって成長とともに獲得し血肉となっているものである。世界には，ほかの言語では表現できない（翻訳できない）単語も多々存在している[11]。したがって，イントネーションも含めて母語で話すことは基本的人権であり，世界には言語が奪われ，新たな言語の使用を強制されたことによって，内戦に発展した事例もある。

　日本は，日本語を国語としていたが，明治初期に日本の国体の機運が高まる状況下で，国語を「母の言葉（Múttersprache）」とするドイツ語を参考に，国語に「母」という語彙をつけて「母国語」とした世界でもまれな国である。

▶ **日本語の特徴**　日本語の文字体系は漢字，ひらがな，カタカナで構成されている。また，日本語として用いられる漢字は一文字で複数の意味を有したり，発音が同じでも意味が異なる言葉が多数存在したり，外来語をそのままカタカナ表記で使用するなど，意味合いを伝える手段を複数備えている。日本人の言語能力が発達する過程では，物事を認識し表現する際に，標準語のほかに様々な方言も存在する。方言は個々の風土や気候，集団の関係性から生まれ，標準語では表現できないものも少なくない。このような日本特有の歴史的背景から，日本語以外の言語を習得することは大多数の日本人にとって日常生活から遠いものとなった。その結果，日本人が日本国内で外国語を学んでも第1外国語としての言語を習得することを困難にしているだけでなく，国内外で日本語以外の言葉を話す人々を理解する際の「言葉の壁」になっている。

3. 医療

1　人類の誕生と医療・看護

　医療や看護は，病気やけがなどをした人がいれば少しでも楽にしてあげたいという思いから始まったといえる。したがって，医療や看護は人類が誕生した200万〜400万年前の原始時代からの古い歴史をもっている。人類は集団を形成し，周囲とのつながりのなかで，それぞれの役割を担いながら仲間と助け合っていた。それは人間を「身体，心，気，霊性」などの有機的統合体ととらえて，自分のからだの一部を使って慰めたり，木や草花，虫,鉱物など自然にあるものを薬として使ったり,呪術的に祈ったりするというものであった。それは社会，自然，宇宙との調和にもとづく包括的で総合的な健康観に基づいた，いわばホリスティックな行動であった。

　ホリスティック（holistic）はギリシャ語のholosを語源とし，health（健康）に派生していった。health（健康）は，heal（癒やす）とth（状態）からなっている。さらに，holosは「全体」を意味し,「全体性に向かう」ひいては「宇宙と調和する」という意味につながる。したがって，健康は全人的に癒やされている状態をいい，他者をホリスティックにケアすることは，

I　文化的存在としての人間　103

原始時代から人類に備わっている本能的な行為であるといえる。

2 │ 伝統医療と近代医療の共存

　人類の歴史は病気との闘いの歴史でもある。およそ 7 万年前，人類はアフリカから世界に拡散し，病原体からの逃避と共存を繰り返してきた。人口の増加と相まって感染症が拡大した。紀元前 2600 年頃に，イムホテプがエジプト第 3 王朝下に 200 種の病気の診断と治療に関する教科書を著し，紀元前 2000 年頃のメソポタミア文明の遺跡には，病気や薬について記した粘土板文書がある。

▶ **3 大伝統医学**　紀元 1500 年頃のインドではアーユルヴェーダ医学があり，紀元前 500年〜紀元 500 年頃の約 1000 年の間にはギリシャ医学とキリスト教が反発しながら融合し，相互に影響を与えながら近代医学の原型をつくりあげた。古代ギリシャの医者ヒポクラテスに始まったギリシャ・アラビア医学（ユナニ医学）や西暦 200 年頃に中国で完成した漢方が，アーユルヴェーダ医学とともに世界の 3 大伝統医学として現在も世界各地で使われている。これらの伝統医学はいずれも，心，身体，行動や環境も含め全体的な調和と病気の予防を重視した医療である。

▶ **近代医学**　近代医学は 12 世紀に中世ヨーロッパで発展し，19 世紀には基礎医学の分野（細菌学，生理学，病理学，薬学など）が成立するとともに，臨床医療の場では各診療科（外科，内科，小児科，婦人科，眼科など）が形成された。さらに，研究の環境が徐々に整備され，基礎医学の研究成果が臨床医学の発展をもたらし，近代医学が世界に普及していった。日本にも 19 世紀後半に近代医学が伝来し，現在の医療の中心をなしている。世界の多くの地域では，伝統医療と近代医療が融合し，または共存して使われている。それらとは別に民間療法があり，これは民間に伝わる科学的根拠に基づかない療法であり，現在でも世界各地で使われている。

4. 食

　人間は，ほかの生物と同様に外部から栄養素を取り入れて，新陳代謝を繰り返すことによって生命を維持している。人間は様々な道具をつくり出した結果，多種多様な食材を採取・狩猟できるようになり，自然環境の異なる様々な場所で生存できるようになった。生で食べると毒であっても，アクを抜いたり火を通したりすることで食べられるようになり，さらに素材を焼いたり，煮たり，蒸したり，揚げたりすることで美味しさが増すことを発見し，調理することが不可欠になり，食文化の発展へとつながった。食材の調理法は地域によって異なり，調味料も身近に入手できるものを利用して，その土地独特のメニューをつくりあげた。日本は魚や肉を生で食べることも多いが，すべて火を通さないと食べない地域のほうが世界には多く存在する。

▶ **快楽としての食**　人間にとっての食生活とは，単に飢えをしのぐだけでなく，快楽の追求も含んでいる。また，食物の選択から食事のしかた，調理，1 日の食事の回数や分量，

104　　第 4 章　多文化共生と国際看護活動

食事の時間，料理を出す順序なども含め，風習や習慣，宗教が大きく関係し，料理を盛る食器や調理器具，食卓の家具などの文化へとつながっている。

▶ **文化としての食**　人間は多種多様な素材を食する一方，食材を選択している。たとえばイスラム教徒は豚，ヒンズー教徒は牛を食べることがタブーであるように，宗教が食文化に影響を与えている。菜食主義の習慣をもつ集団も少なくない。また，食事法も直接手で食べる地帯とスプーン，フォーク，ナイフまたは箸を使う地帯が分布している。手を使う場合でも，手指の第2関節まで使う地域，手のひらまで使う地域と様々である。伝統医学（アーユルヴェーダ医学，漢方，ユナニ医学など）や呪術医療では，食材の選択，組み合わせおよび料理方法，食事をする時間などが重要視されている。また，決まった時間に人と一緒に食べることによって，食事をする行為が親交の場にもなっている。

　グローバル化によって，食文化は地域を越えて交流し，融合して新たな食文化をつくり出している。自然環境の影響を受けて世界ではぐくまれてきた多様な食文化・食行動は，ほかの文化要素と同様，発展の度合いを示すものではないのである。

▌5. 文化の交流と融合

　このように特定の社会の文化，社会を構成する集団の文化，集団を構成する個人の文化は，部分的に共通しているが同一ではない。同じ集団にある人でも個々の文化をもち，同じ社会にある集団でも固有の文化を有している。さらに，個々人が集団を超えて交流し，

Column　文化と境界

　日常生活において生活圏と行政圏が異なるのは珍しいことではない。通信手段や交通機関の発達によって，生活圏は拡大の一途をたどり，隣人とは面識がなくても，海外の知人とは毎日インターネットをとおして会話するという人も増えてきている。国境を越えた交流は文化交流へと発展し，文化どうしが融合して地球規模で新たな文化を生成し続けている。すなわち，文化は市町村の境界や国境で区切られるものでなく，それらの境界を越えた連続的なものなのである。

　世界の多くの国々は国境が陸続きであり，人々は日常的に国境を越えて生活している。また，国の独立や分離によって国境が塗り替えられても，人々の日常的な交流によって，言語や宗教，芸術，技術，社会形態，価値観などの文化の要素は，ある部分は維持されながら融合して新たな形をつくり続けている。それらは目に見えるものではなく，線を引いて分類されるものでもない。また日々変化するものでもある。

　したがって，看護の対象者を出身地や出身国などの枠組みで理解しようとするのではなく，その人が有する普遍的な部分を知ろうとすることが重要である。出身地や出身国が異なっても，自分と共通する部分を見いだすことができるかもしれない。そして，決定的に異なる部分も明確になってくる。その明らかに異なっている部分については尊重し，敬意をもって受け入れることによって，対象理解と自己理解が深まっていくのである。それは持続的な働きかけでなくてはならない。

I　文化的存在としての人間　　105

集団が社会を超えて交流することで文化の構成要素が融合し，新たに独自な文化をつくり出している。日本国内を例にとっても，行政圏と生活圏は個々人で異なり，その範囲は年々拡大し多様化している。世界的規模でみると，国境や民族というくくりで文化的特徴を述べることはできない。20世紀末からグローバル化が顕著になり，人の移動が地球規模で進み，民族集団の文化が広範囲に交流するようになった。自分が所属する集団以外の文化に容易に触れ，享受できるようになったことで，文化はある特定の集団だけに所属するものではなくなった。このような連続的な変遷が文化の概念の変遷をもたらしている。

文化の理解と共生

1. 同化政策と多文化主義

1 同化と多様性

　同化政策は，力をもつ民族が，弱い民族や集団に対し，文化や伝統を受け入れるように強いる政策である。同化による支配は人類史の古い時代から行われていたが，国民国家形成以降の同化政策が典型的である。19世紀から20世紀にかけて世界の列強国といわれる国々によるアジアやアフリカへの植民地支配が進み，宗主国との間を人々が集団で移動した。また，日本人も大恐慌や農業の大凶作の折，新天地を求めて中南米諸国に移住した。植民地支配下では，宗主国の国民との間は不平等を前提としつつ，植民地の住民は宗主国の政治システムに組み込まれることを余儀なくされた。同化政策を極端に推し進めると被支配者から反発を受けるため，支配者は被支配者の文化をよく把握することが必要になる。このような状況を背景に発展した人類学が，植民地時代の産物といわれるゆえんである。第2次世界大戦後は，植民地国の独立が進み，独立した国の中で複数の民族間による内戦も頻発した。それは，多数の民族の共通語を公用語とし，特定の宗教を国教とする政策をとることによって，少数民族の教育や就労の機会を奪うことにつながった。

　1920年代にイギリスの哲学者であるホワイトヘッド（Whitehead, A.N.）は，多様性を尊重しつつ，ともに向上し発展するための合意形成の重要性を強調している。「人間社会の多様性は，人間精神の知的探求の旅に刺激と素材が与えられるうえで必須のもの，習慣が異なる他の国民はわれわれの敵ではなく，天が与えてくれた贈り物である」と明記している[12]。さらに「人々は，隣り合っている人たちに対して，自分が理解できるぐらいの同質のものや自分に気づきを与えてくれるぐらい異なっていること，そして感動を与えてくれるほど偉大なものを求めるのである」と述べている[13]。

2 単一文化主義から多文化主義へ

　1970年代以降は，1つの言語，価値感による単一文化主義を前提とする国民国家を乗

り越えようとする流れから，多文化主義という考え方が出てきた。カナダやオーストラリアではこの考え方を政策に取り入れ，その後，イギリスやアメリカ，スウェーデンなども続いた。

　多文化主義とは，異なる文化をもつ集団が存在する社会において，それぞれの集団が「対等な立場で」扱われるべきだという考え方または政策である。「対等な立場」を客観的にどのように保障するかによって，集団間の新たな亀裂を生むことになる。世界各国にリトルチャイナ，リトルジャパン，コリアンタウン，リトルミャンマーなど民族ごとのコミュニティが形成されている。これらは民族の文化を保護し，互助を担保することを可能にするが，同時に，居住する国で対等な権限を与えられておらず，日常生活で対等な扱いを受けていないことを意味する。また，様々な民族が長年独自のタウンを維持することで民族間の分離が常態化し，文化が交流し融合しながら新たな文化へと発展していく可能性を妨げる要因になっている。

3　多様性の尊重と多文化共生

　「国籍や民族などの異なる人々が，互いの文化的ちがいを認め合い，対等な関係を築こうとしながら，地域社会の構成員として共に生きていくこと」[14]と定義した**多文化共生**という言葉も使われている。一方，急速なグローバル化のなかで，文化の特殊性・個別性が強調され，文化の普遍性についての認識を深めることが軽視されてきたために，異文化を

Column　500兆分の1の存在

　他者はすべて自分とは異なる文化を有する存在であり，生まれてきたこと自体が奇跡であり，その命は限りなくかけがえのないものである。たとえばビッグバンを発見したイギリスの天文学者ホイル（Hoyle, F）によると，最初の生命が偶然生まれる確率は10の4万乗分の1である[1]。さらに，男女が生涯で生成する精子数と卵子数から計算しても，私たち一人ひとりが存在する確率は500兆分の1にすぎない。ここには男女が出会う確率は入っていない。

　自然から生まれて自然に還っていく「人生」とよばれる過程で，人間は自然によりそいながらも自然に抗うことで幸福や快楽を追求し，不老長寿を目指してきた。その大きな目標のために医療や看護が発展してきたのである。自然は合理的であり，その自然の変化に逆らうことなく生きている人間以外の生物も合理的に存在している。生物は自分の遺伝子を残すために生存し，生殖期間以外は，自分以外の個体である子どもの世話をし，自力で動けなくなると死を迎える。動物にも共助は存在するが，病人や老人，障害をもつ者への共助を行うのは人間だけである。人間は感情や情緒があり，道徳や規則をつくり，集団が繁栄するように医療や福祉的行動などの文化を獲得してきた。相互に看る，看取る行為は人間が人間であるための文化そのものといえる。

文献／1）F・ホイル，C・ウィックラマシンジ著，餌取章男訳：生命は宇宙から来た：ダーウィン進化論は，ここが誤りだ〈カッパ・サイエンス〉，光文社，1983．

I　文化的存在としての人間

理解し，真の相互理解を達成することが困難になりつつある。相互に自分の文化の特性を表現して交流することは，相互の文化理解には欠かせない。しかし，文化は個人や集団のアイデンティティであるため，過度に自分の文化を主張することは，相手のアイデンティティを脅かすことにもなる。南アフリカの大統領であったネルソン・マンデラ（Mandela, N.R.）は，反アパルトヘイト運動があらゆる差別に対する闘いであったことを指摘し，「政権を握ってから，私たちは，かつては私たちを隔離するために利用された多様な肌の色や言語の多様性を，強さの源泉と考えることを選択した」と述べ，多様性の尊重と国や地域の統一は矛盾するものではなく，より強固な集団になると表明した[15]。

多文化共生が単なるスローガンに終わったり，分断を招いたりすることのないよう，日常生活におけるこまやかな交流が求められる。自分が所属する国に居住する様々な民族について，個人レベルと集団レベルで，基本的な人権の尊重を前提にして，共に生きるために何ができるのかを具体的に検討し，実践することが重要である。

▌ 2. 文化への謙虚さ（cultural humility）

「文化への謙虚さ（文化的謙虚さ）」という考え方が生まれた背景には，1990年代以降の経済のグローバル化がある。労働市場は世界規模になり，人々は労働力として国境を越えるとともに，内戦の激化で難民や移民としても他国へ移動した。そこで求められるようになったのが，多様な文化的背景を有する多様な集団に対し，効果的で敬意のこもった保健医療を提供することである。そのために異文化適応能力（cultural competency）が必要であった。**異文化適応能力**とは，対話をする際に，相手の態度や感情に文化的背景がどのように影響を与えているのかに気を配りつつ，自己評価し，対話に参加しているすべての人々の行動，信念，価値観に影響を及ぼしている文化の存在を認識し，共通の目的に向かって行動することができる能力である。そして，異文化適応能力を身につけることそのものより，学び続ける気持ち，自省を続ける姿勢により重きを置いた考え方として「文化への謙虚さ」が登場した。

文化への謙虚さは，大きく3つのポイントに分けることができる。

> ❶ 生涯学び続け，自分自身を批判的に見つめ，自問自答し続けること
> ❷ 看護の対象者と看護職の立場の違いによる不平等な力関係を常に認識し，不平等を是正するように努めること
> ❸ あくまでも軸足を地域に起き，地域の人々や特定の集団にかかわりつつ，支配的な行動を避けてお互いの発展に臨むこと

医療従事者は，自分が有する知識や技術の特権を常に認識しつつ，ケアを提供する人々への謙虚な姿勢をもち続けることが重要である。生まれた場所や所属する民族，人種，性別など自分で選ぶことのできないものを理由に様々な権限が制限される人々が，文化や社会的背景からどのような影響を受けているのかを理解する必要があり，そのためには，医療従事者が有する特権を自覚し，何を理解して何を理解していないのか（無知の知：ソクラ

テス）を日常的に分析しつつ，謙虚な姿勢でかかわらなければならない。

3. 異文化理解と自文化理解

▶ **異文化理解とは**　異文化理解の「異」という語は，「異国」「異人」「いつもとは異なる」「異なる意見」など，自分の文化を軸として「普遍的なもの」「正常なもの」を判断し，ほかの文化を認識しようとする意味合いを含んでいる。異物は外から入り込み，排除すべきものと認識される。

　他方，異文化理解を英語にすると，intercultural understanding や cross-cultural understanding と表される。前者は文化 A と文化 B を相互に理解するという意味であり，後者は交流を重視して理解するという意味になる。さらに，交流をとおして理解が進み，新たな次元に変化するという意味も含め，transcultural understanding ともいう。

▶ **異文化理解の目的**　自分や自分が所属する文化を理解することと，他者や他者が所属する文化を理解しようとすることの相互作用を継続することによって，文化の摩擦により人類が自らの生存を脅かす事態を回避できる。本来，中心や軸になる文化はないこと，文化は相対的なものであることを認識する必要がある。

　文化は自分が生まれ育った過程で培われ，生き方を規定するものであるため，自分の文化を絶対的で普遍的なものととらえてしまう傾向がある。そのため自分とは異なる文化に出合うと，それを「おかしい」「変である」と感じてしまう。自分以外の文化を受け入れようとして，自分のアイデンティティが脅かされるような不安定な状況に陥ることがあるが，それは当然のことでもある。

　しかし，われわれが獲得している文化は，人類の多様な文化の一つにすぎない。自分と異なる文化的背景をもつ人々に看護を提供する看護職は，患者や住民の属する集団の言語や食などの基本的生活習慣を含めて，そのなかに入り込み，あるがままを受け止めることが必要である。

▶ **自分を客観視する**　そこで，自分の視点を見つめ直し，自分自身の視点はどのようなものなのか，そしてそれはどこから生じたのか，自分の視点を対象化することが必要になってくる。対象化とは，意識や疑問を向けること，距離をおいて眺めること，考察の対象とすることである。そうすることによって，自分自身がどのような前提のもとに世界をみているかがわかる。

　フランスの哲学者シモーヌ・ヴェイユ（Weil, S.）は「純粋に愛するということ，それは隔たりを受け入れることである。自分自身と自分の愛するものとの距離をこよなく愛することである」という[16]。異文化に触れることは，それ以外の方法ではほとんど振り返ることがない自分自身の視点を対象化できる良い機会なのである。看護職にとっても，異文化を理解しようとすることは，自分を客観視でき，物事への視野が広がり，さらに複合的な視点で看護の対象を見ることができ，受け入れることができるようになる機会となる。

　日本人は特有の歴史的背景のために，日常的に文化的背景の異なる人々と接する機会が

I　文化的存在としての人間　　109

少なかった。そのため，感性ではなく知識のレベルで異文化を理解する必要があった。その結果，感性レベルがつかさどる差別意識や偏見を取り去るには多くの努力を必要とするのである。根気よく相互理解の努力を続けることが求められる。

▶ **理解すること，ケアすること**　私たちは言葉や五感などを使って他者を理解しようとするが，それらが脳に伝わり認識するまでに1秒の何分の1かの時差がある。私たちは常に過去の自分，そして過去の他者を認識しているにすぎない。そうであれば，私たちは永遠に現在の自己も現在の他者も理解できないことになる。そこで重要なのは「他者の視点に入り込もうとすることを持続し，自分と他者の隔たりを受け入れ，その距離を愛おしく感じることである」[17]。相手とのほどよい距離を見きわめつつ，たどってきた歴史を含めて存在そのものを受け止めることなのである。看護は英語でケア（Care）であるが，「I care about you」と，動詞として使うと，「私はあなたの存在が気になる」「あなたの存在を感じる」という意味合いになる。あなたによりそうという人間関係の基本であり，いわば看護職が看護を行うための原点たるものである。それは看護は文化であるということにつながる。人は成長とともに，同じ空間に存在していなくとも，信頼関係の構築によって相手の存在を内在化し，精神的に安定できる。看護職はそのような存在になることができるのである。

Column ケアを通じた自己超越

　ケアは諸個人を助けるためのすべての行為である。「助けること」によって，彼／彼女たちの生命にかかわる生物学的ニーズが充足され，基本的潜在能力の発揮や維持を可能にするとともに，不必要な痛みや苦しみを回避したり，緩和したりできるようになる。その過程で，彼／彼女たちは他者から気遣われ，自分の存在が尊いものだと思われていることを感じることができ，社会で生き延び，成長しつつ社会的役割を遂行することができるのである。

　看護職はケアの専門的知識を得て経験を積み重ねるほど，自身をケアしてくれた人の存在を忘れてしまいやすくなる。しかし，現在の自分は他者によってはぐくまれてきたのであり，私たちはケアをするものであると同時にケアを受けとってきた者でもある。また，ケアを与えてくれた他者は，社会の状況によって翻弄され，苦悩しながら生きているのであるから，私たちはケアを与えてくれた人の苦悩も背負っていることになる。そして，看護職からのケアを受け取った人にとって，看護職はケアをしてくれた他者になるのである。看護職は，このプロセスを意識しつつ看護活動を行うことによって，マズロー（Maslow, A.H.）のいう自己超越につなげることができる。そして，多様な文化的背景をもつ人々への看護活動をとおして，自己超越の可能性は無限に拡大していくのである。

II 文化を考慮した看護

国際看護活動と文化

1. 文化を超えた看護と国際看護

　看護や介護をする行為は，人類の歴史とともに存在してきたが，社会の進歩によって集団の役割が分化し，各分野の技術も発展して，専門的な役割を担う看護職が誕生した。看護職は，看護の対象である人々を理解することをとおして，より対象のニーズに合った看護が提供できる。したがって，人間のありようを形づくっている文化を理解するプロセスが看護のプロセスでもある。

　そのような歴史的背景のなか，看護活動が理論化されたが，そのなかで多民族で構成されたアメリカではいち早く，レイニンガー（Leininger, M.M.）により，ICN の看護師の倫理綱領を理論的に裏づけるように，**文化を超えた看護**（transcultural nursing；**TCN**）が看護教育の科目として取り入れられた。レイニンガーは，多様性を考慮しない行為は看護ではないと言い切っている。そして TCN の視点に立った研究と実践の積み重ねが，看護職が国外で活動する際に必要な概念，理論，技術を習得するための基礎や土台となっていった。その過程において，看護職が世界規模で人々の健康向上に貢献するための基本的な能力を身につけることができるようになり，TCN と国際看護（international nursing；ITN）が相互に学問的発展を遂げてきた。

2. 日本の看護活動と異文化理解

　日本も古くから海外との交流があり，多様な文化を取り入れながら独自の文化を構築してきた。特に明治以降の近代化の過程で「単一民族国家神話」と「同化政策」が進められ，日本は「単一の文化」ととらえられるようになり，看護の対象者もすべて同じ文化を有することが暗黙の了解事項となっていった。

　1960 年代から日本でも看護職による海外での協力活動が行われるようになったが，TCN と ITN が乖離したまま，「第 2 の開国」といわれる 1990 年代を迎えることになった。1990 年以降，ブラジル人，中国人，フィリピン人をはじめとするニューカマーとよばれる外国人の増加に伴い，健康や病気について異なる考え方をもった人々が医療機関を訪れたり，地域保健サービスや介護サービスを受けたりするようになった。一方，開発途上国からの日本の看護職への支援要請件数は増加し，民族や宗教の異なる人々の文化を理解することの重要性が高まっていった。

　しかし，日本には TCN の理論や実践の蓄積がないため，看護支援を受ける在日外国人

と看護職双方が困難に直面した。他方，ITN の実践は限られた人にとどまり，海外での看護活動の経験を帰国後に日本国内に還元できる機会や場所も限られていた。そのため，看護職が日本国内の看護の教育・実践などの日常的看護活動において，ITN に必要な能力を構築・向上するための経験を積む機会が整備されてこなかった。

その結果，「国際看護師」などという新しい資格のような名称が現れる余地をつくり，ICN が提唱するすべての看護職に課せられた倫理綱領を形骸化させ，社会的地位の向上を始めとする看護の発展の阻害要因になっている。

2019（平成 31）年に入国管理法が改正され，「第 3 の開国」といわれる状況下の日本においては，TCN の発展が急務であるとともに，TCN の発展なくしては ITN の発展も不可能である。両者の実践が相互に影響し合い，実践の蓄積を研究として構築することによって TCN と ITN を車の両輪とし，学問としての看護をさらに発展させることが急務である。

現在，経済のグローバル化と民族の自決権の確保とのせめぎ合いのなかで世界が揺れている。こうした状況下で看護の責務を果たすために，「ICN 看護師の倫理綱領」はますます重要な意味をもつものとなっている。この綱領の普遍的な理念をいかに日々の看護活動において実践していくかを意識することが，看護職一人ひとりに求められている。

看護の文化的側面

1. 欧米型看護学と看護活動

看護職が自分と異なる文化を理解するためには，看護職個々人の文化的背景を客観視す

> **対象者理解のために**
>
> フランスの神学者サン・ヴィクトルのフーゴー（Hugues de Saint-Victor）の言葉に「故郷を甘美に思うものはまだ嘴の黄色い未熟者である。あらゆる場所を故郷と感じられるものは，すでにかなりの力を蓄えたものである。ただ，全世界を異郷と思うものこそ，完璧な人間である」というものがある。
>
> 自分以外で最も近い文化を有するのが家族である。親兄弟姉妹からの自立を経て，自分が育った地域を離れ，出身地や出身国の異なる人々と接するとそこが自分の新たな故郷だと感じる。さらに，その範囲が広がると多くの故郷をもったように感じる。その過程で多様な文化に触れ，関係を構築するために自分と向き合い，折り合いをつけつつ新たな価値基準が培われ，自分自身を構築することにつながる。その結果，自分自身に対しても他者に対しても同様の親近感と距離をもって関係を構築することが容易になるのである。このような経験を若い時期から積み重ねて，文化の要素である言語，思想，宗教，社会関係，医療を含む技術の異なる人々と接することで，地球規模で自分自身，そして日本をより深く理解することができるだろう。そのプロセスが看護の対象者の理解の幅を広げることになるのである。

ると同時に，「看護」そのものがもつ文化的背景を明らかにする必要がある。看護職間で
あたり前とされていること，または看護活動のなかであたり前とされていることが，必ず
しも看護を受ける患者や地域の住民の間ではあたり前でないことがある。それは，看護と
いう専門的営みに独自の文化が形成されていることを意味する。

　欧米諸国で発展した看護学は，西欧やアメリカの近代的価値観を背景としている。また，
専門の教育機関で養成された専門家は資格を与えられ，一般人と区別されるようになると，
専門職業人としての特権的立場を得るようになり，植民地主義と相まって，医療や看護を
提供する支援の対象者の文化的背景を理解する必要性をそれほど求められなかった。

　欧米型の医学や看護学は健康の保持・増進・回復に人類普遍の貢献をしてきたことは確
かである。しかし，欧米型の医学や看護学がひとたび欧米諸国以外の地域に普及すると，
多種多様な文化的背景を有する人々の主権を尊重し，彼／彼女たちの健康ニーズを充足す
るために，各国・各地域の文化的特徴を考慮した医療や看護を提供することが求められる
ようになった。その橋渡しの役割を担うのが，各国・各地域の医療従事者になる。特に，
医療の対象にならない人々を含めたすべての人が対象となる看護は，看護の対象者の文化
的背景に即して，欧米諸国由来の理論を活用しながら，独自の看護理論の構築のための研
究や実践の蓄積が必要となる。それによって，各国・各地域の看護を必要としている人々
に，個別性を尊重した看護を提供することができるようになり，看護職としての成長がも
たらされる。その連続的相互作用によって，各国・各地域で独自の看護理論が形成され，
世界のあらゆる地域の看護理論を互いに学びあうことで世界の看護のさらなる発展につな
がる。日本で構築された日本独自の看護理論が他言語に訳され，他言語圏で看護学生のテ
キストとして使用されることによって，日本の看護の自立と国際貢献につながるのである。

　これまでは，治療や看護を必要とする患者が，医師や看護師の指導や指示に従って治療
に専念することで，それぞれの役割と関係性が成立していた。医師や看護師は患者の価値
観を理解することを援助の一つとしてとらえておらず，患者は医師や看護師の価値基準を
理解し，それに従うことが医療や看護を受けることができる条件であった。この関係性は
現在でも存続している。したがって，開発途上国の人々は支援者である医療従事者に対し
て，「特権階級である医療職」と「支援者」という二重の権威を感じることになる。

　看護職は国内の開発途上国出身者に対する潜在的認識を自覚するとともに，彼／彼女た
ちと同じ視点に立った看護の提供に努める必要がある。また，国外にあっては，現地の医
療従事者と住民が当事者であるという前提に立ち，あくまでも外部の支援者として，普遍
的な看護活動とともに，現地の保健医療に関する特殊性を尊重したかかわりが求められる。

▌2. 看護職と文化

　イギリスの人類学者タイラー（Tylor, E.B.）は，文化を「知識，信仰，芸術，道徳，法律，
慣習，その他，人が社会成員として獲得したあらゆる能力の複合総体である」[18]と定義し
ている。人間は文化なしには人間として存在することができない。

Ⅱ　文化を考慮した看護　　113

看護は健康や生活に視点をおいて，対象を全人的に理解し，それぞれの人生観や価値観を尊重して，その人らしい生き方につながるように支援することを目標にしている。支援の対象者がもつ文化的背景を深く理解することによって，全人的に理解することができるのである。

　また，看護を展開する過程では，人々が自分の健康は自分に属し，自らが意思決定する権限をもっていると認識して，自律した生活ができるように導くことも看護職の役割である。自律というのは，すべて一人でできるということではなく，何らかの理由でできない場合には他者の援助を得ながら，自分の可能性を最大限に生かしていくという状態も含んでいる。

　看護職を選択した者は，個々人の文化的背景をもちながら，さらに看護の専門職としての考え方や価値観を身につけていく。すなわち個人の文化と看護の専門職としての文化をもつようになるのである。しかし，この2つの文化は分離して存在するものではなく，融合し，相互に作用しながら看護職としての独自の文化となり，各自の看護観として発展していくのである。

　看護職は，支援対象者である他者と出会ったときに，自分の文化に基づく価値基準で対象者を判断しがちである。したがって，質の高い看護を提供するために，看護職は自らが背負っている文化的背景を踏まえながら，支援対象者の健康行動や生活スタイルを規定するその文化的背景を洞察・理解することが求められている。

3. 看護職とジェンダー

　看護は歴史的に女性の職業とされてきた。現在も女性が圧倒的な数を占めている。ナイチンゲールの『看護覚え書』も，初版（1859年）は一般の女性向けに書かれたものであった。ケアや介護は女性性に適合した活動であるとされてきた。女性性は，これまで絶対視されてきた性差や性役割を相対化するジェンダーの概念であり，一般的には社会的・文化的な性別・性差を指すものである。近年，女性の医師や男性の看護師が増えても，「男性が医師で看護師が女性」という**ジェンダー役割期待**は存続している。それは，男性の産婦人科医が存在しても，男性は助産師になれないことと共通している。

　しかし，世界には男性が看護師の多数を占めている国もある。このような性別による分業役割は，文化のなかに埋没してステレオタイプ化される。そして，ステレオタイプを受容できないジェンダーパーソナリティは不適合を起こす。特に，ジェンダーギャップ指数（GGI，第1章-I-C-2-1「社会開発とジェンダーの視点」参照）が146か国中116位（2022年）[19]である日本では，女性の意思決定権や自己実現の機会が十分に保障されてこなかった。それは，古くから女性の職業であるとされてきた看護職の労働条件だけでなく，ジェンダー役割を担いながら看護のキャリアを向上することを阻んできた。

　看護職に女性のジェンダー役割が期待されている国ほど，男性看護師が職業に不適合を起こしていることはそのよい例である。看護職は専門職としての文化をもつとともに，女

性の職業として独特のジェンダー役割の文化的側面をもっている。

4. 3つの自我状態と看護

アメリカの精神科医バーン（Burn, E.）は，人はだれでも自分のうちに3つの自我状態をもっているとし，それを parent（親状態），adult（大人状態），child（子ども状態）に分類した。また，人が人と交流するときには，双方の自我状態に違いがあると交流そのものが成立しないとしている。交流については，双方が大人状態の話し方やしぐさをすれば良い交流（相補的やりとり）が成立するとしている（図4-1）。

看護職は支援する対象者の健康状態や年齢に合わせて，この3つの自我状態を使い分けることも必要である。しかし，支援される人々は，支援者に権威・権力を感じやすく，支援者が専門職の場合はなおさらである。また，女性のジェンダー役割として期待されているようなかかわりを過度にとらないようにすることも重要である。支援の対象者を子ども状態に位置づけて親状態をとり続けること（交差的やりとり）はその一例であるが，対象者の自立を妨げるだけでなく，国や地域によっては自尊心を傷つけられたと解釈されることもある（図4-2）。自分は，どのような相手に対して自分のどの自我状態で接する傾向が強いか，どのような状況からメッセージを出す傾向にあるかなどをつかみ，自分の傾向を理解することが必要である。

女性性や男性性および母性や父性も，成長する過程で触れた文化の影響を受けながら培われる。看護職に期待されてきたのは女性性や母性であり，それは家事労働や家庭内での介護に女性が適しているとする文化的・社会的背景と共通している。

看護職が，自らの女性性や男性性を様々な行為や思考をとおして意識するとともに，支援する対象者一人ひとりが異なる男性性や女性性をもっていること，年齢や性別を超えた存在であることを十分に自覚することによって質の高い看護が提供できるのである。

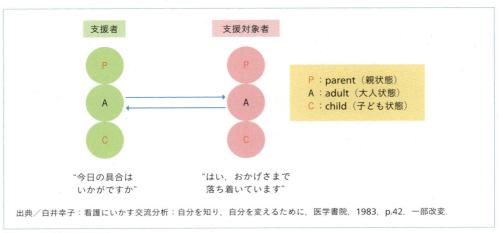

出典／白井幸子：看護にいかす交流分析；自分を知り，自分を変えるために，医学書院，1983, p.42. 一部改変.

図4-1　相補的やりとり

Ⅱ　文化を考慮した看護　115

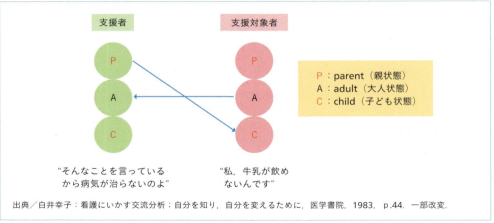

出典／白井幸子：看護にいかす交流分析；自分を知り，自分を変えるために．医学書院，1983，p.44．一部改変．

図4-2 交差的やりとり

C 文化を超えた看護

1. 文化的ケア

　文化的側面を考慮した看護活動の重要性については，1950年代からレイニンガーによって論じられてきた。彼女は，人々の文化的背景を理解することなくして，すべての対象者に公正で公平な看護を提供することはできないとし，社会人類学の理論に基づき「文化を超えた看護（transcultural nursing）」「民族看護学（ethnonursing）」「比較文化看護（cross-cultural nursing）」という言葉を用いて，人々の文化的側面を考慮した新たな看護実践の分野を切り開こうとした。日本ではこれらを総称して，通常「異文化看護」と称している。

　ここでは，現在でも包括的な理論といわれ，国際看護活動をするうえで必要な異文化看護理論の創出者であるレイニンガーの理論に簡単に触れ，さらに，理論を活用する際に考慮すべき点について述べる（表4-1）。

表4-1 異文化看護の意義

［意義］
　文化の異なる人々に対して，的確，安全，有益なケアを提供することができる
［留意点］
❶民間のケアと専門職のケアの間には大きな文化的ギャップがある
❷看護職が文化を十分に理解しないと，ケアの対象や，ほかの医療従事者に対して，文化的な問題を起こす原因となる
❸文化に視点がないケアは，ケアの対象に重大な損害を及ぼす
❹比較文化的なケアは，新たな相違点や普遍性の発見やケアの成果を導き出す可能性をもっている

出典／Leininger, M.M.：What is transcultural nursing and culturally competent care?, Journal of Transcultural Nursing, 10（1）：9, 1999. を参考に作成．

レイニンガーは文化を考慮した看護を**文化的ケア**とよび，「ある文化（民族や地方など）の人々の間で受け継がれた価値観や信念や生活様式のなかで，病気や障害をもった人や死を迎える人を援助したり，支えたり，あるいはその人に力を与えるようなもの」[20]と定義した。

1 看護対象を理解するための情報収集

レイニンガーは自らの看護経験をとおして，対象者が有する個々の文化を理解することなしに対象者の看護ニーズに合った看護を提供することは極めて困難であることに気づき，ケアの対象が有する文化を把握する方法として人類学の視点を取り入れた民族看護学という新たな学問分野を切り開いた。

まず，看護の対象の文化的背景を理解するための情報収集の方法を確立することが必要となる。そこでレイニンガーは，人々から直接得た情報である**イーミック**（emic）と，文化の外にいる専門家の見解や知識である**エティック**（etic）という2つの視点で，情報収集の方法を整理した。エティックではあらかじめ準備された情報を分類する枠組み（尺度や質問表，対象に関する既存の知識など）が活用される。それに対して，イーミックでは対象のあるがままの行動・態度などを観察をとおして読み取り，対象へのインタビューによって得た情報をもとに対象者間の共通する部分を導きだす。

ケアや医療はイーミックとエティックの視点でとらえることができる（表4-2）。イーミックケアは文化的に習得され，伝承されてきたケアであり，その文化のなかに住む人々によって使われるものである。エティックケアは専門的ケア，すなわちケアを提供する側の専門的視点（一般には教育機関［医学，看護学，薬学，社会福祉学など］で習得された知識と実践）から，対象の様々な健康の段階に合わせて個人や集団に提供するケアである。

欧米を中心に進歩してきた近代医学や看護学の理論・技術は，世界のあらゆる人々に有効なもの（より一般的で，普遍的なもの）を目指してきた。理論の確立とともに科学的根拠のあるものに価値が置かれたため，理論が確立していない個別的なものや伝統的なものは意

表4-2 一般的（イーミック）ケア／治療と専門的（エティック）ケア／治療

一般的（イーミック）ケア／治療	専門的（エティック）ケア／治療
人道中心	科学中心
人々にとって実用的で，親しみのある方法を用いる	利用者は，親しみのない技術や見ず知らずの人に従って行動する
ホリスティックで統合的なアプローチをし，社会関係，言語，生活様式に焦点をおく	心身へ提供するサービスは断片的で，統合されたものではない
ケアに焦点をおく	疾病の回復，診断，病状の軽減に向けた治療を目指す
民間医療や人間関係を活用し，専門的技術に依存しない	一義的・技術的で多くの診断検査と科学的治療方法を使用する
疾病や障害の予防と生活習慣・様式を尊重する	疾病の治療，障害および病状の治療に努める
意思疎通の手段が重要になる	意思疎通の手段は重要視しない
伝統的で親しみのある民間ケアと治療方法を使う	生物物理的および情動的要因のアセスメントと治療方法を使う

出典／Leininger, M.M., McFarland, M.R.：Transcultural nursing；concepts, theories, research & practice, 3rd ed., McGraw-Hill, 2002, p.61. を参考に作成.

表4-3 レイニンガーの民族看護学：観察―参加―再確認の段階

段階	1 →	2 →	3 →	4
	主として観察と積極的な傾聴（積極的な参加はしない）	主として限定的な参加による観察	主として継続的観察による参加	主として情報提供者への結果の照会と再確認

出典／Leininger, M.M., MacFarland, M.R.：Cultural care diversity and universality, 2nd ed., Jones and Bartlett, 2006, p.152. を参考に作成.

識されず, 重きを置かれることもなかった。民族看護学の視点で情報を収集するときには, 従来の参与観察法に看護の視点を取り入れたものが使われ, 表4-3 のような4段階を踏んで進めていく。ここでは, 参加者になる前に, 一定時間をさいて観察者になることが特徴的である。それにより, 看護職が看護行為を行う前に状況や背景を十分に理解することが可能となる。また, 個別インタビュー法で収集された情報は, 対象を理解するうえで重要である。

最後に, 観察した現象やインタビューで得られた情報を情報提供者と再確認することは, 情報の全体的文脈や背景を客観化するうえで重要である。これらの一連のプロセスにおいて, 看護職は状況に合わせて柔軟に対応し, 必要に応じて計画を変更しつつ進めて行くことによって, 見ず知らずの他者から信頼のおける友人となることができるのである。

文化的ケアでは, イーミックの視点で得られた情報を重視している。エティックの視点は重要であるが, エティックの視点と同様にイーミックの視点も充実させ, 強化することにより, 看護の原点である全人的なケアを, 多様な文化的背景をもつすべての人々に提供することが可能となるからである。そして, イーミックの視点で情報を収集する際に必要となるのが, 後述するサンライズイネーブラー（図4-3）に示された文化・社会構造的次元の7つの因子（科学技術的因子, 宗教的・哲学的因子, 血縁関係・社会的因子, 文化的価値観・信念・生活様式因子, 政治的・法的因子, 経済的因子, 教育的因子）である。

レイニンガーは, ケアとは「人間の状態や生活様式を改善・向上させる必要のある人, またはその必要性が予見される人に対して行われる援助, 支持の行動, 力を発揮させる行動につながる経験や行動に関する抽象的または具体的現象」[21] と定義している。

さらに, 非欧米型（イーミック）民間ケアと欧米型（エティック）専門家によるケアの融合を目指す実践が多くの地域でなされつつある。それは各地域の歴史や文化的背景, 健康課題に即して, 双方の視点を融合しつつ多様で新たなケアモデルの確立を目指すものである（表4-4）。

2 ｜ サンライズイネーブラー

レイニンガーは長年の看護実践や研究調査から, 対象を理解するための手法は変化し発展し続けるものであるとしたうえで, 複数のイネーブラーを提示した。イネーブラー（enabler）とは, ある事象の成功・目的達成を可能にする人, 組織, 手段を意味する。なかでもサンライズイネーブラーは世界の看護職に幅広く活用され, 看護職の視野を広げ,

118　第4章　多文化共生と国際看護活動

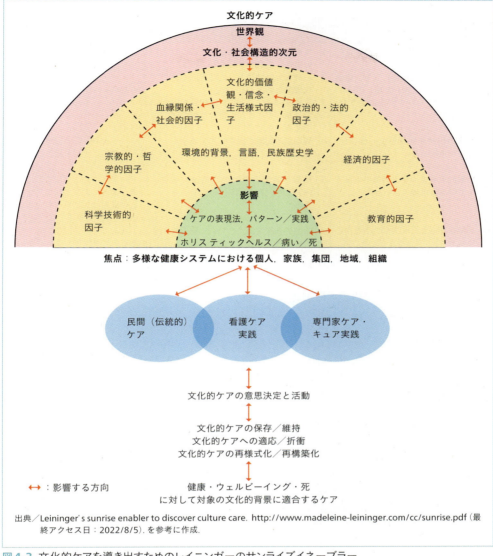

図4-3 文化的ケアを導き出すためのレイニンガーのサンライズイネーブラー

看護活動を飛躍させた（図4-3）。サンライズイネーブラーは民族看護学の枠組みをもち，数十年にわたり改訂を重ねてつくられたものであり，ケアを提供する際に最も重要であるケアの対象の文化を理解し，対象の看護ニーズに適したケアを導きだすプロセスを描写したものである。それは次に示すように抽象度の高いものから低いものへと展開される。

❶ 最も抽象度の高い「世界観」は，ケアの対象者を理解するための前提となる，文化の全体的枠組みを示している。また，❷の文化・社会的構造からの影響も受けて変化していく。
❷ 対象者の文化と社会的構造を把握する。図4-3 に示した7つの構造因子は相互に作用し，環境的背景，言語，民族歴史学の影響を受け，「健康，ウェルビーイング，死」という様々な局面におけるケアのパターンや実践の方法に影響を及ぼす。

Ⅱ 文化を考慮した看護　119

表4-4 非欧米型（イーミック）ケアと欧米型（エティック）ケアを統合／適合したケアモデル

Ⅰ. 非欧米型（イーミック）ケアの実践	Ⅱ. 欧米型（エティック）ケアの実践	Ⅲ. 欧米型と非欧米型ケアの統合／適合
1. 民間ケアや価値観や信念に基づく	1. 疾病や症状の理解とその対応は欧米由来の生物医学的知識に基づく	1. 相互の信頼と尊敬に基づいたケア，癒し，治療，幸福を追求する
2. 全人的で文化的視点に立ち，信念や生活様式を重視した癒しの追求	2. 心身を分野別にとらえた実践と研究成果を活用する	2. エティックとイーミック双方の最善の方法で共同で意思決定をする
3. 専門家の考え方や実践に従うが，懐疑的である	3. 実践を重視し，「科学的」医学事実に基づく。民間医療には懐疑的である	3. エティックとイーミック双方のケアと治療を適合し安全で効果的に活用する
4. 地元の伝統的生活習慣，価値観，経験を重視する	4. 専門家の知識や医療行為を重視する	4. イーミックの実践の安全性を確認し，適合したうえで全人的ケアを追究する
5. 伝統的治療者やケアの提供者は安全で確実，信頼できると考える	5. 医療や看護その他の治療方法を「科学的」で「最善」なものと考える	5. ケア対象者の生活環境における価値観，信念および生活様式を尊重した効果的なケアや治療を追求する
6. 地域を重視したケアや生活を中心におく	6. 治療の効果を出すために，個別的治療や症状の軽減を目指す	6. 能力があり，創造的で，思いやりのあるケア提供者を目指す
↓	↓	↓
民間イーミックケア	専門的エティックケア	民間ケアと専門的ケアの統合／適合

出典／Leininger, M.M., McFarland, M.R.：Transcultural nursing：concepts, theories, research & practice, 3rd ed., McGraw-Hill, 2002. p.150. を参考に作成.

❸ケアを提供する対象（焦点）は，個人，家族，集団，地域，組織など様々である。支援対象地域の人々の治療行動（民間ケア）を，インタビュー調査や参与観察法で直接把握し（イーミック），看護職がもつ専門的技術やケアの知識を確認し（エティック），それらを統合して看護ケアを実践する。

そして，❶〜❸の段階を踏み，いよいよ文化的ケアの展開になる。その際のポイントは次の3つである。

- **文化的ケアの保存／維持**：ケアの対象者やその家族が属する社会とケアに関する価値基準を尊重し，その価値基準に適合したケアを保障し，継続することによって，ケアの対象者が良好な状態を維持し，病気から回復できるようになる。
- **文化的ケアへの適応／折衝**：ケアの対象者が望むケアが，看護職が提供するケアよりも効果がないと判断した場合には，ケアの対象者やその家族と話し合い，折り合いをつけて，双方が受容できる方法を考える。
- **文化的ケアの再様式化／再構築化**：ケアの対象者が望むケアが対象者の健康の維持増進に有益でないと判断した場合には，看護職は，対象者の文化に調和した健康行動を身につけられる方法を対象者と共に模索する。

このような過程を踏むことによって，看護職は太陽の光を浴びるように対象者との関係でこころが開かれ（サンライズ），健康・ウェルビーイング・死に至るすべての場面に際して，文化的ケアを実践することが可能となるのである。

他方，レイニンガーは，サンライズイネーブラーの展開において，時間や場所の制約がある場合に有効な**文化的簡易アセスメントモデル**を提示している（図4-4）。文化的な視点に立って5つの段階を踏むことにより，対象者を総合的に理解することが可能となる。このモデルを活用する際に特に重要となるのが，第1段階を開始する前に，ケアの主な対象が

120　第4章　多文化共生と国際看護活動

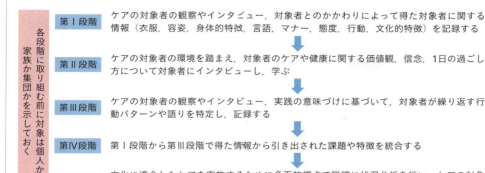

図4-4 文化的簡易アセスメントモデル

個人か家族か集団かを的確に把握することである。
　レイニンガーは，サンライズイネーブラーは理論ではなく，文化的ケアの多様性と普遍性理論を構成する要素の図式であると強調している。看護は多種多様な環境のなかで，対象者に誕生から死に至るまで自分は人間として存在する価値があると感じられる力を与えることができる。それが人間（ヒューマン）社会における看護ケアであり，多種多様な看護ニーズに応えられる方法を構築し続けることによって，世界的規模で文化的ケアを実践できるのである。

3　レイニンガー理論の課題

　レイニンガーのアプローチは，文化的ケアの理論としては最も体系づけられたものであるが，活用するうえで考慮しなければならないこともある。たとえば，ケアに関して，「伝承された民間的（土着）ケア」と「教育機関をとおして習得する専門的ケア」を対立するものとしてとらえていることである。国や地域によっては民間的ケアと専門的ケアが区別できないこともあるうえ，伝統医療における看護する者とされる者との関係などの分析が十分に吟味されているとは言いがたい。
　たとえば，看護の対象者の見解（イーミック）を理解することが重要であることを明確にしたが，あくまでも看護を提供する側の視点で把握せざるを得ないという限界は残っている。その限界自体を乗り越えることはできないため，限界を前提にして対象理解をしているということを常に自覚するとともに，自らがよって立つ価値観を見きわめておくことで，対象者の実態に近づくことができる。看護実践においては，専門的見解（エティック）に陥っていないか，既存の対象理解の枠組みにあてはめて対象を理解しようとしていないか，対象者に専門用語が理解されていないのではないか，という点を常に自問しつつ，対象者が話しやすい雰囲気を整えて傾聴の態度を示すことで，対象者にとって看護職との会話が

Ⅱ　文化を考慮した看護　　121

快適な時間となる。そして，自分が話したことは守秘されるという安心感を担保して信頼関係を構築することで，質の高い全人的なケアの提供と看護職としての成長につながる。

したがって，既存の欧米型の科学の枠を超えて熟慮することによって，レイニンガーの文化的ケア理論の発展，さらには世界で支援を待っている人々に有効でよい結果が得られるような支援につながっていくといえる。

異文化看護の中心となるのは2つの文化間で職務を果たすことができる看護職であるが，文化を超えた看護は，理論と実践の比較に基づいて3つ以上の文化に焦点を合わせ相対化することでより良いものになる，とレイニンガーは述べている[22]。

2. 異なる文化的背景の支援対象を理解するためのモデル

文化的背景の異なる人々を理解するためにレイニンガーの理論に基づいて開発された看護の実践モデルのうち，様々な分野や目的に合わせて活用しやすいように開発された3つのモデルを紹介する。

1 Campinha-Baconteのモデル

Campinha-Bacote（Campinha-Bacote, J.）が作成したモデルは，看護活動を展開する看護職の文化的な理解力を次の5つの因子から分析する枠組みである（図4-5）。

❶**文化的気づき** 看護職自身の文化的背景と看護の専門職としての価値観や判断基準などを深く分析し，それが自分以外の文化をもつ人に対する偏見の原因になっていないかを自

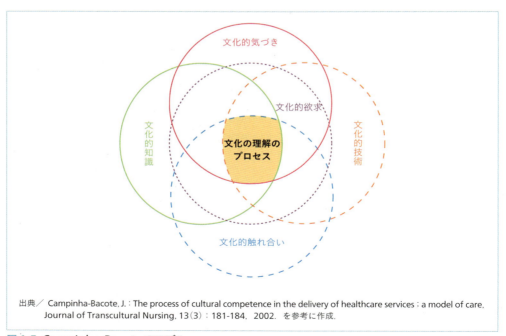

出典／Campinha-Bacote, J.：The process of cultural competence in the delivery of healthcare services ; a model of care, Journal of Transcultural Nursing, 13(3)：181-184, 2002. を参考に作成.

図4-5 Campinha-Baconteのモデル

己評価する過程である。

❷**文化的知識** 異なる文化的背景をもつ人々や民族の世界観だけでなく，保健医療の専門的視点で，彼／彼女たちの生物学的特徴，疾病，健康状態や薬品代謝の特徴など，有効な情報を確保する過程である。

❸**文化的技術** 異なる文化的背景の人々の健康問題に関して文化的視点で情報収集して分析し，さらに，適切なフィジカルアセスメントができる技術を指す。

❹**文化的触れ合い** 特定の文化的背景をもつ集団に対する偏見を修正し，ステレオタイプな固定観念や先入観をもたないようにするために，異なる文化的背景をもつ人々と直接触れ合うなど，様々な形での文化的交流に意欲がもてるようになる過程である。

❺**文化的欲求** 「文化的気づき」「文化的知識」「文化的技術」「文化的触れ合い」のプロセスを踏むにあたっては，「しなければならない」という義務的な動機ではなく，「したい」と思うような主体的で強い動機をもつことが重要である。文化を理解したいという欲求は，文化を理解する能力を身につけるために必要なエネルギー源と土台を与えてくれる知的で崇高なものである。文化の理解力は，これらのプロセスを看護活動の全過程をとおして持続的に繰り返すことによりはぐくまれる。

2 GigerとDavidhizarのモデル

図4-6に示した文化アセスメントモデルは，Giger（Giger, J.N.）とDavidhizar（Davidhizar, R.）が，看護学生が文化的背景の異なる患者にケアを提供する際のアセスメントで使用できるように作成したものである。看護職がこの方法を活用する際には，支援対象に合わせて次の6つの項目の比重を変えるなどの工夫が必要である。

❶**コミュニケーション** 言語的および非言語的コミュニケーションがどの程度可能か確認する。表現方法の特徴，身振り，視線のとり方，声の強弱（沈黙を含む）などの要素がある。話をするときに目を見ないと不快に思う場合や，あまりじっと見ると不快に思う場合など，

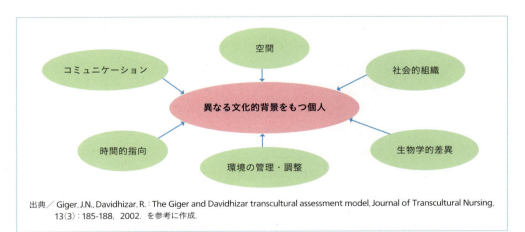

出典／Giger, J.N., Davidhizar, R.: The Giger and Davidhizar transcultural assessment model, Journal of Transcultural Nursing, 13(3): 185-188, 2002. を参考に作成.

図4-6 GigerとDavidhizarのモデル

文化集団により様々である。また，異性をじっと見つめることは恋愛感情の現れであると
理解する文化集団もある。

❷ **空間**　話をするときに不快と感じない距離など，言語的・非言語的関係をもつ際の距離
をどの程度に保つかは文化によって異なる。親密な関係（50cm前後）の領域に異性の看護
職が入り込むことを好まない集団もある。

❸ **社会的組織**　家族背景や家族との関係性，宗教や物事に関する価値観は，所属している
集団や文化の影響を受けている。健康に関する問題が起こったときには，世代を超えて家
族全員で経済的・精神的に支え合う人々がいる。また，家族のなかで母と祖母が重要な役
割を担う集団もある。

❹ **時間的指向**　集団によって，「過去」「現在」「将来」のどの時期を重視するかは異なる。
たとえば将来を重視する集団においては，健康の維持増進に関する長期計画を実施するこ
とができるが，将来よりも現在を重視する集団では長期計画が実行できる可能性は低い。
また，予定の時間どおりに実施することを重視しない集団もある。

❺ **環境の管理・調整**　人々は自然や社会環境のなかで影響を受けて生きているため，影響
を及ぼす様々な要因を管理する能力を必要とする。病いへの対応などの健康行動に関して
は，地域や集団によって様々である。

❻ **生物学的差異**　体格，皮膚の色などの視覚的身体特徴，代謝酵素的・遺伝的差異，心電
図パターン，疾病や疾患の感受性，食事の嗜好・栄養不良，心理的特徴なども差異がある。

3 ┃ Purnell のモデル

　Purnell（Purnell, L.）のモデルは，看護職がケア対象者の文化をアセスメントするために
開発された異文化理解のための枠組みである（**図4-7**）。個人，家族，地域，国際社会のす
べてを含め，1次予防，2次予防，3次予防のすべての段階で活用できる。これは，組織論，
文化人類学，社会学，解剖生理学，心理学，宗教学，歴史学，言語学，栄養学，看護や医
療の臨床実践に基づく学際的理論や研究から開発された理論的枠組みであり，伝統的治療
者に関する視点を盛り込んでいるのが特徴的である。最も外側に国際社会，次に地域，家
族，個人を順に位置づけ，12の領域に分類された因子は文化や考え方を把握するための
項目を網羅している。この理論的枠組みは，持続的で動的な文化理解のプロセスであり，
学習者が文化能力を獲得するプロセス（①理解できていないことを意識できていない「無意識的無
理解」，②理解できていないことを意識できる「意識的無理解」，③理解できていることが意識できる「意
識的理解」，さらに，④「無意識的理解」という最終的な学習段階に到達する）である。そのプロセス
は一定方向ではなく，個別性や状況の変化に伴い，目に見える部分および目に見えない部
分が流動的に変遷していくものであり，非線形連続型（ギザギザ線）の軌道をたどる[23]。

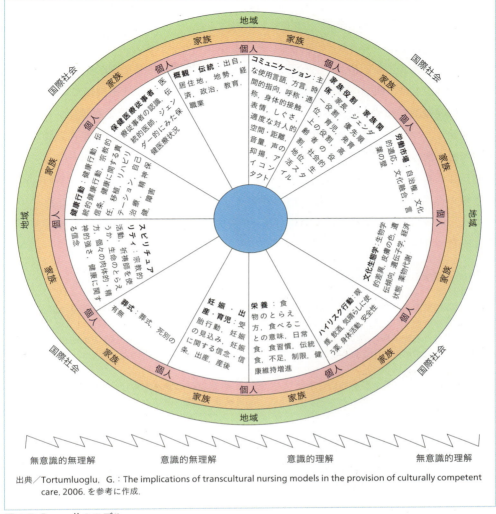

出典／Tortumluoglu, G.: The implications of transcultural nursing models in the provision of culturally competent care, 2006. を参考に作成.

図4-7 Purnellのモデル

D 看護と人類学的視点

1. 国際看護活動と伝統的保健行動

▶ **近代医療の発展** 看護学は近代医療とともに発展してきた。19世紀にヨーロッパという一地域で行われていた近代医療は，植民地政策と一体となって地球上に広く拡散していった。植民地統治に重要な役割を担う植民地行政官や兵士および現地のエリートの健康管理のために植民地各地へ導入され，さらに植民地統治の過程で近代医療を医療システムとともに普及させていった。

▶ **伝統医療の再評価** 世界の地域や民族ごとに独自のケアの専門的知識と実践があり，そ

Ⅱ 文化を考慮した看護　125

れらは通常，文化間で異なる。インドに代表されるように，アーユルヴェーダ医学などの伝統医療や宗教にまつわる慣習（公衆衛生上問題となった，インドの都市ヴァラナシにおける火葬した灰をガンジス川に流す慣習など）を死守した国も少なくない。また，漢方やユナニ医学などの体系化された伝統医療は，近代医療が普及しても独自の発展を遂げてきた。2022年現在，世界の人口の約80％が伝統医療を利用し，医薬品の40％が天然由来である[24]。

　世界保健機関（WHO）は，アルマアタ宣言に先立つ1977年に伝統医療研究プロジェクトを開始し，プライマリヘルスケア（PHC）理念のなかで各地の伝統医療を再評価し，維持・発展を推奨している。また，保健行動すべてを対象とするヘルスプロモーション理念が提示されると，伝統医療の普及を国家政策に掲げる国も出現した。その後，WHOは伝統医療の促進を目指して，2002～2013年の3～5年ごとに実践目標を提示した。2013年には，世界の保健医療従事者の活動が人々の健康改善と患者の権利の向上に貢献するように，次の2つの目的と3つの目標を提示した。

> **WHO 伝統医療戦略 2014－2023**
> ［目的］
> ❶WHO加盟国の保健，福祉，住民中心のヘルスケアの向上のために伝統医療と補完医療の潜在力向上に寄与する。
> ❷伝統医療と補完医療に関する製品，実践および医療従事者に関する法令の整備をとおして，伝統医療と補完医療の安全で効果的な活用を促進する。
> ［実施計画］
> ❶伝統医療と補完医療を積極的に管理していくため，適切な国の政策をとおして知識を構築する。
> ❷伝統医療と補完医療に関する法令を作成して，品質保証，安全，適切な用法と効果を強化する。
> ❸各国の保健医療制度に伝統医療と補完医療および個人の健康管理を融合することによって，ユニバーサル・ヘルス・カバレッジ（UHC）を促進する。

　2021年現在，アフリカ地域の40か国が保健政策に伝統医療を組み込んでいる。また，伝統医療をCOVID-19対策に活用するために，WHO，アフリカ経済フォーラム，アフリカ疾病予防管理センターが地域専門家会議を組織している[25]。

　2022年4月にはインドに**WHO伝統医療グローバルセンター**を設立することが正式に決定し，現代科学技術によって世界中の伝統医療の潜在能力を活用し，各国の連携のもとに，伝統医療が地球規模の持続可能な発展の一翼を担う期待がさらに高まっている。

▶伝統的保健行動の理解　このように体系づけられてきた伝統医療のほか，主として開発途上国においては地域ごとに，健康の維持増進や疾病の予防，疾病のコントロールに対する特有の対応（伝統的保健行動）がなされている。また，人々が地域や国を越えて移動するときには，自分が慣れ親しんだ健康の維持増進のための生活習慣や，疾病の治療方法を携えていく。在日外国人も，自国から薬品を持参したり，家族や知人に送ってもらったり，一時帰国する知り合いに依頼して持ってきてもらうなどして，日本の医療サービスを受けるのは最後の手段としている場合もある。

　伝統的保健行動は，疾病の予防や治療だけでなく，日常生活全般に網の目のように入り

込み，世代を超えて実践されている。特に，妊娠・出産・育児，高齢者ケア，ターミナル期や死後の処置など，人間の生死に深くかかわることに関しては，近代医療が普及している地域でも伝統的保健行動を実践していることが多い。在日外国人も，母国で培った伝統医療の知識を日常生活はもとより，健康問題に直面した際に活用している場合が少なくない。また，開発途上国では**伝統的な分娩介助者**（traditional birth attendant；TBA）が自宅分娩の中心的支援者の場合もある。地域によっては，祈祷師も地域住民の大きな精神的支えとしての役割を担っている。それは人々の信念や信条とも関係し，自己のアイデンティティの一部でもある。

したがって，国際看護の場で初めて経験するような保健行動に出合っても，それらを非近代的で遅れているもの，変えるべきものと近代医療の視点からみるのではなく，「なぜそのような保健行動をとるのか（またはとらないのか）」という問いかけをしつつ，人々の伝統的保健行動の背景にあるものを理解することから始める必要がある。開発途上国の人々だけでなく在日外国人も，長い時間をかけて受け継がれてきた伝統的保健行動や健康に関する信念を抱いているため，それらを十分に受け止め理解する努力が看護職に求められている。

2. 看護学と人類学の融合

▶ **文化的ケアが実践されない理由**　レイニンガーは，看護学と民族学を統合して文化的ケアの理論を構築した。しかし，文化的ケアは看護現場に普及していないのが現実である。

レイニンガーは，文化的ケアが実践されない理由として次の6つをあげている。

> ❶ レイニンガーの理論は1950年代に概念化されたが，当時は人類学や文化的知識を身につけている看護職がいなかった。
> ❷ 看護の対象者は，自分の文化的・社会的ニーズが満たされることを要求しなかった。
> ❸ 1990年代までは文化を超えた看護に関する論文を学会などに投稿しても取り上げられなかった。また，文化的知識が看護に必要であるということを，専門誌や学会誌の編集者が理解していなかった。
> ❹ 1970年代に文化を超えた看護・研究・実践の基礎知識をもつことの重要性が唱えられるまで，看護職はケアの本質に関心がなかった。
> ❺ 看護はいまだ自民族中心的な傾向にあり，さらに医学的な関心や方向に従うことにとらわれすぎている。
> ❻ 看護では，独自の知識体系の開発に実質的な進展がみられない。

これらのうち，❷を除いてはすべて看護を提供する側の問題であるとレイニンガー自身も指摘している。そして，世界における文化的多様性が高まっている状況にあって，看護職は文化的ニーズに応えられるような看護を提供することを求められており，その体制づくりが急がれている。世界中の人間に奉仕することを主たる目的とする，異文化間の人道的・科学的なケアの分野および職業である看護の原点に立ち戻ることが重要である。

▶ **ケアの対象者からみた病気**　人はどのような状態を異常（いつもとは違う）と考えるのか，それにどのような対処をしようとするのかは，文化の異なる社会によって様々である。医

II　文化を考慮した看護　127

療者が**疾患**（disease）として扱う事象を，患者は**病い**（illness）として抱えて生きている。疾患に対応するものとして「治療」があり，病いに対応するものは「癒やし」である。患者にとっては診断名の有無にかかわらず，直面する事態は変わらないのに対し，医療者に

Column 伝統医学の再評価

　世界の3大伝統医学は，アーユルヴェーダ医学，ユナニ医学，漢方である。これらの伝統医学は紀元前に起源をもち，世界各国で長年にわたり人々の日常生活に浸透し活用されている。

　また，伝統医学を公式に保健医療システムに取り入れている国もある。スリランカでは「保健・栄養・伝統医療省」のもと，近代医療と伝統医療の教育機関や医療機関を設置し，双方の医療を国民に提供している。タイでは保健省にタイ伝統医療／代替医療局を設置し，健康増進や疾病予防に重点をおいたサービスを医療施設と地域において展開している。日本では，伝統医学（traditional medicine）と補完・代替医療（complementary and alternative medicine；CAM）を下図のように分類し，統合医療として整理している。

　人の心身の苦痛を癒やすために様々な手法が使われており，伝統医療や近代医療のほか，スピリチュアルヒーリング（霊的療法），呪術などが人類の歴史とともに発展してきた。何世紀にもわたり世代を超えて人々の生活に根づいてきた様々な療法は，近代医療の発展で急速に衰退した時期もあったが，人口の高齢化，生活習慣病の増加，複雑で多岐にわたる精神疾患に近代医療では対応しきれなくなっていることから，伝統医療やスピリチュアルヒーリングが見直されている。

　したがって，様々な文化的背景や習慣・慣習の異なる人々に看護を提供する際には，どのような療法が使われている環境で生まれ育ったのかをまず把握し，その事実を受け入れ，尊重したかかわりが必要になる。

療法の分類	療法の例	
	国家資格等，国の制度に組み込まれているもの	その他
食や経口摂取に関するもの	食事療法・サプリメントの一部（特別用途食品［特定保健用食品含む］，栄養機能食品）	左記以外の食事療法・サプリメント・断食療法・ホメオパシー[注]
身体への物理的刺激を伴うもの	はり・きゅう（はり師，きゅう師）	温熱療法，磁気療法
手技的行為を伴うもの	マッサージの一部（あん摩マッサージ指圧師），骨つぎ・接骨（柔道整復師）	左記以外のマッサージ，整体，カイロプラクティック
感覚を通じて行うもの	－	アロマテラピー，音楽療法
環境を利用するもの	－	温泉療法，森林セラピー
身体の動作を伴うもの	－	ヨガ，気功
動物や植物とのかかわりを利用するもの	－	アニマルセラピー，園芸療法
伝統医学，民族療法	漢方医学の一部（薬事承認されている漢方薬）	左記以外の漢方医学，中国伝統医学，アーユルヴェーダ

近代西洋医学　組合せ（補完・一部代替）

注）日本学術会議（2010年8月24日）において，「ホメオパシーの治療効果は科学的に明確に否定されている」との会長談話が出されている。

統合医療

資料／厚生労働省：これまでの議論の整理，「統合医療」のあり方に関する検討会資料，2013，p.4．一部改変．

とっては，診断名をつけることで医療行為が容易になるため，「疾患」に重きを置いた対応がなされやすい。

他方，看護職は，同じ「病い」や「病気」という事態に対して個々人が異なる物語をもっているということを前提にケアを行う。そして，人間は幾千もの異なる生き方ができるように生まれてきているが，最終的には1つを選ぶしかなく，看護の対象者もその人生の途上にある人々である。看護の対象者が自分であったかもしれないと意識することが，良好な看護行為につながる。すなわち看護職は治療の対象になる疾患に注目しつつも，病いを生きる患者の語りを重視し，「病い」と「疾患」を網羅する「病気（sickness）」をケアの対象者の視点から理解することによって，ニーズに適した看護の提供が可能になる。そして異文化看護の目標は，健康と福祉のための文化の個別的側面と普遍的側面を融合して看護ケアを実践し，病気や死といった不幸な状況に直面している人々を文化的に意味のある方法でケアすることである。

いかなる場所で活動する看護職であっても，世界の多様な文化に関する基礎知識と，少なくとも複数の文化（文化間の相互作用を含む）に関する深い知識をもつことが，今後ますます必要となる。看護ケアの対象者の文化を理解するための方法として民族学が取り入れられ，各国・地域で文化的ケアの研究と研究成果を看護実践に生かすことが繰り返されてきた。世界にはおよそ3000の文化集団が存在するといわれており，看護職がそのすべてを理解してケアを提供することは不可能である。また，グローバル化に伴って文化が交わり，新たな文化も形成され続けている。したがって看護職は国や地域ごとに，日々の看護活動に文化的視点を取り入れ，その看護実践を分析し論文にまとめ，研究成果として蓄積するとともに，看護実践に応用することを繰り返し，人類学と融合した各地域独自の文化的ケアの理論を発展させることが期待されている。

文献
1) 新村出編：広辞苑，第7版，岩波書店，2018.
2) 石田英一郎：文化人類学，講談社，1976，p.4.
3) 福田恆存：文化なき文化国家，PHP研究所，1980.
4) テリー・イーグルトン著，大橋洋一訳：文化とは何か，松柏社，2006.
5) Eliot, T.S.：Notes towards the definition of culture, Farber and Farber., 1962, p.120.
6) 前掲2)，p.77.
7) 前掲5).
8) 前掲5).
9) 中村元，三枝充悳：バウッダ；仏教，小学館，1987，p.311-330.
10) Ethnologue：Languages of the World；About．https://www.ethnologue.com/about（最終アクセス日：2022/10/17）
11) エラ・フランシス・サンダース著，前田まゆみ訳：翻訳できない世界のことば，創元社，2016.
12) ホワイドヘッド，A.N.著，上田泰治，村上至孝訳：科学と近代世界〈ホワイトヘッド著作集第6巻〉，松籟社，1981.
13) 前掲12).
14) 総務省：多文化共生の推進に関する研究会報告書；地域における多文化共生の推進に向けて，2006，p.5. https://www.soumu.go.jp/kokusai/pdf/sonota_b5.pdf（最終アクセス日：2022/10/17）
15) 国連開発計画（UNDP）：人間開発報告書2004，2004，p.60.
16) シモーヌ・ヴェイユ著，田辺保訳：重力と恩寵；シモーヌ・ヴェイユ『カイエ』抄，筑摩書房，1995，p.111
17) 前掲16).
18) Tylor, E.B.：Primitive culture, Vol.2, John Murray & Co., 1871, p.1-25.
19) 内閣府男女共同参画局：男女共同参画に関する国際的な指数. https://www.gender.go.jp/international/int_syogaikoku/int_shihyo/index.html（最終アクセス日：2022/10/17）
20) Leininger, M.M.：What is transcultural nursing and culturally competent care?, Journal of Transcultural Nursing, 10(1)：9, 1999.

II 文化を考慮した看護

21）Leininger, M.M., McFarland, M.R.：Culture care diversity and universality, Jones and Bartlett, 2002, p.14.
22）前掲23）.
23）Abualhaija, N.：The transformational expedition of cultural competence in nursing. Int. J. Nurs. Health Care Res, (11)：1127, 2019.
24）WHO：WHO Global Centre for Traditional Medicine. https://www.who.int/initiatives/who-global-centre-for-traditional-medicine（最終アクセス日：2022/10/17）
25）WHO Africa：Traditional Medicine；Expert panel endorses protocol for COVID-19 herbal medicine clinical trials, 19 September 2020. https://www.afro.who.int/health-topics/traditional-medicine（最終アクセス日：2022/10/17）

参考文献

- Engster, D.：The heart of justice；care ethics and political theory, Oxford University Press, 2009.
- Higuchi, M.：Traditional health practices in Sri Lanka, VU University Press, 2002.
- Kleinman, A. 著，江口重幸，他訳：病いの語り；慢性の病いをめぐる臨床人類学，誠信書房，1996.
- K・S・シラタム：異文化間コミュニケーション；欧米中心主義からの脱却，東京創元社，1985.
- Roper, J.M., Shapira, J.：Ethnography in nursing research, Sage Publication, 2000.
- 国連開発計画（UNDP）：人間開発報告書2004, 2004.
- V・B・アタヴァレー著，稲村晃江訳：アーユルヴェーダ；日常と季節の過ごし方，平河出版社，1989.
- 青木保：異文化理解，岩波書店，2001, p.2-5.
- アルフォンソ・リンギス：汝の敵を愛せ，洛北出版，2004, p.168.
- アン・マリナー・トメイ，マーサ・レイラ・アリグッド編著，都留伸子監訳：看護理論家とその業績，第3版，医学書院，2004.
- 石井米雄，山内昌之編：日本人と多文化主義，山川出版社，1999.
- 石毛直道：食事の文明論，中央公論社，1982.
- 石毛直道監修：食のゆくえ，味の素食の文化センター，1999.
- 稲賀繁美編：異文化理解の倫理にむけて，名古屋大学出版会，2000.
- イ・ヨンスク：「国語」という思想；近代日本の言語認識，岩波書店，2012.
- 上野千鶴子：ケアの社会学；当時者主権の福祉社会へ，太田出版，2011.
- ウィリアム・H・マクニール著，佐々木昭夫訳：疾病と世界史，中央公論新社，上巻2007，下巻2009.
- フローレンス・ナイチンゲール著，薄井坦子編：ナイチンゲール言葉集；看護への遺産，現代社，1995.
- エラ・フランシス・サンダース著，前田まゆみ訳：翻訳できない世界のことば，創元社，2016.
- 小熊英二：〈日本人〉の境界；沖縄・アイヌ・台湾・朝鮮植民地支配から復帰運動まで，新曜社，1998.
- 小熊英二：単一民族神話の起源；〈日本人〉の自画像の系譜，新曜社，1995.
- 大塚滋：食の文化史，中央公論新社，1995.
- 大東祥孝：他者理解の神経心理学，神経心理学，22(1)：2-10, 2006.
- 尾岸恵三子編：ナースのための交流分析の実際，医学書院，2000.
- 奥野克巳：帝国医療と人類学，春風社，2006.
- 久保田賢一：開発コミュニケーション，明石書店，1999.
- 斉藤孝：コミュニケーション力，岩波書店，2004.
- シモーヌ・ヴェイユ著，冨原眞弓訳：根をもつこと，岩波書店，2010.
- シモーヌ・ヴェイユ著，田辺保訳：重力と恩寵；シモーヌ・ヴェイユ『カイエ』抄，筑摩書房，1995.
- 鈴木昶：日本の伝承薬；江戸売薬から家庭薬まで，薬事日報社，2005.
- 鈴木伸子：日本語教育能力検定試験に合格するための異文化理解13，アルク，2007.
- 関根政美：多文化主義社会の到来，朝日新聞社，2000, p.32-39, 42-43.
- 宋恩栄編著，鎌田文彦訳：晏陽初；その平民教育と郷村建設，農山漁村文化協会，2000.
- 田中克彦：ことばと国家，岩波書店，1981.
- 千野静香，野川とも江：人間中心の看護，メヂカルフレンド社，1989.
- テリー・イーグルトン著，大橋洋一訳：文化とは何か，松柏社，2006.
- トーマス・ヒランド・エリクセン著，鈴木清史訳：人類学とは何か，世界思想社，2008.
- 鳥飼玖美子：「英語公用語」は何が問題か，角川書店，2010.
- 長崎福三：肉食文化と魚食文化；日本列島に千年住みつづけられるために，農山漁村文化協会，1995.
- 樋口まち子：伝統医療行動の医療人類学的研究；文化背景の異なるコミュニティの比較研究，国際保健医療，21(1)：33-41, 2006.
- 樋口まち子：タイ東北部地域における高齢者の伝統的健康行動，国際保健医療，24(2)：87-95, 2009.
- 平出昌嗣：文化と宗教；キリスト教と神道，千葉大学教育学部研究紀要，55：193-198, 2007.
- 平野健一郎：国際文化論，東京大学出版会，2000.
- ポール・フィールドハウス著，和仁皓明訳：食と栄養の文化人類学；ヒトは何故それを食べるか，中央法規出版，1991.
- 保坂俊司：「道徳」の源泉としてのムハンマド，モランジュ研究，56：55-70, 2005.
- A.H. マズロー著，小口忠彦訳：人間性の心理学；モチベーションとパーソナリティ，改訂新版，産能大学出版部，1987.
- マーヴィン・ハリス著，板橋作美訳：食と文化の謎，岩波書店，2001.
- マルクス，K. 著，城塚登，他訳：経済学・哲学草稿，岩波書店，1964.
- 山内昶：「食」の歴史人類学；比較文化論の地平，人文書院，1994.
- 山口昌男：文化と両義性，岩波書店，1975.
- 吉田正紀：民俗医療の人類学；東南アジアの医療システム，古今書院，2000.
- ルクレール，G. 著，宮治一雄，宮治美江子訳：人類学と植民地主義，平凡社，1976.
- ロジャー・N・ウォルシュ，フランシス・ヴォーン編，吉福伸逸編訳：トランスパーソナル宣言；自我を超えて，春秋社，1986.

第 **5** 章

国際看護活動の
展開プロセス

この章では

- 国際看護活動における情報収集とアセスメントの方法を理解する。
- 参与観察とインタビューの方法について理解する。
- プロジェクト・サイクル・マネジメント（PCM）手法の特徴と歴史を知り，参加型計画手法，評価型手法を理解する。
- プライマリヘルスケア（PHC）実施のための調査方法を理解する。
- 国際看護活動に必要なコミュニケーション能力と異文化適応能力について理解する。
- 国際看護活動に必要なマネジメント能力，専門的知識と技術，教育・指導能力などについて理解する。

I 国際的関係構築と看護活動の持続可能性

　国際看護活動の場は，大きく日本国内と開発途上国に分けることができる。開発途上国における活動では，個人や家族はもちろんのこと，集団や地域，時には国全体を対象とすることも少なくない。

　対象者のニーズ*に沿って看護活動を実践するために，まず専門的立場で援助の対象地域を分析し，そこから健康問題を抽出して看護計画を立てる。情報収集から評価に至るプロセスを踏み，評価に基づいて随時，各プロセスの内容を修正して，目的を達成するまでこのサイクルを繰り返す（図5-1）。基本的には一般の看護過程に即している。

　国際看護活動の場が国外の場合は，支援対象国および地域の医療従事者との関係構築が活動の前提になるという点で，国内での活動とは大きく異なる。支援する側とされる側という関係ではなく，訪問する側と訪問を受け入れる側という対等な立場で，訪問する側は外部の人間であること，共に活動するうえで主権はあくまでも受け入れる側にあることを常に意識することが重要である。そのうえで，双方の関係者が一緒に現地の状況を分析し，抽出された課題を共有したうえで，課題解決のために共同で取り組んでいく。そうすることで，訪問する側と，医療従事者や住民を主体とした受け入れ側との関係構築を可能にし，

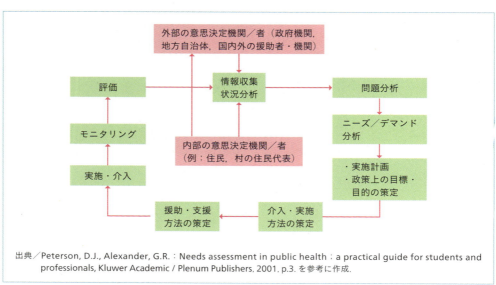

出典／Peterson, D.J., Alexander, G.R.：Needs assessment in public health：a practical guide for students and professionals, Kluwer Academic / Plenum Publishers, 2001, p.3. を参考に作成.

図5-1　国際看護活動における看護過程

＊**対象者のニーズ**：ニーズは生命活動に基本的に必要とされるもので，支援対象者が気づいていない場合もある。そのため，支援者が学問の理論と照合して注意深く洞察することにより発見される。一方デマンドは，支援対象者の感情や価値観，考え方によって変化するものであり，必ずしも対象者の要求どおり支援する必要がないこともある[1]。

訪問する側が去った後も，受け入れ側の活動が持続的に展開されることにつながっていくのである。

A パートナーシップ構築のプロセス

　訪問する側の看護職と受け入れ側の看護職が持続可能な関係を構築するためには，地政学的背景や力量の格差・不均衡に左右されないことが重要となる。その鍵を握るのがパートナーシップの構築プロセスである（図 5-2）。

▶背景要素　パートナーの要素としては，訪問する看護職の文化理解能力，支援活動に抱いている期待，受け入れ側の背景・環境に関する知識などがあり，受け入れ側の看護職では訪問する看護職への期待や文化的背景への興味，看護職の専門職としての社会的地位などがある。

▶関係構築　これらの背景要素を互いに理解したうえで，コミュニケーションを十分に取りながら，訪問する側の看護職と受け入れ側の看護職が目標や任務を共有し，各メンバーの役割を十分な話し合いによって決定し，活動の評価を持続的に行っていく。その過程では，双方が主体性を発揮しつつ，助け合い，協働して取り組むことが求められる。また，双方の看護職が互いの文化を理解しつつ組織間の橋渡しをする役割を担い，尊敬し合うことで信頼関係が構築されていく。

▶関係構築の発展　さらに，築き上げた信頼関係の発展を目指し，言葉の壁を超えて，それぞれの得意な点や不得意な点を理解し合いながら，定期的に活動の振り返りを行い，す

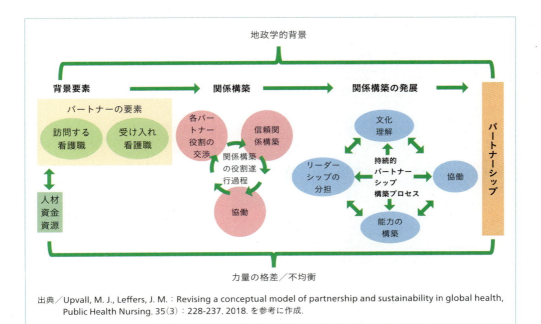

出典／Upvall, M. J., Leffers, J. M.：Revising a conceptual model of partnership and sustainability in global health, Public Health Nursing, 35（3）：228-237, 2018. を参考に作成.

図 5-2　パートナーシップ構築のプロセス

べての関係者が積極的に，相互のロールモデルになるような活動を継続することが重要になる。このようなパートナーシップ構築の一連のプロセスには，相互の文化を受け入れることが不可欠である。パートナーシップが強固になることによって，さらに互いの文化理解が深まっていく。

B 持続的協働の確立

構築された訪問する側と受け入れ側のパートナーシップを基盤として，プロジェクトの実践が始まる。

まず，双方が対等な立場で地域の特性と地域のニーズを分析しつつ（プログラムの実践），双方が有している資源やその格差を確認し，組織的に連携を深めていく（組織の設定）。さらに，受け入れ側の地域の特性を幅広く把握する（受け入れ側の広範囲にわたる地域社会の多様性）。また，プログラム開始後も定期的に評価を行い，目的達成のために計画の変更が必要になった場合には柔軟に当初の計画を見直す（プロセスに必要な要素）。このようなプロセスを，双方が対等な関係を維持しつつ共同で継続することで，受け入れ側の地域の健康状態の改善，持続的変革，世界的視野の拡大，当事者意識の確立につながる。また，訪問する側と受け入れ側の看護職が共同研究や研究成果の発表を行い，実践と研究成果をもとにさらなるプログラム構築への可能性も期待でき，その蓄積を専門的研修プログラムへと還元できる。そのような一連の協働が対等な友好関係の確立をもたらす（成果）（図 5-3）。

ラスカー（Lasker, J.N.）らは，短期のグローバルヘルス活動を行う際の 6 つの基本理念を次のように提示している[2]。看護分野においても，訪問する側が同様の理念をもって活動することが重要である。

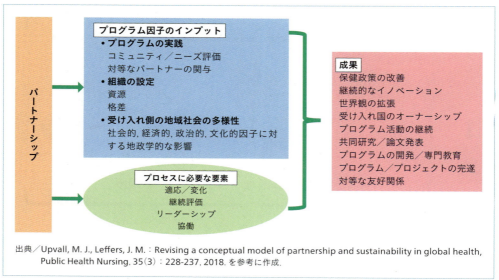

図 5-3 持続可能な国際連携の枠組み

❶看護活動に携わる人の適切な選抜を行う。
❷受け入れ側が援助プログラムを決定し，訪問する側の看護職はそのプログラムを遂行するうえで自分の役割を十分に理解できるようにアドバイスを受ける。
❸支援するプログラムが持続するように努める。
❹受け入れ国の統治システム，法律・条令，倫理を尊重する。
❺プログラムの実施が与える影響の評価を，公的機関をとおして行う。
❻受け入れる側の保健医療専門家の尊厳を守り，相手の提案や行動がプログラム遂行にとって良い影響を与えると感じた場合は，それを相手に伝え，敬意を払いつつ相互に学びあうことに努める。

II 地域を把握する方法

A 地域アセスメント

　国際看護活動の場は地域である場合が多く，施設であっても患者を直接ケアするよりは，看護職の質の向上に努めたり，施設の運営を滞りなく進行させたりするような活動が任務となることが多い。したがって，個々を対象とする看護過程の展開にくわえて，地域アセスメントの手法を取り入れることは，国際看護活動を円滑に進めていくうえで非常に有効である。

　さらに国際看護活動では，たとえ一時的には個人に対する支援であっても，その個人を取り巻く自然および社会環境と不可分であり，相互に作用していることを考慮し，地域環境の改善・整備を図ることが個人の健康状態の改善につながるととらえる必要がある。

1 ｜ 基礎資料の把握

　地域を知る手段として，国際機関や各国の省庁，民間団体のインターネットのウェブサイト上にある既存の資料が活用できる。しかし，開発途上国の場合，基本的な人口統計に関する資料を入手しにくいことも珍しくない。したがって，保健統計などのデータが不十分な場合には，自分が必要とする具体的な情報を明確にし，関係機関に直接問い合わせる必要がある。国や地域によっては政府刊行物を国際機関の現地支部や非政府組織（NGO）事務所，大学図書館，研究所図書館などで入手できることもある。そのため，相手国のどこにどのような資料があるのかをできるだけ早く把握することは，活動計画を策定するうえで極めて重要である。

　開発途上国では，自分が直接活動する地域単位の基礎データが存在していない場合も多い。また，データがあったとしても数年前のもので，実態に即していないことも考えられ，適切な活動計画を策定する素材としては不十分な場合がある。そのため，自ら活動地域の踏査を行い，観察した情報を分析する必要がある。地域住民へのインタビューも地区を知

るうえで有効な手段であり，それによって地域の最新の問題が把握できる。情報を整理し，対象地域の地図を手書きで作成したり，集めたデータを分析して独自の地域診断冊子を作成する。これらは必要に応じて，内容を更新する。

2 | 地域アセスメントの要素

データ収集，観察，インタビューなどの地域アセスメントの要素を表5-1にまとめた。対象地域の分析は，次の❶から❸に留意して行う。

❶対象地域の全体像を把握する。人口動態や，地域住民がどのような自然・社会資源を利用でき，どのような生活条件で暮らしているのかを知る。
❷どのような家族および社会関係が存在しているのかを知る。
❸住民自身の健康に対する認識と行動を把握する。

国際看護活動においては，従来の地域診断の視点のなかでも，特に文化面の特徴と，それが地域住民の生活や健康に与える影響に着目して把握することが求められる。

また，地域アセスメントの各項目を横断的視点*と縦断的視点*で関連づけることで対象地域を立体的に把握でき，健康問題をより適切に分析することにつながる。

B 参与観察とインタビュー

既存のデータや統計資料には表れない，あるいは必要なデータが不足している支援対象地域の状況については，観察やインタビューによる把握が必要であるのは前述のとおりである。地域を把握するための調査活動として，①地域社会の生活への参加，②対象地域の生活の直接観察，③社会生活に関するインタビュー，④文書資料や文物の収集と分析，⑤出来事や物事に関する感想や意味づけについてのインタビューがある。

▶ **参与観察**　調査活動の①〜③，すなわち調査地において現地の社会生活に参加しながら，地域社会の一員と同じような立場で出来事を観察する参与観察は，対象地域の人々の信頼を得て，人々の生活のなかに入り込むことができるかどうかが鍵となる。参与観察には，過去の出来事に関するインタビューなども含まれる。参与観察は，私たちが五感を使って日常生活を送るプロセスの延長にある。五感で得た情報を，それまでの自分の経験や価値観をもとにアセスメントして対象を把握するのである。

対象地域を訪問する前に，ゲートキーパー（gate keeper，外部からのアクセスを推進したり，拒んだりする権限をもっている人）を見きわめ，うまく連携をとることが重要である。また，政治体制や治安状況の把握はもちろんのこと，訪問に際して公的な手続きが必要な場合には的確に実施しておくことによって，長期にわたる調査を順調に進めることが可能になる。

＊ **横断的視点**：各項目がどのように影響し合っているのかに注目して分析する。
＊ **縦断的視点**：各項目の過去の状況と現在の状況を比較し，どのように影響し合っているのかに注目して分析する。

表5-1 地域アセスメントの要素

	項目	具体的項目・資料の例	観察・インタビュー事項の例
支援対象の構成の明確化	歴史	地方史，町史，村史	• 何世代にもわたってできた地域か，新興住宅地域か • 地域は変化しているか
	地理的条件，気候的条件，自然環境	総土地面積，地形，地質，土壌，景観，作物，植生，動物 気温，湿度 大気質，大気環境，水質，水環境	• 土地の起伏，道路の整備状況 • 集落は分散しているか，集落と集落の距離はどのくらいか • 車の排気ガスによる汚染状況
	人口構成	人口動態統計（総人口と推移，年齢別，世帯数，出生率，死亡率，婚姻状態，人口の増減など）	• 地域にはどのような人が多く居住しているか • 核家族と単身者の割合，貧困・ホームレスの保護施設の有無，スラム地域の有無など
	交通，通信，安全	移動手段（公的・私的），交通網 情報入手手段（新聞，ラジオ，テレビ，郵便事情，掲示板，ポスター，チラシ） 通信手段の種類と普及状況（インターネット，電話，郵便） 安全確保サービス（消防，警察，公衆衛生，大気汚染対策，救急車，一般道路状況），災害時の安全（防災組織，避難場所）	• 自宅から最寄りの公共交通手段の状況 • 急病人の移送手段（村に車があるか，緊急時に援助し合えるか） • 障害者が地域を歩くことは可能か • 夜間の街灯の有無
	社会・経済状況，教育状況	主要産業（基幹産業，地場産業），流通システム，就労状況，所得，消費，失業率 識字率（男女差），就学率（男女差）	• 商店街は賑わっているか • 住民の買い物の場所はどこか • 就学年齢児の労働の有無 • 就学中断状況 • 初等・中等教育の環境（登下校の交通手段，校舎の衛生環境など）
	宗教，民族，文化，言語	民族構成・割合，使用言語，公用語，精神風土	• 公用語，日常的に使われている言語 • 宗教分布状況，伝統行事の開催状況 • 宗教施設と地域活動状況
	政治・行政的環境	政治体制・行政組織，財政状況，治安状況，政策・法律，環境保全状況	• 地域住民の生活が政治からどの程度の影響を受けているか（支援する側の視点） • 住民は地域の意思決定に参加しているか • 政治は住民の日常生活にどの程度の影響を与えているか（住民の立場での視点）
	社会資源	利用できる保健医療施設，保健医療マンパワーの実態，国内外の支援団体の状況，保健医療サービスの状況（近代医療，伝統医療，民間医療），社会保険システム，教育システム	• 住民が利用できる集会場はあるか • 住民が日常的に相談できる人はいるか • 医療費負担はあるか
家族および社会関係	家族の成り立ちと共同生活の分析	家族の形態（世帯構造），婚姻年齢（男女平均），女性の社会的地位，ジェンダーに関する特徴，結婚形態，家庭内での役割状況	• 健康を守る行動と家庭内役割分担 • 性別による就学や就職の相違 • 家族機能についての考え方 • 家族の結びつきの強さ，健康障害を抱えたときの対応能力
	地域の成り立ちと共同生活の分析	住民組織活動，住民ネットワーク（互助組織，結*［ゆい］，町会など）	• 各家庭の近隣どうしの付き合い • 町内会，自治会などの地域組織の成り立ちとその活動，地域住民の自主グループの活動テーマ • 住民の地域活動への意欲はあるか • どんなときに助け合っているか（冠婚葬祭時の助け合い，周辺掃除など） • 公的サービスと住民団体の連携状況
人々の保健行動と健康問題の明確化	生物医学的指標による健康問題の分析	人口動態，死因別統計，疾病統計分析，栄養状況，保健統計，発達・発育・体力（乳幼児健診結果，児童・生徒健診結果など）	• 国やほかの地域と比較した共通点，相違点 • 地域踏査でみた住民は高齢者が多いか，若年層が多いか • 移民の有無
	精神・心理環境面	精神疾患・障害者の状況，公的サービスの状況	• 精神疾患患者や障害者を住民はどのようにとらえているか • 疾患による差別意識はないか

Ⅱ　地域を把握する方法　　137

表5-1 (つづき)

項目		具体的項目・資料の例	観察・インタビュー事項の例
人々の保健行動と健康問題の明確化	生活環境	住環境，騒音・振動・悪臭の有無，空気，水，土壌	● 地域や家屋の広さ ● 排泄物の処理方法，上下水道の状況（公共水道か，井戸水か，雨水か），トイレの設置状況，生活水は十分に確保できるか ● 家畜その他の動物はいるか
	生活行動	日常生活状況，労働状況（労働時間，労働形態，就労環境など），食生活，入浴・清潔・睡眠などの健康行動	● どのような労働条件，職場環境で就労しているのか ● どのように料理しているか，伝統料理か，食品の入手方法，価格 ● 入浴回数，睡眠時間，入浴できる設備の有無
	健康生活への関心のもち方	健康面についてもっている情報，健康障害や疾病罹患時の対応，健康の価値観，「性」や「死」への態度・行動，育児行動	● 住民がこの地域をどのように考えているか ● 地域の問題は何か ● 今後予測できる問題は何か ● 現在の地域で一生暮らしていきたいと思うか，思わないのであればその理由は何か ● 何が満たされれば安心して暮らしていけると思うか
	健康生活を守るための社会資源の適切な活用	医療機関の利用（受療）行動の分析，健康診断の受診状況，福祉制度の活用状況	● 利用している人はどのような人か ● 自分でどこまで活用できているか ● 利用していない人はどのような層の人か，理由は何か

＊地域住民どうしが助け合う地域に密着した互助のシステム。
出典／平山朝子，宮地文子編：公衆衛生看護学総論 1，第 3 版，〈公衆衛生看護学大系〉，日本看護協会，1999，p.81-84．および Anderson, A.T., McFarlane, J.：Community as Partner；theory and practice in nursing, Lippincott-Raven, 2004, p.171-173．を参考に作成．

　参与観察を行う場合には，何を知りたいのかを事前に明確にしておく必要がある。カメラに風景を収めるときのように，フレームにどこからどこまでを収めて切り取るかを決めておくのである。しかし，予測していなかった情報を得ることもあるため，ある程度緩やかな枠組みをつくっておくとよいだろう。

▶ **インタビュー**　個人へのインタビューは，地域であれば一般住民，村のリーダー，住民組織のメンバーや役場の職員，地域保健施設の職員などが対象となるが，データの項目をあらかじめ整理したうえで，自分が必要としている情報の提供者として最も適切な人を的確に選定して実施する。個別インタビューは，行動や感情，あるいは人々が自分のまわりの世界をどう解釈しているのかといった，観察からは得られない情報を入手したいときに必要になる。また，過去の出来事やそれを体験した人々の思いなどを知りたいときはインタビューによって把握する。

138　　第 5 章　国際看護活動の展開プロセス

III 大規模プロジェクトにおける手法

A プロジェクト・サイクル・マネジメント（PCM）手法の概要

1 PCM 手法の特徴

　プロジェクト（project）は，研究計画や学習課題を含め，様々な分野で実施する事業を計画・考案することである。限られた時間に限られた資源を使って目標を達成させるプロセスであり，支援する側の関係者すべてが，活動の目的，達成すべき目標とその手段，期待される成果を認識しておくことが必要である。そのため，大規模プロジェクトを実施する際には，**プロジェクト・デザイン・マトリックス**（project design matrix；**PDM**）を作成する。そして PDM を作成するために考案されたのが**プロジェクト・サイクル・マネジメント（PCM）手法**である（図 5-4）。PCM とは，project（目標），cycle（計画→実施→評価のサイクル），management（運営・管理）のことである。

2 PCM 手法の歴史

　PCM 手法は，プロジェクト目標の達成のためにアメリカ国際開発庁（United States Agency for International Development；USAID）が 1960 年代後半に開発した理論がベースになっている。1970 年代の後半以降，国連開発計画（UNDP）や国連児童基金（UNICEF）をはじめとする多くの支援機関がこの理論を導入し，それぞれのプロジェクトの運営管理に

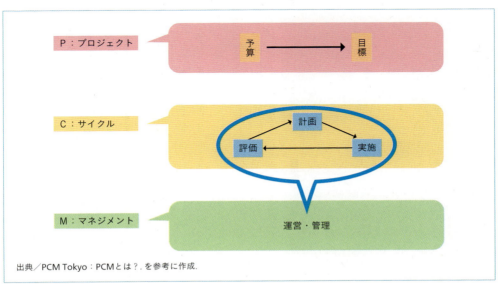

出典／PCM Tokyo：PCM とは？．を参考に作成．

図 5-4　プロジェクト・サイクル・マネジメント（PCM）手法

生かしてきた。PCM 手法は，1983 年にドイツ技術協力公社（German Agency for Technical Cooperation；GTZ）が技術協力プロジェクトを立案するために開発した目的志向型プロジェクト立案手法（Objectives［独 Ziel］-Oriented Project Planning；ZOPP）を基本にして，1990 年代前半に国際開発高等教育機構（Foundation for Advanced Studies on International Development；FASID, 現国際開発教育機構）が，開発援助プログラムの効果的実施を目的とした運営管理手法として開発したものである。

　1994 年より国際協力機構（JICA）の開発調査や技術協力プロジェクト運営管理に使用されているほか，日本国内の地域保健事業においても KJ 法や後述の迅速地域評価（rapid rural appraisl；RRA，本章 -IV-1「迅速地域評価（RRA）」参照）と共に活用されている。

B PCM 手法の実際

　PCM 手法は，大きく分けて参加型計画手法（分析段階・立案段階）と評価型手法（モニタリング・評価）から構成される（図 5-5）。PCM 手法では，支援する側，支援される側双方

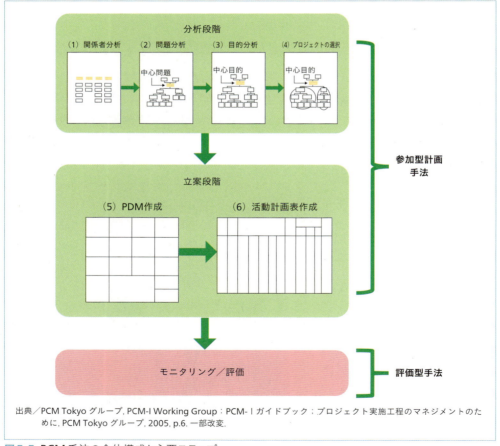

出典／PCM Tokyo グループ, PCM-I Working Group：PCM-I ガイドブック：プロジェクト実施工程のマネジメントのために．PCM Tokyo グループ, 2005, p.6. 一部改変．

図 5-5 PCM 手法の全体構成と主要ステップ

表5-2 ワークショップのルール

❶自分の考えを自分でカードに書く
❷1枚のカードには1つのアイデアを書く
❸具体的な内容を書く
❹簡潔な文章で表現する
❺事実を書き，抽象論や一般論は避ける
❻議論の前にまずカードを書く
❼カードをボードから取り除くときは，コンセンサスを得る
❽だれが書いたかは問わない

出典／国際開発機構（FASID）：開発援助のためのプロジェクト・サイクル・マネジメント；参加型計画編，改訂第7版，国際開発機構，2007，p.8. 一部改変.

表5-3 参加型計画手法のステップ

参加型計画手法の流れ		主な目的
分析段階	（1）関係者分析	対象地域の援助の対象とする地域，課題にかかわる人・組織の明確化，受益者の検討
	（2）問題分析	対象地域の現存する問題の因果関係の分析・整理
	（3）目的分析	問題が解決された望ましい状態と手段の明確化
	（4）プロジェクトの選択	プロジェクトの対象範囲・アプローチ方法の選択
立案段階	（5）PDM作成	プロジェクト概要（骨子）表の作成
	（6）活動計画表作成	詳細な活動計画の立案

出典／国際開発機構（FASID）：開発援助のためのプロジェクト・サイクル・マネジメント；参加型計画編，改訂第7版，国際開発機構，2007，p.16-54. PCM Tokyoグループ，PCM-I Working Group：PCM-I ガイドブック；プロジェクト実施工程のマネジメントのために，PCM Tokyoグループ，2005，p.7-16. を参考に作成.

の関係者が参加してワークショップ形式（表5-2）で行う。通常の会議では参加者の力関係によって，立場の強い者の意見が意思決定に強い影響を及ぼしがちだが，PCM手法ではカードを使用し，記載した者が特定されないようになっているため，参加者が立場や利害関係に左右されずに自分の意見を述べることができる。

　参加型計画手法は，分析段階と立案段階で活用される。図5-5の（1）～（4）の分析段階と（5）～（6）の立案段階の内容が，表5-3に示す（1）～（6）のステップである。そのうち，（2）問題分析と（3）目的分析について，「子どもの下痢が多い」という例を使って示す。

1 | 参加型計画手法

❶分析段階

（1）関係者分析

①想定された援助の枠組みのなかに含まれるすべての個人，グループ（集団），団体，組織をカードに書き出す。
②書き出されたカードを類別する。
③類別されたカードの中から，最も問題を抱えているもの，または問題と密接に関連しているものを複数選択する。
④各グループの特徴を分析する。
⑤ターゲットグループ（支援の対象とする集団）を決定する。

Ⅲ　大規模プロジェクトにおける手法　　141

(2) 問題分析

現状の問題を原因と結果の関係で整理し，わかりやすいように樹形図（問題系図，図5-6）にまとめる作業をする。**問題系図**では，原因となる問題を中央に置き，その結果として生じている問題をその上に配置する。また，中央の問題を引き起こしている要因をその下に配置する。系図の中央に示された1つの問題は，上位の問題を引き起こす原因でもあり，同時に下位の問題によって引き起こされた結果でもある。

(3) 目的分析

次に，先に作成した問題系図をもとに，「原因－結果」関係を「手段－目的」関係の肯定的内容に置き換えて**目的系図**を作成する（図5-7）。これは，問題系図で明らかにされた望ましくない状態を，問題が解決された望ましい状態に書き換えて，その状態に導くための具体的な手段を考えるためのものである。

(4) プロジェクトの選択

上記 (1)～(3) の分析結果を検討して，プロジェクトを選択する。

❷ 立案段階

関係者によるワークショップで完成した目的系図に基づいて**PDM**を作成する（表5-4）。この手法を用いることにより，関係者がプロジェクトの目標とその達成に必要な手立てに関する情報を整理し，共有することができる。参加型計画手法の特徴は次の3つである。

①運営・管理はPDMにより一貫性を保つ。
②PDMの作成過程で「原因－結果」「手段－目的」などの関係に基づいて状況を論理的に分析する。

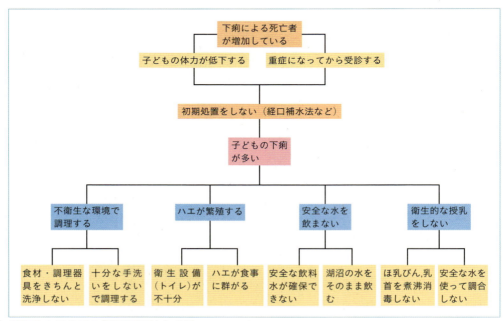

図5-6　A村住民の「問題系図」作成例

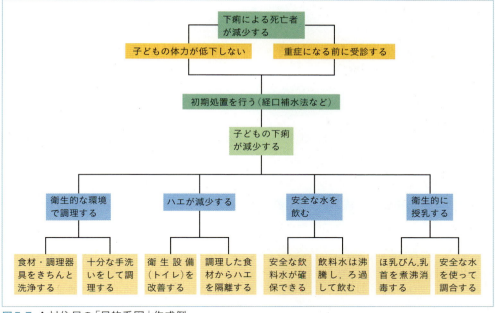

図 5-7 A村住民の「目的系図」作成例

表 5-4 PDMのフォーム

プロジェクトの要約	指標	指標の入手方法	外部条件
上位目標 ・プロジェクト目標が達成されたことによりもたらされる，より上位，より長期の問題改善効果 ・プロジェクトのインパクト	上位目標の達成目標値を示す指標	上位目標の指標の情報源	・プロジェクトによる改善効果を持続させるために必要な外部条件 ・持続性に関するリスク
プロジェクト目標 ・プロジェクト終了時までに達成されることが期待される，プロジェクトの直接目標 ・ターゲット・グループへの便益，受益者の行動変容，システムや組織の業績改善など	プロジェクト目標の達成目標値を示す指標	プロジェクト目標の指標の情報源	・上位目標を達成するために必要な外部条件 ・プロジェクト目標と上位目標をつなぐ外部条件 ・上位目標の達成に関するリスク
成果 ・プロジェクト目標を達成するために，プロジェクトの活動によってもたらされる中間目標 ・プロジェクトの戦略	成果の達成目標値を示す指標	成果の指標の情報源	・プロジェクト目標を達成するために必要な外部条件 ・成果とプロジェクト目標をつなぐ外部条件 ・プロジェクト目標の達成に関するリスク
活動 ・成果を達成するためにプロジェクトが行う主な活動	**投入** 活動を行うために必要な資源（人材，機材，資金など）		・成果を達成するために必要な外部条件 ・活動と成果をつなぐ外部条件 ・成果の達成，および効率性に関するリスク
			前提条件 ・プロジェクトを，あるいは活動を，開始するために必要な前提条件 ・活動の実施に関するリスク

注）これらの16の欄は相互に関連しているため，一つの欄の内容の変更は，通常，他の欄の内容の変更につながる。
出典／PCM Tokyo グループ，PCM-I Working Group：PCM-I ガイドブック；プロジェクト実施工程のマネジメントのために，PCM Tokyo グループ，2005，p12. 一部改変．

③計画段階においてプロジェクトの関係者が主体的に参加する「参加型」である。

運営・管理に使用する PDM は，プロジェクトの概略を 1 枚の表にまとめたものであり，プロジェクトの目標，成果などの情報を 4 列 × 4 行の表に記入する（表 5-4 参照）。さらに，活動計画表を作成する。

2 | 評価型手法

モニタリング・評価段階では評価型手法を使って進められる。評価型手法は，評価の観点として評価 6 項目（妥当性［relevance］，整合性［coherence］，有効性［effectiveness］，効率性［efficiency］，インパクト［impact］，持続性［sustainability］）を使い，PDM を軸に総合的な評価を行う方法である[3]（図 5-8）。いずれも重要なキーワードであり，活動の評価を多角的・総合的に行うことが国際看護活動をとおした支援の向上につながる。

❶妥当性：「プロジェクト目標」「上位目標」の内容が，対象となる地域社会のニーズや対象国政府の政策に合致しているかを確認する。
❷整合性：「プロジェクト目標」「上位目標」の内容が，支援側の政策，国際的な目標や枠組みに合致しているか，また，プロジェクトの取り組みがほかのプロジェクトと相互補完し，付加価値を生んでいるかを確認する。
❸有効性：「プロジェクト目標」がどの程度達成され，それが「成果（アウトプット）」によって引き起こされたものかを確認する。
❹効率性：「成果（アウトプット）」がどの程度達成されたか，そのためにプロジェクトの人的・物的・金銭的「投入」がどれくらい「成果（アウトプット）」に転換されたかを確認する。

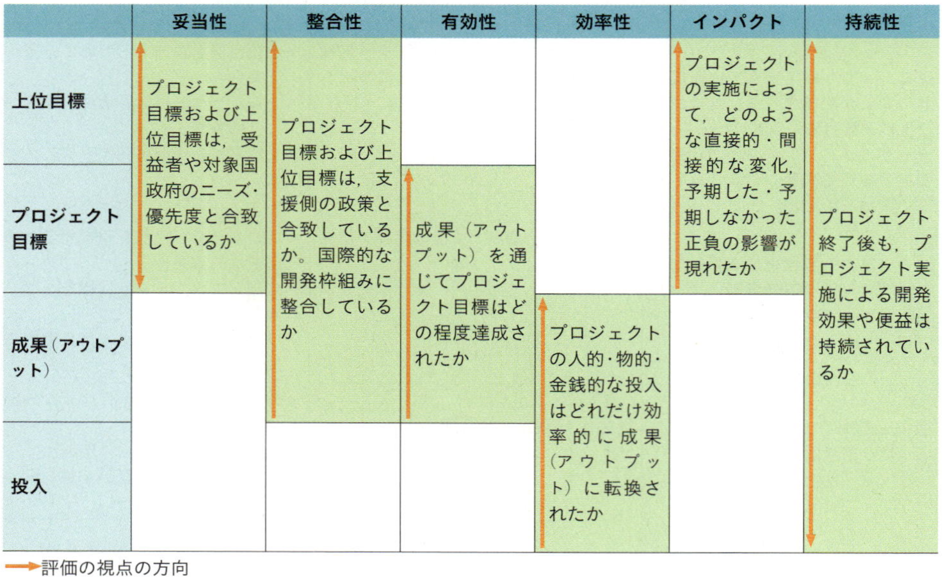

	妥当性	整合性	有効性	効率性	インパクト	持続性
上位目標	プロジェクト目標および上位目標は，受益者や対象国政府のニーズ・優先度と合致しているか	プロジェクト目標および上位目標は，支援側の政策と合致しているか。国際的な開発枠組みに整合しているか			プロジェクトの実施によって，どのような直接的・間接的な変化，予期した・予期しなかった正負の影響が現れたか	プロジェクト終了後も，プロジェクト実施による開発効果や便益は持続されているか
プロジェクト目標			成果（アウトプット）を通じてプロジェクト目標はどの程度達成されたか			
成果（アウトプット）				プロジェクトの人的・物的・金銭的な投入はどれだけ効率的に成果（アウトプット）に転換されたか		
投入						

→ 評価の視点の方向

出典／ PCM Tokyo グループ，PCM-I Working Group：PCM-I ガイドブック：プロジェクト実施工程のマネジメントのために，PCM Tokyo グループ，2005，p.18. および国際開発機構（FASID）：開発援助のためのプロジェクト・サイクル・マネジメント：モニタリング・評価編，改訂第 8 版，2022，p.25-40. を参考に作成.

図 5-8 評価型手法における評価 6 項目と PDM の関連性

表5-5 プロジェクト評価の横断的視点

横断的視点	内容
政策	相手国のプロジェクト対象・分野の優先度，関連政策・規則・規制・法整備等への配慮，支援対象国からの投入継続の見通しなど
技術	現地の状況に合った適正な技術の選択，技術者の有無や継続的育成と確保，関連資機材の維持管理など
自然環境	環境への影響，天然資源の管理・開発・利用など
社会・文化	プロジェクトの地域社会とのかかわり，様々なグループ（男女，民族，宗教，貧富，地理的条件など）に対する影響・寄与度・アクセスなど
組織・体制	必要な組織・制度体制・財政力，人員の確保，運営管理人材の能力，責任の所在の明確さなど
経済・財政	関連する分野の経済状況，原価償却のための費用の調達，費用と便益の分析など

出典／国際開発機構（FASID）：開発援助のためのプロジェクト・サイクル・マネジメント：モニタリング・評価編，改訂第7版，2016，p.43．一部改変．

> ❺**インパクト**：プロジェクト実施によって引き起こされた正負の影響を確認する。直接的なもの，間接的なもの，プロジェクト計画時に予期しなかった変化も含め，プロジェクトの外に向かう影響を様々な視点から検証する。
> ❻**持続性**：プロジェクト終了後も，「プロジェクト目標」「上位目標」という開発効果や便益が維持されるかどうかを重点的に検討する。

　さらに，6つの評価項目は，政策，技術，自然環境，社会・文化，組織・運営，経済・財政などの横断的視点から検討することが求められる（**表5-5**）。

　PCM手法はプロジェクト運営管理手法として導入され，長年にわたって多くの国々で状況の変化に合わせて活用されている。日本でも，市町村における母子保健や成人・高齢者保健計画などの策定はもちろん，う歯予防など一つの健康課題についての計画策定や健康教育の計画・実施・評価にも利用されるようになった。しかし，あくまでプロジェクトの成果を上げるための一つの手段であり，PCM手法が有効でないと判断された場合には，補完する方法やPCM手法に代わるものの活用を考える必要がある。

Ⅳ　プライマリヘルスケア（PHC）実施のための調査方法

1 │ 迅速地域評価（RRA）

▶ **RRA**　迅速地域評価（**RRA**）は，農村開発に関する調査研究を行う際に最小限の費用と時間で最大の効果を上げることを目的として，1978～1979年にイギリスのサセックス大学で開発された地域調査方法である。既存の近代的な手法を使って分析するのではなく，住民の生の声を引き出し，それをデータとして対象地域を分析することで地域の実態をより詳細に把握できる。

▶ **RRAのプロセス**　具体的には，直接観察法，簡単な質問票を使ったインタビュー，半構

造化インタビュー，個別インタビューなどの方法を用いる。以下の３つのプロセスを踏んで行うことが多い。

> ❶ **事前準備**：多種多様な専門分野による調査チームを設けて，既存のデータを最大限に活用・整理して対象地域の概要を把握し，調査方法を決定する。
> ❷ **訪問**：対象地域への短期間の訪問を行う（１回または数回）。
> ❸ **データ分析**：❶および❷が終了した段階で，データを分析して明らかになった点と不明な点を共有し，迅速に文章化する。

　この研究方法は，特に食料需給や栄養状態についての地域の課題を分析する場合や，実施している事業を評価する場合に活用される。この方法で行った調査としては，タイ東北部コンケン地域の雨期における住民の栄養状態や，パプアニューギニアの農業と健康問題についての調査があり，これにより食料の適切な再分配や家族内の十分な食料備蓄の必要性，女性の役割や資源作物の重要性が明らかとなり，この調査方法が高く評価されるようになった。

2 ｜ 迅速評価法（RAP）

▶ **RAP**　**迅速評価法**（rapid assessment procedures：**RAP**）は1980年代の初めに開発された調査方法である。これは，社会学や文化人類学においてフィールドワークを行う際に，地域を把握するために参与観察やインタビューで得たデータを帰納的に分析*し，そこから対象地域の特性を浮き彫りにする一連のプロセスである。特に保健医療に焦点を合わせたものが**迅速保健評価**（rapid health assessment：**RHA**）であり，迅速地域評価（RRA）と組み合わせることで，より多角的で実情を反映したデータ収集が可能となる。

▶ **RAAPP**　さらに，近年では，「**迅速評価と介入方法**」（rapid assessment and action plan process：**RAAPP**）のように評価と介入手法を統合させた方法も取り入れられるようになり，看護過程の方法により近いものになっている。支援対象地域（国）の人々が自ら調査の対象となる人々を選択し，選ばれた人々がそれぞれの専門性を発揮して，持続的に技術移転ができるようにすることを目的としている。

　迅速評価法ではデータを帰納的に分析するため，手法に習熟していない人が扱うと分析時にバイアス*が生じることも少なくない。バイアスが生じると収集したデータが実態を反映せず，分析・介入による結果もすべて食い違いができてしまうので，バイアスを最小限にすることに十分な注意を払うことが必要である。

3 ｜ 参加型農村評価（PRA）

　参加型農村評価（participatory rural appraisal：**PRA**）は，住民が中心となって収集した情

＊ **データを帰納的に分析**：個別的・具体的事象の共通する部分をまとめ，まとめたものは何を表しているのかラベル作成する。さらに，共通するラベルをまとめて抽象的レベルを高めることを繰り返し，一般的規則や法則を導きだす。
＊ **バイアス**：先入観や思い込み，認識のゆがみなど，思考や判断に偏りをもたらすもの。

第５章　国際看護活動の展開プロセス

表5-6 迅速地域評価（RRA）と参加型農村評価（PRA）の特徴

迅速地域評価（RRA）	参加型農村評価（PRA）
❶外部者が情報を収集し，インタビューによって聞き出す。外部者が地域で得た情報やデータを持ち帰り，地域外で分析する ❷情報は外部者に所属し，地域住民と共有しない	❶地域住民の情報は住民も共有する。外部者は地域に入るが，地元住民が情報を集め，発表して分析するのを支援する ❷情報は地域住民に所属するが，外部者とも共有する

報を外部者と共有する過程で，住民がエンパワメントされることを目的としている。調査結果よりも調査過程での住民に対する教育効果を期待して実施する方法である。迅速地域評価と参加型農村評価の比較を表5-6に示す。

4 参加型学習（PLA）

参加型学習（participatory learning and action；**PLA**）は，健康問題を分析し解決方法を見いだすことを目的とした手法である。住民どうしがグループディスカッションやインタビューを行う。住民はリラックスして自由に語り合い，具体的な問題を共有し，劇や紙芝居，パンフレットなどを使って行動変容につながるような実際的な学びができる。リプロダクティブヘルスなどのプライベートな健康問題の解決に有効である。

5 Wify（ウィフィ）

Wifyは，「What is important for you？（あなたにとって大切なものは何ですか）」の略である。地域保健活動や環境保健活動，健康教育を行う際の参加型手法として開発されたものであり，質問紙を用いて調査を行う（図5-9）。支援対象者のニーズに沿った援助計画を策定するうえで有効な方法の一つである。専門家が住民と対等な立場で本音を話し，住民もリラックスした雰囲気のなかで率直な意見を述べられる点が評価されている。

国際看護活動を展開する際に，支援の対象者を当事者として認識し，情報収集や計画策定の段階から共に活動することの必要性が明らかになっているにもかかわらず，専門家を中心とした外部者が計画から評価まで実施している状況はなかなか改善されない。Wifyは日本国内の保健事業計画策定に使われている方法であるが，文化，歴史，政治，経済などの相違で意思疎通が難しい海外では，国内以上に有効な手法である。

Wifyの参加者は，日常生活の営みのなかで感じた様々な思いを言語化し，参加者どうしで互いに理解しようと試みるプロセスを経験する。それは，和やかで共同作業的であるかもしれないし，混沌としたなかから対話が徐々に育成される場合もある。いずれにしても，このプロセスをとおして，自らが望む個人や地域のありようを描き出すことができるのである。

専門家のサポートを受けながら住民自身が結果を分析するため，地域や個々人の生活全般のニーズの把握や住民の健康観の共有にも有効な方法である。

基本質問：「あなたにとって，なくなったら困る大切なもの，大切なことは何ですか」
この同じ質問は，4つの状況で問われます。
1）あなたが朝起きてから，夜寝るまでの1日を思い浮かべてください。
2）あなたの家，近隣，職場，地域を思い浮かべてください。
3）あなたの県，国，近隣諸国，アジア，さらに広く世界まで思い浮かべてください。
4）あなたの健康やあなたの周囲の人々の健康を考えてください。

「あなたにとって，なくなったら困る大切なもの，大切なことはなんですか」

1）朝起きてから，夜寝るまでの1日を思い浮かべたとき

2）あなたの家，近隣，職場，地域を思い浮かべたとき

3）あなたの県，国，近隣諸国，アジア，さらに広く世界まで思い浮かべたとき

4）あなたの健康やあなたの周囲の人々の健康を考えたとき

出典／守山正樹：WIFY；生活の中から言葉を育て，生活世界の多様性を学ぶ，福岡大学医学部公衆衛生学教室，2002. を参考に作成.

図5-9 Wifyの質問紙

V 国際看護活動に必要な能力

コミュニケーション能力

1 コミュニケーションとは

　コミュニケーション（communication）という語は，ラテン語の「分かち合うこと」という言葉に由来している．他者に対して自分の心の状態を伝えて働きかけるだけでなく，他者

から受け取った情報により，相手の心の状態を読み取ったり共感したりすることも含まれる。したがって，コミュニケーションは送り手が発したメッセージを受け手がどのように受け止めるかによって，成立するかどうかが決まってくる（図5-10）。

コミュニケーションにおいては，まず送り手が受け手に伝えたいものをもっていることが大前提になる。送り手のメッセージは，送り手のコミュニケーション技法，知識レベル，態度，社会的・文化的要素などの要因に基づき，受け手に伝えたい内容が処理されコード化される。

自分の経験を相手に伝達するためには，他者がわかるような形でそれらを発信する能力をもっていなければならない。話すための発声機能，文章を構成する技法，言語が異なる文化圏で用いる言語やジェスチャーなどが必要となる。これらはコミュニケーションを開始するのに必要な条件である。

また，伝えたいメッセージに適した表現手段を選択しないと誤解が生じる。たとえば，子どもの頭をなでることは不浄であるとする地域では，触るという表現手段を選択すると誤ったメッセージが届いてしまう。また，日本では相手の言っていることに反対するときに首を横に振るが，地域によっては同意するときに首を横に振るなど，同じジェスチャーがまったく逆の意味をもつこともある。したがって，表現するときには手段を慎重に選択するとともに，文化圏が異なる地域では，特定の表現手段がどのような意味をもっているのかを知っておく必要がある。

コミュニケーションの最終段階である，送り手が発したメッセージを受け手が受け止める際には，受け手の知識，態度，社会的・文化的要素などの要因に影響を受ける。

相手と自分がまったく同じような知的・社会的・文化的な経験をしているわけではない以上，送り手の伝えたいこと（図5-10，概念①）を受け手の概念の枠組み（図5-10，概念②）にぴったり合わせることは，ほとんど不可能に近い。他者を理解するためには，他者がど

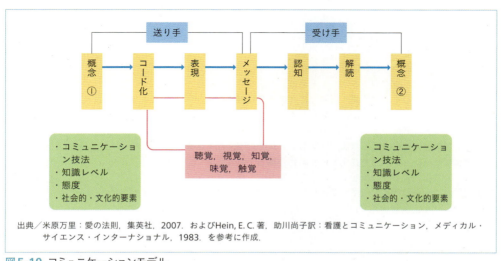

出典／米原万里：愛の法則，集英社，2007．およびHein, E. C. 著，助川尚子訳：看護とコミュニケーション，メディカル・サイエンス・インターナショナル，1983．を参考に作成．

図5-10 コミュニケーションモデル

Ⅴ 国際看護活動に必要な能力　149

のような意識をもっているかを理解する必要があるが，自己意識と他者意識が直接理解し合うことは不可能である。一方，認知表現（表情，視線，しぐさ，模倣〔もほう〕，言動）を介して，他者理解の可能性は開かれている。

　相手が伝えようとしている意味を，自分はしっかり受け取っているのかと自分に問いかけ，自分が理解した内容を反復することや，相づちを適切に打ち，それに対する相手の反応をみることで，誤解している部分を修正し続けることが大切で，それによって信頼関係が深まっていくのである。

2 異文化間でのコミュニケーション能力

　カナル（Canale, M.）とスウェイン（Swain, M.）は，コミュニケーション能力の要素として，次の4つをあげている[4]。

- **文法的能力**（**grammatical competence**）：文法的に正しい文を用いる能力
- **談話能力**（**discourse competence**）：単なる文の羅列ではない，意味のある談話や文脈を理解し，作り出す能力
- **社会言語能力**（**sociolinguistic competence**）：社会的な文脈を判断して，状況に応じて適切な表現を行う能力
- **方略的言語能力**（**strategic competence**）：コミュニケーションの目的達成のための対処能力

　また，ラックマン（Luckmann, J.）は，文化的背景が異なる支援対象者とのコミュニケーションに必要なものとして，次に示すような準備と理解をあげている[5]。ここでいう準備とは，心構えや姿勢というような精神的なレベルではない。対象者の背景となる政治，経済，社会，教育や思考の特徴などを資料や先行研究・関連する文献などを入手して分析し，客観的根拠を身につけ，「準備しておくこと」の❸から❻についてシミュレーションにより反すう学習し，対象者と向き合ったときに的確に対応するとともに，予想外の反応にも適切に対応できる余裕をもって臨むための準備，という意味である。

準備しておくこと
❶どのように，いつ話し合いを始めるか。
❷どのように相手を把握するか，たとえば，通訳を介したほうがいいか。
❸支援対象者のしぐさや質問，疑問点にどのように対応するか。
❹支援対象者の反応をいかに注意深くとらえるか。
❺支援対象者が気にかけていること，心配ごとをどのように受け止めるか。
❻支援対象者の健康問題と健康に関する考えはどのようなものか。
コミュニケーション能力を強化するために理解しておくこと
- 自分の文化的背景を分析し，理解しておく。
- 自分の行動をつかさどっている価値基準を客観視して理解しておく。
- 自分の文化的背景がコミュニケーションに影響を及ぼし，また，コミュニケーションのプロセスを規定するということを認識しておく。
- 保健医療システムは様々な文化の影響を受けていることを認識しておく。

3 | 異文化コミュニケーションとアイデンティティ

▶ **異文化コミュニケーション**　異文化コミュニケーションは，自分探しの旅であるともいわれる。つまり，自分とは異なる価値感をもつ人や文化と交わることによって自分が何者であるかに気づかされるのである。ほかの文化圏の人と交流することによって，自分の文化を相対化すると同時に，自分は一体何者なのかという自己理解につながるのである。人は最初から自己を確立しているわけではない。成長の過程でまずは身近な人の価値基準に支配されて育ち，その後，成長に伴って自分独自の価値基準すなわち価値観が形成される。つまり，模倣と反発を繰り返しながら自己を形成していくわけである。

　人はどれだけ自分の全体像を理解しているのだろうか。まして，他者が自分をどのように理解しているかを知ることは，ほとんど不可能である。自分がそれまで認識していた自分と，他者に映った自分の全体像とが異なることがわかったとき，それは自己を見つめ直すよい機会となる。

▶ **アイデンティティ**　人は個人的アイデンティティ，集団的アイデンティティ，文化的アイデンティティなど複数のアイデンティティを統一されることなくもっている。さらに，様々な土地での生活や出自が異なる人との出会いをとおして，それまで気づかなかった自己を発見する。また，異なる集団の一員となることによって，新たな集団的アイデンティティをもつようになる。それらのアイデンティティは固定的でも不変的でもなく，相互に影響を与えながら変化を重ねていくものである。看護職であれば，看護職としてのアイデンティティをもち，ほかのアイデンティティと同様に異文化コミュニケーションをとおして変化していく。アイデンティティは，自分が帰属する何世代にもわたって変化した共同体（家族，親族，近隣，民族など）の価値基準の影響を受けて形成されている。そして，自分のアイデンティティを解釈するには他者とのかかわりが必要になる。

　その一方で，他者との作用や相互作用を通じて他者に対する反応的な共感や感情移入が引き起こされ[6]，他者のとった行動の理由が理解できると同時に，他者に対する自らの理解のしかたの誤りにも気づくことができるのである。したがって，多様なアイデンティティをもつ人々とのコミュニケーションをとおして自己と他者を広く，深く理解し，その違いを尊重しつつ，文化を超えた幅広い看護を提供することが可能となるのである。

4 | 言語の能力

▶ **会話**　人間どうしのコミュニケーションにおいて，言語を介する方法は最も頻度の高いものである。言語は現象を抽象化して伝達する手段であり，相互の信頼関係がないと言語を介したコミュニケーションは成立しない。看護職と支援対象者とのコミュニケーションは言語を介するものだけではないが，語学力は開発途上国における看護活動を左右する重要な要素である。多くの開発途上国では，植民地時代に宗主国の言語が公用語となり，現在もその言語がエリート層を中心に使われているが，独立後はナショナリズムの台頭で，

V　国際看護活動に必要な能力　　151

現地語を公用語として教育を行っている国も少なくない。そのため，開発途上国で看護活動をする場合には，主要な宗主国であった国々の言葉である英語，フランス語，スペイン語などのほか，現地の言葉を習得しておく必要がある。また，現地の言葉であっても地域によって違いがあるため，活動現場の方言も理解しておくとよい。

単語700と簡単な文法ができれば日常会話が可能といわれており，赴任当初に語学力をつけようと努力しても，700語ぐらいを習得した後は，意識して努力しなければ，それより上達することはないともいわれている。赴任する前に会話と簡単な読み書きができるようにしておき，赴任後は自分の仕事で求められる程度に合わせて，欧米系の言語と現地語を学び続けることが重要である。

▶ **文書作成能力**　国際看護活動の場面では公文書を書く機会が多い。関係機関に対する要望・提案などの交渉の際には，文書を用意する必要がある。正式な文書を携えて交渉に臨めば，交渉がスムーズに進むことも少なくない。また，義務でなくても，自分の配属先の管轄部署に定期的な活動報告書を提出することも活動の発展に有効であるため，報告書が書ける程度には語学の習得を目指したいものである。

▶ **道具としての言語**　言語は，語彙や文法を身につけただけでは十分ではない。発話のタイミング，その場に応じた表現，話の聞き方，身振り手振り，その言語のもつ微妙なニュアンスを知るなど，コミュニケーションにかかわる様々なことを，言語と融合させる必要がある。また，言語の多くは，階層によって使い方や言い回しが異なる。それを十分に理解して使いこなせば，言語がもつ力を生かすことができるようになる。

語学力は，看護の専門的能力を最大限に発揮するための手段の一つであるが，それ以上に大切なのは，看護職として伝えるべき豊かな専門知識，経験，そして支援対象と一緒に発展していこうという謙虚な心や情熱である。語学力はそれを生かすための道具であり，たとえば食物を消化するための酵素のようなものであるが，酵素がないと栄養分を十分に消化できないのである。

母国語以外の言語を学ぶことは楽しいことでもある。得られる情報量も増加する。国内でも看護を必要とする在日外国人が増加しており，語学力は国内外を問わず，看護を提供するうえで，ますますその必要性が高まっている。

Ⓑ 異文化適応能力

1 ｜ 異文化適応のメカニズム

異文化適応のプロセスにおいて，**カルチャーショック**は避けられない経験の一つである。それは，異文化社会への適応過程で少しずつストレスが蓄積され，ついに心身が不安定になった状態である。そして，カルチャーショックに陥って回復していくプロセス全体が異文化適応であると考えられる。

▶ **異文化適応のモデル**　異文化適応のプロセスとして，U 型曲線と W 型曲線の 2 つのモデルがよく用いられる。母国を出て異なる文化をもつ社会に移動し，その後，帰国するまでの滞在中のモデルが **U 型曲線**，帰国後まで視野に入れたものが **W 型曲線**である。ここでは，帰国後の逆カルチャーショックを含む W 型曲線モデルについて記述する（図 5-11）。

- 第 1 段階（準備期）：新たな旅立ちに向けて期待と不安が入りまじっている時期。
- 第 2 段階（ハネムーン期）：新たな生活に入り，すべてが新鮮に感じられる。迎えてくれる人はすべて親切で，これからの生活に期待がふくらんでいる時期。
- 第 3 段階（参加者の時期）：蜜月の時期が終わり，自分のやり方がうまくいかず焦燥感を味わう時期。今まで自分を迎え入れてくれた人から見放されたような気持ちになり，孤立感が強まる。
- 第 4 段階（ショック期）：孤立感，いら立ち，不満がピークに達する時期。
- 第 5 段階（適応期）：自文化と異文化の相違を受け入れ，異文化に適合しようとする時期。
- 第 6 段階（帰国直前の期待の時期）：帰国間近になり，期待や希望に胸を躍らせる時期。異文化に適応した後で帰国すると，自文化においても異文化適応と類似したプロセスをたどる。
- 第 7 段階（逆カルチャーショック期）：帰国後，期待が打ち砕かれ落ち込む時期。帰国当初は懐かしい風景や人々，言語であっても，すぐに退屈でしかなくなる。また，出国前と変わらない役割を期待され，自分の人生にとっての異文化社会で過ごした時間や経験の意味を問い直すことを突きつけられる。さらに，これらの経験を理解してくれない家族や友人に疎外感を感じるようになる。
- 第 8 段階（再適応期）：異文化に変容してしまった母国の文化に，折り合いをつけながら適応していこうとする時期。再び適応するまでに通常 6 か月を要するとされる。新たな土地に慣れ親しんでいればいるほど，帰国して元の環境に戻るのに困難を覚える。

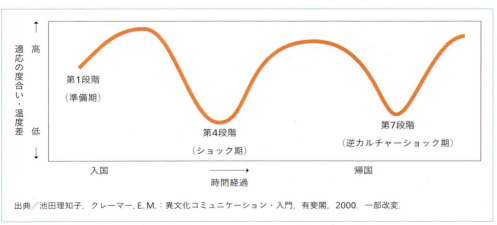

出典／池田理知子，クレーマー，E. M.：異文化コミュニケーション・入門，有斐閣，2000．一部改変．

図 5-11　異文化適応の W 型曲線モデル

異文化適応過程には人によってバリエーションがあり，すべての人がこれらの段階を踏むとはかぎらない。ショック期（第4段階）に耐えられずに帰国する人は適応期（第5段階）に至らない。自分自身の仕事や留学などの目的で異文化社会に赴く場合は，動機がしっかりしているためショック期も乗り越えられるであろうが，同行する家族など異文化社会で生活する動機が薄い人は，深刻なカルチャーショックに陥る危険性がある。また，戦争や自然災害で被災した人々が難民キャンプや避難所での生活を余儀なくされるなど，急激に状況が変化した場合には，第1～3段階を経ないでショック期に至る場合もある。

このモデルは主に精神面での変容を分析しているが，異文化社会に移動する場合に受ける身体的な影響についても意識的にとらえることが必要である。日本国内で外国人を看護する場合も，看護の対象者がW型曲線のどの段階にあるのか，心身の健康状態を併せて把握することで，より効果的で質の高い看護を提供することができるようになる。

2 異文化に適応するための素養

自分と異なる価値観を受け入れるためには，柔軟性・協調性や自立性が必要であるとされる。これらの素養は成長段階の初期に培われるものであり，その後は短期間で劇的に変化するものではない。大切なことは，自分の柔軟性・協調性・自立性について日常的な人間関係をとおして点検し，自分の特徴を把握しておくことである。いずれも，自分とは異なる様々な価値観をもつ人々と共に仕事をする経験をとおして磨かれていくものであり，それは日本人どうしであっても可能である。カルチャーショックは，母国内で価値観の異なる地域や集団のなかに身を置いたときにも起こり得る。特に，自分以外の人がすべて異なる意見や利害をもっている場合には，事態は深刻になりやすい。

カルチャーショックによって，現地の人々に対してネガティブな態度を取りがちになると，活動に支障をきたすことになるため，カルチャーショックへの適切な対応が求められる（表5-7）。納得のいく問題解決のためには相互の歩み寄りが必要であり，そのときに鍵となるのは自分自身がどこまで歩み寄れるかである。支援・協力に熱心で情熱がある人ほど，この葛藤で苦しむ場合が少なくない。

相手の能力を見きわめて，活動の目標値を下げるのも一つの方法である。また，日頃から相談相手として，自分の所属する組織内に最低1人の理解者と，利害関係のない外部に専門分野の助言者をもっておくとよい。

＊ **帰国子女の健康課題**：海外での生活期間や年齢にもよるが，生活習慣の違いや言語の問題などから，カルチャーショックを経験することが考えられる。学校や社会生活への不適応から，メンタルヘルスの問題を抱えやすい。

表5-7 カルチャーショックへの対応

- **エネルギーは賢く使う**
  落ち込む原因が自分自身ではコントロールできないものだと見きわめたときには，それにとらわれて時間やエネルギーを無駄にしないようにし，自分がコントロールできる物事に集中するように努める。
- **"現実"に触れ，定期的に休息をとる**
  休息を取ることは，カルチャーショックからの回復だけでなく，慣れない環境における心身の健康維持にとって重要である。さらに，仕事や現地の問題を考える時間ともなる。現地の人々とふれあい，現地の仕事仲間や友人，そしてその家族とふれあうことも有効である。
- **運動をする**
  運動はストレスを解消し，意欲を引き出してくれる。
- **終日休みを取る**
  ストレスが極端に大きい場合には，終日休みを取ることも得策である。終日自国にいるようなリズムで過ごす。母語だけを使い，同国出身者と食事や映画を観て過ごしたり，一緒に次の計画を立てたりする。これらは精神的休息になる。
- **日記，E-mail，ブログなどを活用する**
  日記やE-mailに日常を記載することは，現地の記録の集積になり，ブログの活用は文化交流にもつながる。
- **現地を旅する**
  時間を見つけて，旅行者になった気分で現地を旅するのもよい。また，長期休暇の際には，一時帰国し充電するのもよい。
- **趣味をもつ**
  現地ならではの趣味をもつ（現地語の学習，現地で人気のあるスポーツやそのほかの活動）。
- **専門的な支援者を活用する**
  近年は，文化に順応するための支援をする多くの専門家が育成されている。外国で仕事をする準備段階で，異文化理解について専門家の指導を受けることは有効である。また，相容れない文化に直面した際に，仲介者の存在は異文化を乗り越えるうえで助けになる。さらに，異文化間の関係や衝突を改善するうえで，セラピストは重要な役割を果たす。
- **外国での生活を確立した人々との意見交換をとおして経験を学ぶ**
  外国での生活を確立した人々から，異文化に直面した際の対応方法を学ぶ。特に，現地語を話すことができ，現地の文化と折り合いをつけながら長く活動してきた人は，異文化のなかで活動する際に必要な現地の状況の分析や，解決策を見つける際の助けになる。

出典／Haghirian, P.：Successful cross-cultural management：a guide for international managers, Business Expert Press, 2011, p.25. を参考に作成.

C マネジメント能力

　海外で支援活動をする際には，母国内と異なる幅広いマネジメント能力が必要となる。

▶ **生活のマネジメント**　心身の健康管理，居住・食事管理など，生活にかかわるマネジメントは基本的なものであり，最も必要とされるマネジメント能力である。仕事に使うエネルギーと同じくらいのエネルギーを使って，日々発生する問題を解決していかなければならない。

▶ **支援活動のマネジメント**　活動に関しては，特定の問題を解決するために自分を含めた必要な人的・物的資源を動員して，問題解決の方向性を提示し，多様な関係者と協議を重ね，刻々と変わる状況に対処しながら，一定期間内に活動の目標を達成する力をもつことが求められる。

　また，個別のインタビュー技術や人脈形成のノウハウ，各種調査手法の知識などを使いこなせる力や，各支援機関（国際機関，各国支援機関，NGOなど）の特性や相互の関係などの基礎知識から最近の支援潮流まで，支援に関する様々な知識が必要である。それらと，開

V　国際看護活動に必要な能力　155

発支援の現場や支援機関での業務をとおして得た知識や経験に基づいて，支援活動を発展させていくことができるようになる。

D 専門的知識と技術

　海外での支援活動には，看護に関する専門的知識や経験にくわえ，その知識や経験を現地の状況に合わせて適用していく能力が求められる。日本での看護活動の経験が豊富で国際協力に情熱を抱いている人ほど，それを現地で生かそうとする傾向がみられる。日本の看護は近代医療のもとで発展してきたという事実にくわえて，看護そのものが地域の文化の影響を受けるものであるため，支援対象国にそのまま適用すると様々な抵抗が発生する。

　使用する医療機器や看護用具は地域によって異なる。また，日本ではほとんど発生しない熱帯特有の感染症に対応しなければならないこともある。看護職が行える業務の内容も国によって異なる。日本では治療と予防の分野が分離して発展してきたが，開発途上国では病院が公衆衛生的な役割を担う一方で，地域保健センターが予防活動のほかに1次医療も行っている場合が少なくない。医療機関に所属する看護職が地域保健センターや学校保健の事業を担当する場合もあるため，自分が活動する地域の保健医療事情やシステム，看護事情についてあらかじめ幅広い知識を得ておくことは重要である。

　また，現地での活動をとおして日本との違いを学ぶことができる。日々の活動で生じた事象の経緯や必然性を，自分がそれまで日本を含め，様々な場所で行ってきた看護活動の経験や教訓と相対化しつつ分析する（横断的な視点）一方で，日々の活動をとおして支援の対象者や活動を共同で行うすべての関係者の言動の背後にあるもの（図5-2，3，表5-1参照）を洞察しつつ，それらの言動に自分がどのような思いを抱き，どのように理解し，どのような反応をしたのかを自己観察・分析し（縦断的な視点），可能な範囲ですぐに（同日のうちに）記録しておく。このような横断的な視点と縦断的な視点から絶え間なく分析をつづけ，それを総合して看護活動の全体像を把握する。そうすることによって看護職としての視野が広がり，自らの専門的知識や技術の発展にもつながる。

E 教育・指導能力

　国際看護活動において看護職が教育・指導をする際には，相手の価値観・文化を尊重・尊敬できる能力が必要となる。そして基本となる視点は，異なる考え方の人々と共に仕事をし，相手を力づけ，相手から学び自らも向上することである。さらに，何かをしてあげることではなく，共に生きていくことを学ぶことが重要である。

　ブラジルの教育者フレイレ（Freire, P.）は，開発途上国における従来の識字教育のあり方に疑問を投げかけ，識字教育に対話方法を取り入れた。そのなかでは開発途上国の社会経済的弱者が貧困から脱出し，エンパワメントにより自立していくことを支援するうえで

重要な教育方法として識字教育を位置づけ，文字を獲得することの意味を徹底的に問いかけた。フレイレは，教育は民衆を支配する道具ではなく，解放する手段にしなければならないとしている[7]。すなわち一方的に教科書の内容を教えるのではなく，ファシリテーターとよばれる教師が 30 人程度の「文化サークル」を組織し，生徒（コミュニティの人々）たちとの対話をとおして，意思決定能力を養うことの重要性を「意識化」するプロセスを助けたのである。

　農民に対する教育，知識の普及をとおして農民の自立支援に生涯を捧げた晏陽初（Yan yang chu）が，その活動経験をとおして総括した**事業を成功させるための 10 の基本条件**は，開発途上国を支援する際の基本的哲学であるといえる。これは，教育する者，指導する者，支援する者がもち合わせていなければならない，また，そうあるように努力し続けなければならない普遍的な努力目標であろう。以下にそれを紹介する。

❶深く人々のなかに入る（Go to the people.）
　　人々と遊離せず，人々の苦しみを理解し，人々がもっている潜在力を見抜く。
❷人々とともに生活し，人々から真摯に学ぶ（Live with the people, learn from the people.）
　　深く人々の間に入る目的は，人々が抱える問題を認識し，それを分析・研究し，人々が問題を解決する手助けをすることである。この目的を達成するためには，徹底的に，知識人だというプライドを棄てて，虚心になって人々から学ぶ。
❸人々と共に計画し，共に活動する（Plan with the people, work with the people.）
　　人々はパートナーであり，人々の当事者意識をはぐくみ，あらゆる計画・方法はすべて人々と共に相談して研究し，われわれの理解している科学の理論や方法と人々の経験と具体的な状況を統合する。
❹人々の知っているところから始め，人々のすでにもっているもので築きあげる（Start with what they know, build on what they have.）
　　広い視野で全体に着眼し，人々の潜在力を発揮させるために，小さいところから着手し，地に足をつけたものとする。
❺模範をもって教え，実際の活動の中から学ぶ（Teach by showing, learn by doing.）
　　自立した生計が得られるような実践を通した指導を中心に行い，指導を受けた人のなかで成績がよく熱心な人を模範として，他の住民にこの模範を示す。
❻装飾した陳列品ではなく，パターンを示す（Not a showcase, but a pattern.）
　　可視的な建物や道路などを建設することではなく，事業の実績を重視し，世界各国の一つの模範となり，しかも学びやすく実効に富むものとなるパターンをつくる。
❼部分的でなく，統合的に行う（Not piecemeal, but integrated.）
　　教育，生産，健康，自治という 4 つの目的を同時に進めていくことを基本姿勢とする。
❽枝葉末節ではなく，体系的に行う（Not odds and ends, but a system.）
　　社会は有機的に関係した 1 つの総合体であり，発展は 1 つの体系的工程であるので，この工程を進行させるためには全体的な計画が必要である。
❾順応ではなく改善に努める（Not to conform, but to transform.）
　　現状に甘んじず，困難に挑戦し，現状を改革して進歩するように努める。
❿救済ではなく解放を目指す（Not relief, but release.）
　　人々は豊かな知恵をもっている。それを発揮できる機会を提供し，自発的・自主的精神を養う。

文献／宋恩栄編著，鎌田文彦訳：晏陽初；その平民教育と郷村建設，農山漁村文化協会，2000.

V　国際看護活動に必要な能力

F 研究・記述する能力

　これまで多くの人々が国際看護活動を行ってきたが，国際看護分野が学問として十分に発展していない要因の一つとして，実践した活動の内容を記述してこなかったことがあげられる。まずは活動日記を書くことから始め，活動を記録として残す努力をすべきである。可能であれば，活動内容を研究論文として発表することによって，国際看護学の学問的発展に寄与できるだろう。

　応用学である国際看護学は，学問の場と実践の場の連携を十分に行って初めて学問として発展し，有効な理論を実践現場に還元できる。そのためには，現場で活動しながらも，直接的に必要である教育機関や研究機関との組織レベルの連携だけでなく，卒業後も母校の指導教員からアドバイスを受けられるような個々のつながりを重視し，国を超えて看護実践や研究に関する助言者をもち続けることが，国際看護分野で活動するうえでの自分自身の持続的発展につながっていく。さらに，共に活動を実施した（直接住民や患者と時空をともにした）現地の看護職と活動内容を研究として共同で発表し，日々の看護活動を科学的根拠に発展させ，さらに研究成果を日々の看護活動に生かすことによって，国や地域を超えた看護の進展につながっていく。

看護職にとっての国際性

　国際看護活動の素晴らしさは，異なる考え方の人と仕事ができ，相手を力づけ（エンパワメント），相手から学び，自分も向上できることである。前向きで情熱を傾けて語り合える人とより多くの時間を共有することが，自己の尊厳や成長を維持することになる。①日々の生活と世界の関係を意識し，知る努力をし，②自分の生活のあり方・生き方を常に見つめなおし，③世界の様々な分野の動きと健康問題との関係や看護のニーズを関連づけてみることによって，相手の価値観・文化を尊重・尊敬できる能力が養われていく。したがって，看護職の国際性は，看護活動倫理を踏まえた看護活動をする限り，活動する場所が国内外を問わず養われるものである。

文献
1) 日本健康教育学会編：健康教育；ヘルスプロモーションの展開，保健同人社，2003.
2) Lasker, J. N., et al.：Guidelines for responsible short-term global health activities；developing common principles, Globalization and health, 14(1)：18, 2018.
3) 国際開発機構（FASID）：開発援助のためのプロジェクト・サイクル・マネジメント；モニタリング・評価編，改訂第8版，2022, p.30-41.
4) Canale, M., Swein, M.：Theoretical bases of communicative approaches to second language teaching and testing, Applied Linguistics, 1：1-47, 1980.
5) Luckmann, J.：Transcultural communication in nursing, Delmar Publishers, 1999.
6) アラスデア・マッキンタイア著，高島和哉訳：依存的な理性的動物；ヒトにはなぜ徳が必要か，法政大学出版局，2018, p.17.
7) フレイレ, P. 著，小沢有作，他訳：被抑圧者の教育学，亜紀書房，1979.

参考文献

- Hein, E.C. 著, 助川尚子訳：看護とコミュニケーション, メディカル・サイエンス・インターナショナル, 1983.
- PCM Tokyo グループ, PCM-I Working Group：PCM-I ガイドブック；プロジェクト実施工程のマネジメントのために, PCM Tokyo グループ, 2005.
- アラスデア・マッキンタイア著, 篠崎榮訳：美徳なき時代；After Virtue, みすず書房, 2021.
- アラスデア・マッキンタイア著, 高島和哉訳：依存的な理性的動物；ヒトにはなぜ徳が必要か, 法政大学出版局, 2018.
- クレーマー, E.M. 著, 池田理知子訳：異文化コミュニケーション入門, 有斐閣, 2000.
- 伊藤幹治：日本人の人類学的自画像；柳田国男と日本文化論再考, 筑摩書房, 2006.
- 国際開発機構：開発援助のためのプロジェクト・サイクル・マネジメント；参加型計画編, 改訂第7版, 国際開発機構, 2007.
- 国際開発機構：開発援助のためのプロジェクト・サイクル・マネジメント；モニタリング・評価編, 改訂第8版, 国際開発機構, 2022.
- 国際開発機構：PCM 手法の理論と活用, 国際開発機構, 2001.
- 佐藤郁哉：フィールドワーク；書を持って街へ出よう, 増補版, 新曜社, 2006.
- 宋恩栄編著, 鎌田文彦訳：晏陽初；その平民教育と郷村建設, 農山漁村文化協会, 2000.
- 中西正司, 上野千鶴子：当事者主権, 岩波書店, 2003.
- パウロ・フレイレ著, 小沢有作, 他訳：被抑圧者の教育学, 亜紀書房, 1979.
- 樋口まち子：タイとスリランカの継続的なフィールド調査；国際保健分野における比較研究〈鴨川明子編著：アジアを学ぶ；海外調査研究の手法〉, 勁草書房, 2011, p.161-176.
- メリアム, S.B.：質的調査法入門；教育における調査法とケーススタディ, ミネルヴァ書房, 2004.
- 守山正樹：対等で自発的な住民参加をどう育てるか；参加的な健康づくり運動実践のために, 生活教育, 46(1)：7-14, 2002.
- 守山正樹, 他：参加・対話型環境認識調査法の開発, 日本衛生学雑誌, 54(1)：191, 1999.
- 米原万里：米原万里の「愛の法則」, 集英社, 2007.
- ロバート・チェンバース著, 野田直人, 他監訳：参加型開発と国際協力, 明石書店, 2001.
- ロバート・チェンバース著, 野田直人監訳：開発の思想と行動；責任ある豊かさのために, 明石書店, 2007.
- Basch, P.F.：Textbook of international health, 2nd ed, Oxford University Press, 1999.
- Bhandari, B.B.：Participatory rural appraisal, Institute for Global Environmental Strategies, 2003.
- Canale, M., Swain, M.：Theoretical bases of communicative approaches to second language teaching and testing, Applied Linguistics, 1(1)：1-47, 1980.
- Chambers, R.：Rural development；putting the last first, Routledge, 1983.
- Chambers, R.：Whose Reality Counts?；putting the first last, Practical Action Publishing, 1997.
- Chan, L. C., Scrimshaw, N. S.：Diarrhea and malnutrition；interactions, mechanisms, and interventions, Plenum Press, 1983.
- Haghirian, P.：Successful cross-culture management；a guide for international managers, Business Expert Press, 2011.
- Heywood, P.F., et al.：A rapid appraisal of agriculture, nutrition and health in Wosera Sub-District, East Sepik Province, Papua New Guinea, Institute of Medical Research, 1986.
- Leffers, J., Mitchell, E.：Conceptual model for partnership and sustainability in global health, Public Health Nursing, 28(1)：91-102, 2011.
- Lasker, J. N., et al.：Guidelines for responsible short-term global health activities；developing common principles, Globalization and Health, 14(1)：18, 2018.
- Loh, L. C., et al.：Short term global health experiences and local partnership model；a framework, Globalization and Health, 11(1)：50, 2015.
- Luckmann, J.：Transcultural communication in health care, Delmar, 2000.
- Médecins San Frontiéres（MSF）：Rapid health assessment of refugee or displaced populations, 3rd ed., 2006.
- PPAZ/GRZ：Community-based distribution project in Eastern Province, Zambia with funding from DFID, participatory learning and action.
- Scrimshaw, N.S., Gleason, G.R. ed.：Rapid assessment procedure；qualitative methodologies for planning and evaluation of health related programmes, Internationd Nutrition Foundation for Developping Countries, 1992.
- Semba, R. D.,et al. ed.：Nutrition and health in developing countries, Humana Press, 2008.
- Shah, S., et al.：A comprehensive framework to optimize short-term experiences in global health (STEGH), Globalization and health, 15(1)：27, 2019.
- Somnasaeng, P., et al.：A study of natural food resources in northeast Thailand villages in the rainy season, Khon Kaen University, 1984.
- Tripp, R.：On-farm research and applied nutrition；some suggestions for collaboration between Institutes of Nutrition and Agricultural Research, Food Nutr. Bull, 6(3)：49-57, 1984.
- UNDP：Participatory poverty assessment（PPA）, 2006.
- UNICEF：Rapid needs assessment survey；education of children in conflict affected areas of Sri Lanka, 2003.
- Upvail, M.J., Leffers, J. M.：Revising a conceptual model of partnership and sustainability in global health, Public Health Nursing, 35(3)：228-237, 2018.
- WHO：Rapid needs assessment for water, sanitation and hygiene, 2004.

第 **6** 章

国外における
国際看護活動の実際

この章では

● 事例をとおして国際看護活動を理解する。
● アジア地域，中米地域，アフリカ地域などの保健医療システムを
理解する。
● 海外で行う人材育成活動の実際と課題を理解する。
● 海外での大規模災害における看護活動のあり方を理解する。
● 世界の難民の現状と支援のあり方を理解する。

I 各地域における国際看護活動の実際

　本節では，アジア，アフリカ，中央アメリカ，中東，太平洋諸島地域における，日本人の看護職による国際看護活動の事例を紹介する。開発途上国からの要請を受けて，日本政府によって派遣された国際協力機構（JICA）専門家やJICA海外協力隊が，派遣目的を達成するために，社会経済体制や文化が異なる土地で生活し，様々な問題の解決に向かう過程で紆余曲折，葛藤，受容，新たな飛躍を繰り返しつつ現地の人々との協働を実現するまでの実体験である。

アジア地域：ベトナム

1. ベトナムの概要

　ベトナム社会主義共和国（以下，ベトナム）は，東南アジアに位置し，面積は日本よりやや狭い32万9241km^2，南北に長くのびた国土は首都ハノイをはじめとする5つの「中央政府直轄市」と，日本の都道府県に相当する58の「省」とよばれる行政区に分かれている。人口は約9762万人，その約86％はキン族で，ほかに53の少数民族が存在する多民族国家である。公用語はベトナム語，宗教は仏教，カトリック，カオダイ教などである[1]。これにくわえ，年中行事には祖先崇拝の影響がみられる。

　ベトナムでは，唯一の合法政党である共産党主導のもと，構造改革と国際競争力強化に取り組んでおり，とりわけ，市場経済システムと対外開放化を柱としたドイモイ（刷新）政策を1986年に導入して以降は順調に経済成長を続けている。新型コロナウイルス感染症（COVID-19）の影響下で，2020年の経済成長率は2.91％と10年ぶりの低水準となったが，近隣諸国がマイナス成長を示すなかで安定した経済成長を遂げている[2]。経済発展を象徴するかのように立ち並ぶ，首都ハノイや経済都市ホーチミンの高層ビルやショッピングモールは，常に買い物や食事をする家族連れや若者でにぎわっている。一方，市場経済の導入により国民の所得格差が生じ，地域間の経済格差の拡大が新たな問題となっている。

2. 保健医療の現状

　ベトナムの平均寿命は男性が71.2歳，女性が79.4歳，合計特殊出生率は2.1，人口に占める高齢者の割合は12.3％（ベトナムでは60歳以上を高齢者と定義）と，急速に少子高齢化が進んでいる（2019年）[3,4]。高齢者割合は2038年には20％，2050年には25％に達すると予測されており，これは世界一の速度で高齢化が進んだ日本を上回るスピードである。人口の高齢化に伴い，心血管疾患（33.2％），悪性新生物（19.9％），糖尿病（6.7％）などの生活習慣病が死因の上位を占めるようになり（2019年）[5]，疾病構造の変化に合わせた保健

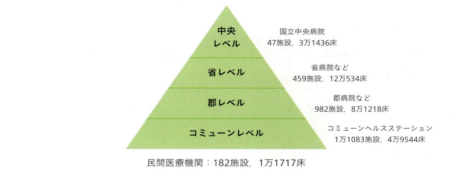

出典／ベトナム保健省：Vietnam health statistics yearbook 2017. を参考に作成．

図6-1 ベトナムの医療提供体制

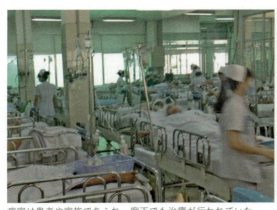
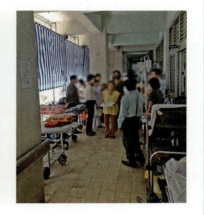

病室は患者や家族であふれ，廊下でも治療が行われていた．

図6-2 ベトナムの中央レベルの病院の様子

医療福祉制度の整備が必要になっている．

　ベトナムの医療提供体制は，国，省，郡，コミューンの4つのレベルに分類されており，国立病院は保健省が，省・郡病院はそれに対応する行政組織（省・郡）が所管している（図6-1）．国では，患者の病状に応じて上位レベルの病院へ紹介したり，治癒した患者を下位レベルの病院に逆紹介したりするリファラルシステムを導入しているが，中央・省レベルの病院に患者が集中しているのが実情である（図6-2）．近年は一定規模の民間病院の開設や，一部の公立病院への独立採算制の導入など，部分的に民営化が進められている．

3. 医療従事者と看護教育の現状

　ベトナムの人口1000人当たりの医師数は0.82人，看護師・助産師数は1.43人であり（2019年），持続可能な開発目標（SDGs）達成に必要とされる4.45人（医師・看護師・助産師

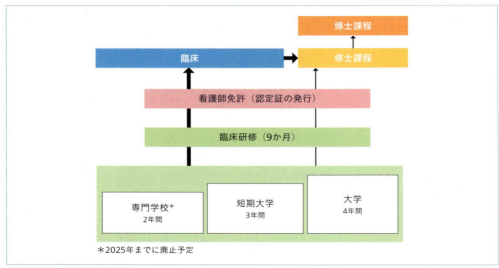

図6-3 ベトナムの看護教育のしくみ

合計）を下回っているだけでなく，周辺のASEAN諸国と比較しても医療従事者数は十分とはいえない[6]。地域や病院による医療従事者の偏在の問題もあり，政府はコミューンレベルなどにおける医療従事者の偏在対策に取り組んでいる。

　看護師をはじめとする，医療従事者の免許や教育に関する事項は2009年に公布された「診断と治療に関する法律（Law on Medical Examination and Treatment）」に規定されている。同法律において，ベトナム国内で看護師として就業する者には，諸外国の国家資格に相当する認定証（medical practice certificate）の取得が義務づけられている。認定証は，4年制の学士教育（大学に相当），3年制の準学士教育（短期大学に相当），2年制の専門学校（2025年廃止予定）のいずれかの看護師養成コースを修了したのち，国内の病院で9か月の臨床研修を受講すると発行される。また，2025年からは臨床研修に加え国家試験を導入することが検討されており，今後は，看護師養成コース修了後に国家試験に合格した者が看護師として就業できることになる（図6-3）。

　看護職の卒後研修（現任教育）は，国立や省病院に設置されている研修センターや国の認可を受けた病院で実施されており，感染症対策や看護管理などのコースがある。また，研究・教育活動を行う看護人材の充実を目指し，看護師の大学院教育の強化も進めており，2019年には同国で初めての看護学の博士課程が設置された。

4. プロジェクト活動の実際

1　プロジェクトの概要

　ベトナムでは，前述した看護師養成コース終了後の臨床研修に全国共通のカリキュラムが存在せず，入職時の新卒看護師たちの実践能力に個人差があることが問題となっていた。

このような状況を改善するために JICA ベトナム「新卒看護師のための臨床研修制度強化プロジェクト」が実施された（2016 年 5 月〜 2020 年 4 月）。同プロジェクトでは，ベトナムにおける看護サービスの質の向上を目指し，コンピテンシー*に基づく臨床研修のカリキュラム開発，それを指導する指導者研修の開発，評価・モニタリングシステムの開発，そして，これら研修制度を全国展開するための戦略計画の作成をとおして，新卒看護師向けの臨床研修制度を強化することを目標に実施された。

2 | プロジェクトの実施体制

JICA の技術協力プロジェクトは，JICA 本部と現地 JICA 事務所の職員のほか，現地に派遣される日本人専門家とカウンターパートとよばれる現地側の責任者の協力のもとに実施される。本プロジェクトでは，ベトナム保健省科学技術訓練局（研修制度などを所掌）をカウンターパートとし，ベトナム保健省医療サービス局とベトナム看護協会などがプロジェクト活動にかかわった。また，これら中央レベルの関係者に加え，プロジェクト活動のパイロットサイト（試行地域）である 1 市 4 省の約 20 の病院（国立，省立，郡立）と保健局（日本の都道府県の保健医療福祉部に相当）の看護関係者が活動に参画した。筆者はプロジェクトの後半 2 年間，チーフアドバイザーをつとめた。

3 | プロジェクト活動の展開

❶ 活動初期：コンピテンシーに基づく研修カリキュラムの開発

プロジェクト活動として最初に実施したのは，到達目標，研修内容や実施体制など臨床研修の詳細を設計するための調査である。新人看護師の能力の実態把握と研修内容や指導者の能力に関するアンケート調査を行った。調査結果から，新人看護師はガイドラインに従い看護技術を展開する能力が高い一方，個々の患者の状況をアセスメントし，客観的根拠に基づき個別性に合わせた看護を提供する能力が十分ではないことが明らかになった。また，病院により研修内容が異なること，指導者の指導能力や学習機会が十分でないことなど，研修実施上の問題も明確になった。このうち指導者の能力に関しては，これまで医師が看護職の教育を担っていたこともあり，看護職の指導者が不足していること，また，指導の方法も座学による知識伝達型の講義が中心で，アクティブラーニング*など能動的な学習の機会が限られていた。

こうした問題点を踏まえ，プロジェクトは，臨床研修，指導者研修，評価・モニタリングのカリキュラムやガイドライン作成に着手した。カリキュラムなどの作成にあたり，ベトナム国内の看護教育の有識者（看護協会・大学教員など），病院の看護部長，省保健局看護

---

* **コンピテンシー**：一般には「能力」と訳されるが，人材育成分野などで用いる場合は，単に技術や知識を指すのではなく，成果につながる考え方や行動パターンなどと定義される。ベトナムでは，看護師に求められるコンピテンシーを，ベトナム看護協会が中心となって特定し，保健省はこれを「看護師コンピテンシー基準（Basic Competency Standard for Vietnamese Nurses）」として 2014 年に承認している。
* **アクティブラーニング**：グループワーク，ディベートなど，学ぶ側が能動的にかかわり学習する方法。

担当者など約30人のメンバーで構成される作業部会を編成した。日本人専門家はこの作業部会のメンバーとともに，先の調査結果と保健省のコンピテンシー基準をもとに，研修の到達目標や実施体制などについて検討を行った。

作業部会の打ち合わせは数か月間にわたり，様々な背景，考え方をもつメンバーによる共同作業ではメンバー間で意見が対立することもあった。しかし，こうした状況は，自国の看護教育をより良くしたいというメンバーたちの強い気持ちの表れでもあり，日本人専門家が作業部会のメンバーの思いを受け止めつつ，ベトナムの看護に必要な臨床研修の具体的な内容などに関して関係者の意見の調整を図った。研修の全体像がメンバー間で合意されたのち，臨床研修や指導者研修などの各作業部会に分かれて教材の作成に取り組んだ。

以上のプロセスを経て，プロジェクト開始の翌年には臨床研修カリキュラム，各研修の教材と評価・モニタリングガイドの第1版が完成し，それと同時に指導者研修を開始した。

❷ **評価・見直し期：持続可能な研修システムの構築**

各病院で臨床研修が開始されると，日本人専門家はベトナム保健省の職員とともにパイロットサイトの省や病院に対しモニタリングとサポーティブスーパービジョン＊を実施した。モニタリングの結果，各病院では，臨床研修の計画立案や予算確保，指導者の配置・処遇，新人看護師の評価方法など，様々な課題に直面していることが明らかになった。そこでプロジェクト終了後も，ベトナムの関係者だけで継続的に臨床研修を実施できるよう，病院の看護部長や省の関係者に加え，保健省や看護協会など臨床研修の制度化にかかわる意思決定者らを集め，現場で起きている状況を関係者全員で共有し，彼らが自ら課題解決の方法を見いだすことを目的としたワークショップを開催した（図6-4）。その結果，各病院が直面している臨床研修の運営上の問題を解決するため，政府によるカリキュラム等の

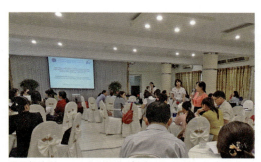

課題解決型のワークショップの様子。参加者からは，臨床研修の運営上の困りごとだけでなく，好事例が次々に発表された。

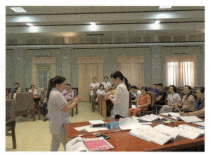

臨床研修の対象となる新卒看護師を指導するプリセプターを養成するための研修。各病院の看護部長らが指導者研修の講師を担う。

図6-4 研修の様子

＊ **サポーティブスーパービジョン**：一方的に指示・監督を行う旧来のスーパービジョンと異なり，モニタリング結果に基づき課題を把握して必要な支援を行うとともに，現地の先駆的な取り組みなどを抽出し，共有することなどを目的とした支援的なかかわりをいう。

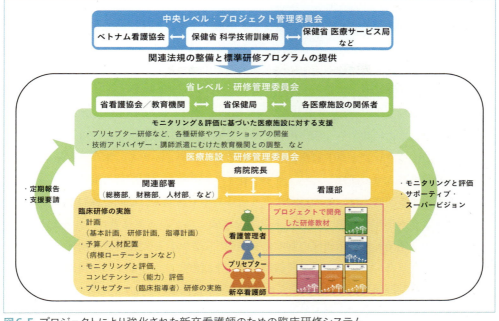

図6-5 プロジェクトにより強化された新卒看護師のための臨床研修システム

承認を得るために，教材類一式を再編纂(さいへんさん)することが決定された（図6-5）。

❸ 終盤：全国への普及に向けて

　改訂されたカリキュラムやシステムにもとづく臨床研修が各病院で開始されると，再びパイロットサイトでのモニタリングを実施した。その際は，日本人専門家だけでなくベトナムの看護教育の有識者らと共に実施した。それは，現地の専門家たちが，臨床研修制度だけでなく看護師の現任教育に関する課題を理解することにより，プロジェクト終了後も継続的に病院などを支援することが可能になると考えたからであった。

　またこの時期，モニタリングと並行し，保健省など意思決定レベルの関係者とともに研修制度の全国普及に向けた準備も進めた。開発した臨床研修カリキュラム，指導者研修，実施体制を含めたすべてのプログラムについてベトナムの国家評価委員会による審査を受け，プロジェクトが開発した臨床研修制度は国家標準カリキュラムとして認証された。これを受け，保健省からは各病院で実施する臨床研修で使用することを推奨(すいしょう)する決定文書が発出された。また，ガイドラインなど教材類一式を電子データ化し，保健省のホームページからだれでもダウンロードできるようにするとともに，全国普及セミナーを全国の省保健局と市・省病院の代表者に対し実施した。併せてソーシャルメディアも活用し幅広く広報活動を展開した。

　プロジェクトでは，ベトナム国内の複数の看護系大学の教員らと協働で，研修前後の新人看護師のコンピテンシーの変化を評価する研究も行った。研究の結果，プロジェクトで開発した臨床研修を受講した看護師はそうでない看護師と比較し，研修後に高い能力を獲得していることが明らかになり[7]，プロジェクトが開発した臨床研修の科学的根拠が示さ

れた。

　こうした様々なかかわりにより，プロジェクト終了までに臨床研修の制度化と全国普及の道筋をつけることができた。そして，プロジェクト終了後もベトナム看護協会の専門家らの支援のもと，指導者研修や臨床研修が各病院で実施されている。

❹ その他の活動：日本での研修・機材の供与

　技術協力プロジェクトでは，日本人専門家を現地に派遣するだけでなく，現地のプロジェクト関係者を日本に招致する「研修事業」や，必要な資機材を提供する「供与機材」という方法を使って，プロジェクト目標が達成されるように働きかける。本プロジェクトにおいても複数回の日本での研修と，パイロットサイトへの研修必要機材の供与を行った。

　日本で実施する研修では，その目的により研修対象や訪問先，期間を検討する。たとえば，プロジェクト前半の研修ではガイドライン作成にかかわる実務者レベルを対象とし，終盤の研修では開発した臨床研修の制度化を推進するため，制度化の意思決定にかかわる関係者を対象とした。プロジェクト終盤に実施した研修には，ベトナムの保健省の副大臣をはじめとする幹部職員，看護協会会長，看護大学学長などが参加し，日本の厚生労働省，看護協会，病院，看護系大学などを訪問した。研修では，施設見学などをとおして日本の保健医療制度や看護教育を理解するだけでなく，多様な関係者との対話を行うことにより，日本とベトナムの健康課題や保健医療制度の類似点と相違点を踏まえて，ベトナムにとって最適な制度を検討する機会を多く設けた。日本での研修を通じて，保健省の幹部らの間で臨床研修の重要性とベトナムにおける位置づけについて共通認識が図られ，ベトナム国内での臨床研修の制度化の流れが加速した。

　機材の供与では，プロジェクト活動に資するのはもちろんのこと，現地の人々が使用・管理できる機材を選定する必要がある。現地側から高額な機材を希望される場合もあるが，複雑な機能をもつもの，多額の管理コストが発生するものを供与しても，すぐに使用されなくなる可能性がある。このため，本プロジェクトでも，ベトナム保健省や供与先の病院

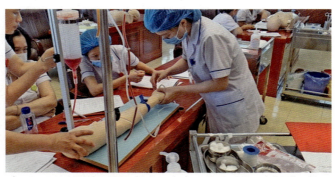

プロジェクトが供与した機材（人体モデル）を用いた実際の臨床研修の様子。

図6-6　プロジェクトによる機材の供与

と日本人専門家が，プロジェクト終了後の機材の管理体制など様々な観点から慎重に検討を行い，最終的にパイロットサイトの病院すべてに，静脈・筋肉注射，心肺蘇生などの練習用人体モデルを供与した（図6-6）。

5. 専門家の役割

JICA は国際協力人材に求められる資質と能力として，分野・課題専門力，総合マネジメント力，問題発見・調査分析力，コミュニケーション力などをあげている。看護分野の専門家には，これらの能力を備えたうえで次のような役割が期待されていると考える。

1 | 巻き込み力とチームビルディング

プロジェクト活動では，日本人も支援対象国の関係者も一つのチームとなって同じ目的に向かって協働すること，つまりチームビルディングがとても重要である。このため，日本人専門家には，プロジェクトの全期間を通じて，多様な関係者を巻き込み，その関係者を一つのチームにしていくための能力が求められる。様々な立場にある関係者を一つの目的に向かって協働するチームにしていくためには，課題を的確に見きわめ，関係者と活動の方向性を共有することが重要になる。プロジェクトの現場では大小多くの問題が生じるが，そのなかから真の課題を見きわめることは容易ではない。問題の全体像を把握するために，日本人専門家が適切に情報収集を行うだけでなく，現地の関係者が自ら課題やその解決の方法を見いだせるよう支援していくことが必要である。

本プロジェクトでも，臨床研修のカリキュラム作成，サポーティブスーパービジョン，そして研修効果に関する実証研究などの活動に，大学，民間企業など現地の多様な関係者を巻き込んだ。それにより，ベトナムの関係者が臨床研修のしくみを深く理解しただけでなく，看護教育や研究に関する能力強化にもつながった。また，一つのチームとなって問題解決をするプロセスでは，日本人専門家もベトナムの関係者から多くのことを学んだ。日本と対象国の関係者が相互に学びあい，共に成長することが国際協力の醍醐味の一つだと考える。

2 | エビデンスに基づく政策提言

本プロジェクト期間中はプロジェクト活動以外にも，ベトナムで進行中の看護教育制度改革に対する技術的助言を求められることがあった。ベトナム保健省や WHO などの開発パートナーが集まる会合に参加し，日本人の専門家として，日本の保健医療制度の紹介や，それを通じた助言や政策提言を行った。こうした場では，単に日本の制度の紹介にとどまらず，看護教育に関する国際的な動向や諸外国の制度との比較などを通じて，日本の制度のどの部分がベトナムの看護教育に生かせるか，課題解決に生かせるかを，経験だけでなく根拠に基づき提示することも必要であった。

また，近年はプロジェクト活動の一環として，研究手法を用いたプロジェクト成果の検

Ⅰ　各地域における国際看護活動の実際　　169

証が求められることもある。科学的根拠に基づく政策立案，政策提言に向け，専門家には研究能力も必要である。

Ｂ アフリカ地域：コンゴ民主共和国

1. コンゴ民主共和国の概要

コンゴ民主共和国（以下，コンゴ民）は，アフリカ大陸の中央部に位置し，面積は約234.5万km²で日本の約6倍の国土を有する。広大な国土には，熱帯林を有するコンゴ盆地があり，豊富な酸素を供給し，二酸化炭素を吸収することから「地球の肺」ともよばれる。コバルトやダイヤモンドなどの様々な鉱物資源に恵まれ，輸出品の約9割を石油や鉱物資源が占めている[8]。

1960年は「アフリカの年」といわれ，アフリカ17か国が宗主国から独立しており，コンゴ民もベルギーから独立した。しかし1965年のクーデター以降，約30年間にわたって独裁政権が続き，様々な国内インフラや組織が破壊され，保健行政や保健医療施設などが機能不全に陥った。1997年に政権が交代し，国名がザイールからコンゴ民主共和国に変更された。その後，第2次コンゴ内戦（1998年），再三にわたる選挙の延期を経て，2019年に初めて選挙による政権交代が実現し，フェリックス・チセケディ大統領が就任した[9]。

首都はキンシャサ，公用語はフランス語であり，スワヒリ語，リンガラ語，チルバ語，キコンゴ語などの複数の現地語がある。200以上の部族を有しており，キリスト教徒が人口の約80％を占め，イスラム教徒が約10％，そのほかの伝統宗教を支持する住民が約10％である。

1960年の独立と同時に，日本政府はコンゴ民を国家として承認し，大使館を開設した。1967年には，駐日コンゴ民大使館が開設されている。その後，日本政府は，コンゴ民に対し無償および有償資金協力や技術協力を実施している。

2. 保健医療の現状

1 人口と保健指標

人口は9200万人を上回り，人口増加率は3.2％である（2020年）[10, 11]。2019年時点の人口ピラミッドは富士山型を呈している（図6-7）。

女性や子どもの健康，感染症および非感染性疾患（NCDs），顧（かえり）みられない熱帯病*，外傷など様々な健康課題を有する。特に，エボラウイルス病やサル痘（とう）などの風土病や新興・再興感染症が多発している。女性と子どもの死亡率や感染症の発生率に関する保健指標を表6-1に示す。

170　第6章　国外における国際看護活動の実際

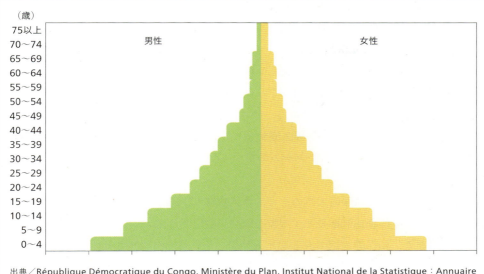

図 6-7 コンゴ民主共和国の人口ピラミッド（2019年）

表 6-1 コンゴ民主共和国の保健指標

指標	コンゴ民	後発開発途上国[*1] WHO/AFRO[*2]	日本
妊産婦死亡率（出生10万対）	473	415[*1]	5
5歳未満児死亡率（出生1000対）	85	63[*1]	2
乳児死亡率（出生1000対）	66	45[*1]	2
新生児死亡率（出生1000対）	27	26[*1]	1
新たなHIV感染症（人口1000人当たり）	0.18	0.82[*2]	0.01
結核の発生率（人口10万人当たり）	319	220[*2]	12
マラリアの発生率（人口1000人当たり）	324	232[*2]	ー

[*1] 開発途上国の中でも特に開発が遅れている国々。国連開発政策委員会が設定した基準に基づき，国連総会で決定される。
[*2] 世界保健機関アフリカ地域事務所（World Health Organization, Regional Office for Africa；WHO/AFRO）。
出典／UNICEF：世界子供白書 2021．WHO：World Health Statistics 2022．

2 保健システム

　WHO が「健康を増進，回復，維持することを目的とするすべての組織，人，活動」と定義する保健システムは，サービス提供，保健人材，保健情報，保健財政，医療技術・医薬品，リーダーシップ・ガバナンスの 6 つの要素で構成されている。

＊**顧みられない熱帯病**：neglected tropical diseases（NTD）。WHO が「人類の中で制圧しなければならない熱帯病」と定義している次の 20 の疾患群を指す。ブルーリ潰瘍，シャーガス病，デング熱およびチクングニア熱，ギニア虫症，包虫症（エキノコックス症），食物媒介吸虫症，アフリカ・トリパノソーマ症（睡眠病），リーシュマニア症，ハンセン病，リンパ系フィラリア症，マイセトーマ（菌腫），クロモブラストミコーシス（黒色分芽菌症）およびその他の深部真菌症，オンコセルカ症（河川失明症），狂犬病，疥癬およびその他の外部寄生虫症，住血吸虫症，土壌伝播蠕虫症，毒蛇咬傷，条虫症／囊虫症，トラコーマおよびフランベジアおよびその他の風土性トレポネーマ症[12]。

ここでは，コンゴ民における保健システムの構成要素をいくつか紹介する。

❶ ガバナンス：保健政策

コンゴ民の「国家保健開発計画 2019-2022」では，国民の健康，保健医療サービス，保健システムを最重要課題としている。これに基づき，国家保健人材開発計画，州保健開発計画や州保健人材開発計画を策定している。

そのなかでは，2020 年までにユニバーサル・ヘルス・カバレッジ（UHC）を達成し，持続可能な開発に基づき質の高い保健医療サービスを提供するために，有能でパフォーマンスの高い保健人材を適正に保健システムのなかに配置していくことを目標にしている。

❷ ガバナンス：保健行政

コンゴ民の保健省は，保健大臣のもと，事務次官と 10 数局で構成されている。これと並列する形で保健監査総監を長とする監査部門が設置されている。同国は 26 州の一般行政区分からなり，州保健大臣のもとに州医務局と州監査局が設置されている。26 州の医務局は 516 の保健ゾーンと 8500 以上の保健エリアで構成されている。

❸ サービス提供

保健医療施設は，3 次医療病院，州病院，リフェラル総合病院*，保健センター，保健ポストなどに区分され，かつ都市型や地方型施設などに区分されている。

❹ 保健人材

コンゴ民の保健人材の養成は，養成機関や監督官庁の異なる複数の制度が存在する（表6-2）。保健省が養成する A2 保健人材，高等教育省が養成する L2 と A1 保健人材，そして現在は養成が終了している A3 保健人材の 4 種のカテゴリーがある。

保健人材養成に関連する法規（職務規定，学位授与規定，保健専門職としての免許付与規定など）が未整備であり，保健人材養成校設置基準が遵守されていない状況が見受けられる。

表6-2 コンゴ民主共和国の保健専門職の養成制度

	資格	養成機関	養成機関の監督官庁	入学条件	修業年限
L2	看護師，医師，歯科医師，薬剤師	大学	高等教育省	初等中等教育 12 年終了および大学入学資格の取得	4／7 年
A1	看護師，助産師，検査技師，理学療法士，栄養士，放射線技師，歯科技工士，病院管理など	上級保健人材養成校	高等教育省	大学入学資格の取得	3 年
A2	看護師，助産師，検査技師，理学療法士，衛生技師，調剤師など	中級保健人材養成校	保健省	初等中等教育 10 年修了	4 年
A3	看護師など	養成終了	保健省	初等 6 年あるいは初等中等教育 10 年修了	3～4 年

出典／国立国際医療研究センター国際医療協力局：House Model を用いた包括的な保健人材開発への取り組み：コンゴ民主共和国での実践例，テクニカルレポート vol.12，2019，p.15，一部改変.

＊ **リフェラル総合病院**：1 次医療サービスを提供する病院であり，保健センターを管理する機能を有する。

3. 保健人材開発

WHO は，UHC を達成するためには，適切な技術をもった人材が，適切な場所に，適切な数，配置されることが必要であるとしている。保健人材には，保健医療に関する知識や技術を有する保健医療専門職とともに，保健医療サービスの提供にかかわる事務職，施設や資機材の整備などにかかわる職員，警備員，救急車の運転手なども含まれる。

1 世界の潮流

2000 年以降，保健人材に関する課題が世界的に注目され始め，保健人材の養成，絶対数の不足，地域や職種の偏在，国際的な移動を含む労働市場，職場環境，へき地定着など，様々な課題が提起され対策が実施された。

保健人材開発は，UHC 達成に向けた重要な要素として世界的に認識され，2013 年のWHO 世界保健総会では，保健医療を支える保健労働力の教育の変革に関する決議が承認されている。2016 年に WHO は，SDGs の中で保健サービスの目標達成に必要な最低限の保健人材数を人口 1000 人当たり 4.45 人とし，保健人材の絶対数の不足に対する目標値を設定した[13]。そして 2020 年，WHO は看護と助産に関する初めてのグローバルレポートを発刊し看護分野における様々なエビデンスを提供した。2022 年には『看護と助産のグローバル戦略の方向性 2021 – 2025』を発刊し，教育，雇用，リーダーシップ，サービス提供の 4 つの世界戦略を提起している。

2 保健人材開発分析フレームワーク

日本の国立国際医療研究センターは，このような世界の流れを受け，保健人材開発を包括的にとらえるための 11 の要素（①保健人材の現状，②保健政策・保健人材戦略／開発計画，③法的な規制枠組み，④財政，⑤保健省の能力，⑥養成，⑦採用・配置，⑧定着，⑨保健ニーズに応じた保健人材開発システム，⑩政策計画実施モニタリング，⑪関係者間の調整）を明確化した分析フレームワーク「House Model（ハウスモデル）」を 2013 年に開発し，低中所得国での事業に活用している（図 6-8）。

4. 日本の技術協力

1 保健分野支援の経緯

コンゴ民では，1996 年から 5 年以上続いた内戦の結果，様々な国内インフラが破壊された。保健システムは崩壊し，保健人材に関する情報を含む保健省の様々な保健情報が消失し，保健行政が機能しない状態に陥った。そのため，保健人材の無計画な養成，採用や配置，質の低下，都市と地方における人材の偏在など，様々な課題が露呈した。このような背景のもとで，コンゴ民政府は日本政府に対し保健人材開発分野への支援を要請した。

I　各地域における国際看護活動の実際　　173

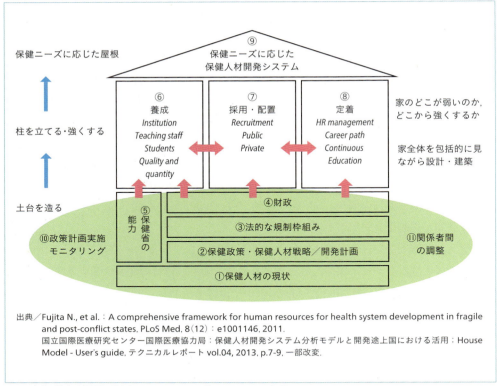

図6-8 保健人材開発分析フレームワーク（House Model）

この要請に基づき，日本のODA実施機関であるJICAは，2008年から保健人材開発分野における協力を開始するにあたり，現地の状況を把握するための各種調査を行った。その後，保健行政全般に対するアドバイザーを長期間にわたり派遣し，保健人材開発を含む包括的な支援や，保健人材開発を主たる事業目的に設定した技術協力プロジェクトが開始された（表6-3）。

2 技術協力プロジェクト

保健人材開発分野における技術協力プロジェクトは，コンゴ民保健省をカウンターパートとして実施されている。このプロジェクトは，コンゴ民全土を対象とする活動や介入対象州を設定し集中的に投入する活動など，様々な活動によって構成されている（表6-4）。

コンゴ民での保健人材開発分野の技術協力プロジェクトは，10年以上にわたって実施されている。保健人材開発支援プロジェクト（PADRHS）とそれに続くPADRHS 2では，主にHouse Modelの土台部分（①保健人材の現状，②保健政策・保健人材戦略／開発計画，③法的な規制枠組み，④財政，⑤保健省の能力）と外周部分（⑩政策計画実施モニタリング，⑪関係者間の調整）の強化が行われた（図6-9）。

PADRHS 3では，中央の保健省と共にコンゴ民26州のうち介入対象州を1つ設定し，主にHouse Modelの柱部分（⑥養成，⑦採用・配置，⑧定着）の強化が図られた（図6-9）。た

表6-3 コンゴ民主共和国での保健人材開発に関連する事業の経過

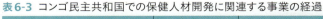

表6-4 歴代のコンゴ民主共和国技術協力プロジェクト

保健人材開発支援プロジェクト（通称：PADRHS）
- 実施期間：2010年11月～2013年11月
- 対象：保健省
- プロジェクト目標：保健人材関連局の国家保健人材開発計画実施能力が強化される。
- 期待される成果：①保健人材関連局の組織運営能力が強化される。②国家保健人材開発計画2011－2015が策定および承認される。③国家保健人材開発計画に関連する各種規定が策定される。④保健人材にかかわる情報管理システムが設置される。

保健人材開発支援プロジェクトフェーズ2（通称：PADRHS 2）
- 実施期間：2014年1月～2018年3月
- 対象：保健省およびコンゴセントラル州，カサイセントラル州，オカタンガ州
- プロジェクト目標：国家保健人材開発計画の策定および実施を効果的・持続的に行うために必要な基盤が保健省および対象州において強化される。
- 期待される成果：①国家保健人材開発計画2011－2015の評価結果に基づき，次期国家保健人材開発計画が策定および承認される。②国家保健人材開発計画を実施するための各種規定が整備される。③対象州において中央の関与のもと，国家保健人材開発計画に即し，かつ事実に基づいた対象州の州保健人材開発計画が策定され実施が開始される。

保健人材開発支援プロジェクトフェーズ3（通称：PADRHS 3）
- 実施期間：2018年10月～2023年10月
- 対象：保健省およびコンゴセントラル州
- プロジェクト目標：パイロット州（介入対象州）において，能力のある看護師および助産師に対する適正な人材管理が促進される。
- 期待される成果：①適正な人材管理に関する戦略を含む保健人材開発計画が策定され，実施される。②パイロット州において看護師および助産師の適正配置を実現するための人材情報管理および運用能力が強化される。③パイロット州の中級保健人材養成校看護・助産学科への新プログラム導入が促進される。

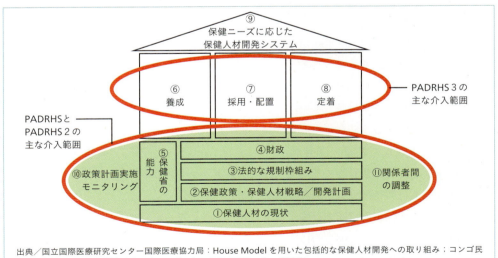

出典／国立国際医療研究センター国際医療協力局：House Modelを用いた包括的な保健人材開発への取り組み：コンゴ民主共和国での実践例，テクニカルレポート vol.12, 2019, p.9, 一部改変.

図6-9 保健人材開発支援プロジェクト（PADRHS, PADRHS 2, PADRHS 3）の主な介入範囲

Ⅰ 各地域における国際看護活動の実際　175

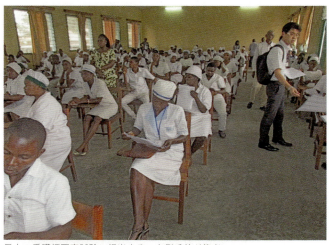
日本の看護師国家試験に相当する。右側手前が筆者。

図6-10 看護師養成校卒業試験の様子

とえば，教育プログラムに基づいた看護師養成を実施するための国家標準ガイドを作成し，このガイドの普及や適切な使用方法の教授を目的としたセミナーを開催している。これによって，質の担保された看護師養成の実施を目指している（図6-10）。

3 保健人材開発に関する取り組み事例

これら3つの技術協力プロジェクトにおける具体的な取り組み事例を，House Model の要素を基に，特定された課題，課題解決のための介入，介入の結果について紹介する。

❶ 保健人材の現状

課題：保健人材の養成数や配置状況などに関する情報がない。

介入：公的機関に勤める現職の保健人材情報を収集し，保健人材データベースを作成した。

結果：ある州の適正配置数 5332 人に対し，8944 人が配置されていることが明らかになった。退職年齢を過ぎても働いている職員が 1064 人確認され，給与が支払われていない職員が全体の約 34％いることが確認された。また，保健専門職でない人が保健医療サービスを提供していた。保健人材の数や配置に関する各種報告書が定期的に発刊されるようになった，など。

❷ 保健政策・保健人材戦略／開発計画

課題：国家保健人材開発計画に基づく州計画が策定されていない。

介入：州保健人材開発計画策定会議を複数回開催した。

結果：継続的に州保健人材開発計画が策定されるようになった。また，実施状況のモニタリングおよび評価も継続的に実施されている。

❸ 財政

課題：給与が支払われていない職員がいる。

介入：保健人材データベースの情報を他省庁などの関係機関と共有した。

結果：無給者リストや危険手当無支給者リストが州政府や公務員省に送付され，改善の申し入れがなされた。その結果，36人の無給職員への給与支給が開始された。

❹養成

課題：保健人材養成校の教員養成制度が確立されていない。

介入：介入対象州において教員能力強化のためのガイドブックなどを作成し，セミナーを開催した。

結果：セミナー後の教員教育評価の結果，能力の向上が確認された。

❺関係者間の調整

課題：保健人材開発に携わる保健省内調整や関係者間の協調が不足しており，開発パートナーの介入分野や地域に偏在がある。

介入：国レベルでは国家保健人材技術委員会，州レベルでは州保健人材技術委員会を定期開催し，関係機関との情報共有や調整を行った。

結果：多くの開発パートナーとの協議や調整が行われたことにより，保健人材に関する事業予算が確保された。

5. 保健人材開発の今後

　本項では，多岐にわたり複雑な課題を有するコンゴ民の保健人材開発の事例を紹介した。様々な課題はあるものの，国民の健康問題の解決や疾病予防，健康増進などに保健人材が重要であることを，コンゴ民保健省関係者は十二分に承知している。また，困難な状況に立ち向かう確固たる意志を有し，地道に課題解決に向けた方策を講じていることから，コンゴ民独自の保健人材開発が進展していくことが期待できる。

　2020年から世界的なパンデミックとなったCOVID-19では，看護職を含む保健人材の重要性が世界的に注目された。WHOは2021年を国際医療従事者年に定め，保健人材の課題を世界的なメインストリームに位置づけた。保健人材開発は，前掲のHouse Model（図6-8参照）を参考にしながら，関連する要素を包括的かつ継続的に強化していく必要がある。時には，強化した要素が脆弱化したり，複数の要素が複雑に絡み合ったり，新たな課題が発生したりすることから，一朝一夕に解決できるものではない。保健人材に関する課題は，医療技術の発達，新たに特定される健康課題や住民のニーズの変化などに対応しながら，今後も世界的に議論され続けていくであろう。

C 中央アメリカ地域：メキシコ

1. メキシコの文化的・地理的特性

　メキシコ合衆国（以下，メキシコ）は北アメリカ南部に位置し，北はアメリカ合衆国，南

I　各地域における国際看護活動の実際　　177

東はグアテマラ，ベリーズと国境を接し，西は太平洋，東はメキシコ湾とカリブ海に面している。人口は約 1 億 2600 万人で，宗教は国民の 8 割がカトリック教徒である。国土は 196 万 km² で日本の約 5 倍と広く，北西部は夏と冬の寒暖の差が激しい乾燥した気候，メキシコ湾に面した南部は亜熱帯気候である。気候は乾季（11 〜 4 月）と雨季（5 〜 10 月）に大別される[14]。

メキシコには古代マヤ文明やトルテカ文明など高度な文明が展開していたが，16 世紀初頭からスペインの支配下となった。19 世紀の独立まで続く長い植民地時代に，スペイン系白人と先住民族（インディヘナ）の間にメスティーソとよばれる子どもが生まれ，多様な民族構成となっている。民族構成はスペイン系と先住民の血を引くメスティーソが 60％，先住民をルーツにもつインディヘナが 30％，スペイン系白人を含むヨーロッパ系が 9％，アジア系やアフリカ系を含むその他が 1％となっている。言語は，歴史的背景からスペイン語が公用語であるが，60 以上の先住民の言語が存在している。現在は，独自の言語をもっている先住民の子どもたちに，その言語を学ぶ機会を学校が提供し，貴重な文化として継承する取り組みがなされている[15]。

メキシコの義務教育期間は幼稚園から高等学校までで，公立校の授業料や教科書代は無料である。成人の識字率は年々上昇し，2020 年は 95％となっているが，年齢層や性別による格差もみられる[16]。

政情は安定しており，現在の政権下（2018 年〜）による施策として，高齢者・障害者の年金額引き上げ，若年層の雇用促進，先住民・貧困層の優遇政策，製油所の新規建設，新たに創設された国家警備隊による治安維持・改善などがあげられる。メキシコの GDP は，第 3 次産業が 6 割以上を占めており，第 2 次産業は約 3 割で，その半分は自動車産業をはじめとする製造業となっている[17]。

メキシコの伝統的食文化は，トルティージャやサルサが有名であるが，トウモロコシや豆，唐辛子を中心に，トマト，タマネギ，アボカド，魚介，肉など様々な食材を利用したバリエーションに富んだメニューが多い。伝統的なメキシコ料理は 2010 年にユネスコ無形文化遺産に登録された[18]。

2. メキシコの保健医療システム

2003 年に制定された保健法に基づき，2004 年から連邦政府を運営主体とする民衆保険が本格導入され，公的健康保険制度によって，これまで社会保険の対象外であった貧困層や非正規労働者も含め，国民の大半が軽負担で医療サービスを受けられるようになった。メキシコの公的医療保険は，社会保険公社（IMSS）が運営し民間正規労働者が加入する社会保険，公務員社会保険庁（ISSSTE）が運営する公務員社会保険，石油公社などの国営企業や軍隊で働く労働者の健康保険，そして，これらの対象外の国民のために連邦政府が運営する民衆保険に大別される[19]。

各公的保険のうち，社会保険や公務員社会保険，民衆保険などでは，1 次から 3 次まで

の医療施設を有し，対象の保険加入者に対して医療サービスが提供される。しかし，公的医療機関の医療インフラが十分に整っていないことから，中高所得者層は民間の医療保険に加入し，私立病院で治療を受けることが多い。

メキシコの医師数は人口 1000 人当たり 2.2 人（日本 2.4 人），看護師数は 2.9 人（日本 11.5 人）であり，メキシコの看護師数は OECD 加盟国の平均 9.6 人を下回っている[20]。

医師と看護師の教育システムには，農村部のへき地医療に従事する期間が設けられており，メキシコ独自の医療従事者育成のシステムといえる。医師は，一般履修課程 4 年間とインターン期間 2 年間を経て，医師免許を取得した後，1 年間のコミュニティサービスが義務づけられている。看護師は 3 年間の教育期間中，1 年間は社会貢献期間としてコミュニティの診療所で臨地実習を行う。農村部では，医療インフラが不十分なため，新人医師や看護実習生が医療サービスを提供している。

また，メキシコの社会扶助政策として，条件つき現金給付制度がある。最貧層を対象とする条件つき現金給付制度はオポルトゥニダデス（スペイン語でチャンス・機会の意味がある）といい，健康教育，子どもの就学，予防接種などを条件に人口のおよそ 4 分の 1 に適用され，貧困率や就学率の改善に影響を与えている[21]。

3. メキシコの衛生指標とその背景

メキシコ人の平均寿命は男性 73.9 歳，女性 79.5 歳であり，健康寿命は男性 65.7 歳，女性 69.1 歳である（表6-5）。メキシコ人の死因は，心血管疾患が 1 位，糖尿病・腎臓疾患が 2 位，第 3 位が新生物（2017 年）であり，非感染性疾患（NCDs）による死亡が 78 ％以上を占め，増加傾向にある[22]。死因が感染症から NCDs に変化した背景として，生活インフラの整備やオポルトゥニダデス，その受給条件となる住民の健康教育受講や予防接種などが考えられる。

一方，死因の疾病構造の変化は，諸外国と同様，食の欧米化の影響を受けている可能性が高い。都市部には安価で利用できる大手外食フランチャイズチェーンがあり，へき地の

表6-5 主な指標からみたメキシコの健康水準

	男性	女性
平均寿命（2015 年）	73.9 歳	79.5 歳
	76.7 歳	
健康寿命（2015 年）	65.7 歳	69.1 歳
	67.4 歳	
5 歳以下の乳幼児死亡率（1000 人当たり，2015 年）	13.2 人	
妊産婦死亡率（10 万人当たり，2015 年）	－	38 人
18 歳以上の人口に占める高血圧*1 患者の割合（2015 年）	22.3%	17.3%
18 歳以上の人口に占める肥満*2 患者の割合（2014 年）	63.1%	65.6%
15 歳以上の人口に占める喫煙者の割合（2013 年）	22.5%	7.3%

＊1：収縮期血圧（SBP）140 以上もしくは拡張期血圧（DBP）90 以上を高血圧とする。
＊2：BMI25 以上。BMI は「体重（kg）÷（身長［m］×身長［m］）」で算出される。
出典／世界保健機関（WHO）：Global health observatory（GHO）data.
　　　経済産業省：医療国際展開カントリーレポートメキシコ編；新興国等のヘルスケア市場環境に関する基本情報，2021，p.15.

住民は糖分の多い清涼飲料水を買うことができる。医療インフラや看護師など医療従事者の不足に加え，このような生活習慣の変化が衛生指標に影響していると考えられる。

4. NGO機関での保健師活動：資源開発と地域組織活動

筆者は青年海外協力隊の一員として，メキシコ合衆国ベラクスル州のNGO診療所で活動を行った（2001年12月〜2004年6月）。JICAの研修事業に参加し日本の保健師活動に感銘を受けたNGO診療所の所長から，母子保健活動・子宮頸がん予防活動などを主活動とする要請があり配属となった。現地に到着すると，診療所の業務に同行し農村部の健康水準を向上させるため，周辺地域のなかでも貧困・若年妊娠・乳児死亡・子宮頸がん未受診などの健康課題がある人口1200人程度のコミュニティでの活動を所長から依頼された。

NGO診療所は貧困問題を有する農村や若者への支援実績があり，赴任直後に筆者をコミュニティの地区長に紹介し，保健活動の入口に立たせてくれた。そこでの活動について説明する。

1 | 実態把握

コミュニティ周辺の医療機関（コミュニティを管轄する診療所，保健所，病院）や教育機関（小学校，中学校），市役所，ロータリークラブなどを定期的に訪ね，医療サービス内容や医療従事者の業務内容，医療従事者や教員・地区長がとらえる地域の健康課題，統計結果などの情報収集を行った。また，妊産婦，ヘルスプロモーター*，伝統的産婆，住民の家庭訪問をとおして，血圧測定や健康相談を行いながら，生活習慣や健康問題，ニーズの把握に努めた。

2 | 地域診断

様々な機関や職種，住民からの情報収集によって把握した地域の健康問題や課題を次のように明確化した。

▶ 健康問題

- 妊産婦が定期健診を受けていない。週に1回，診療所の医師がコミュニティへ出張診療を行うが，妊産婦は受診しない。
- 女性が子宮頸がん検診を受けていない。住民が健康づくりに協力的ではない。
- 朝食を摂らず，昼食にスナック菓子を食べている児童・生徒が多い。
- 手洗いの習慣がなく，不衛生な生活を送っている。靴を履かずに過ごしている児童・生徒が多い。
- 字が読めない女性が多く，健康に関する情報を得にくい。
- 医療機関が遠く，アクセスしにくい。コミュニティを管轄する診療所も遠い。移動手

---

* **ヘルスプロモーター**：コミュニティ内の1次予防を担う保健助手として，保健所などから選考された識字者の住民（主に女性）。

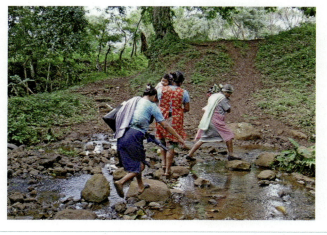
図6-11 医療機関からコミュニティまでの移動風景

段は徒歩（1時間）で，乗り合いタクシー代が払えない住民が多い（図6-11）。

▶ 地域の健康課題
- ヘルスプロモーターと伝統的産婆は面識はあるが，健康に関する話し合いなどはなく，また，伝統的産婆が分娩に必要な物品を十分にもっていない。
- ヘルスプロモーターは教材の使用方法がわからないまま健康教育を実施し，伝統的産婆との情報共有などの連携も取れていなかった。そのため，健康や妊娠・出産などに関する正しい知識が住民に周知されておらず，住民の健康への関心が低い。
- 児童・生徒の食事や衛生に関する生活習慣が十分に確立しておらず，今後，栄養不足や感染症などによる健康問題が起こる可能性がある。

以上のような課題を踏まえ，「1次予防を担うヘルスプロモーターと伝統的産婆を育成し，住民が健康について関心・正しい知識をもつことができる」をプロジェクトの活動目的とした。

3 活動計画および実践

「知識の周知」と「生活習慣の確立」を中心に活動計画を立て，地域の資源を活用しながら実施した。JICA母子保健プロジェクトによって作成され，コミュニティを管轄する保健所で使用されていた母子健康手帳を活用した。また，配属先であるNGO診療所の医師の協力が得られ，衛生材料，健康教育教材の活用が可能で，コミュニティを管轄する診療所の医師，小・中学校教員，市役所職員などの協力を得られることもわかった。

▶ 知識の周知

ヘルスプロモーターや伝統的産婆が十分に養成されていないことにより，健康や妊娠・出産などに関する正しい知識が周知されておらず，住民の健康への関心が低い状況に対して次のような対策を行った。

- コミュニティ内で行う NGO 診療所主催のヘルスプロモーターと伝統的産婆への研修会を企画し，感染予防の知識や手技，母子健康手帳の使用方法などの講義に日本料理教室も同時開催するなど，交流を図り，楽しみながらできる研修を運営した。
- NGO 診療所から伝統的産婆へ，清潔なガーゼやクーパー剪刀（外科手術で使われる先端が丸いハサミ）などの清潔な衛生材料を安価で提供した。
- 保健所では，伝統的産婆に保健所主催の研修会に参加することを期待していたが，夫が参加に反対していた。そこで筆者が研修会に参加して内容を把握し，写真を撮影して，伝統的産婆とその夫に研修の様子を伝えて参加を勧めた。
- 妊産婦の家庭訪問を行い，保健所から提供された母子健康手帳を活用して，妊娠週数や乳幼児の月齢に応じた健康管理と保健指導を行った。

▶児童・生徒の生活習慣の確立

児童・生徒の食事や衛生に関する生活習慣が十分に確立しておらず，栄養不足や感染症などによる健康問題が起こる可能性があり，次のような対策を講じた。

- 小学校や中学校で週1回，「衛生」「寄生虫」「栄養」「性」「男女平等」などをテーマに健康教育を行った。楽しく協力し合いながら作成することを目標にし，折り紙教室を同時開催した。
- 健康教育の際，児童から「野菜は売っていないから食べない」「野菜は高いから食べない」との発言があったため，児童・教員・保護者による学校内での野菜づくりを提案し，周囲の協力を得ることができた（図6-12）。

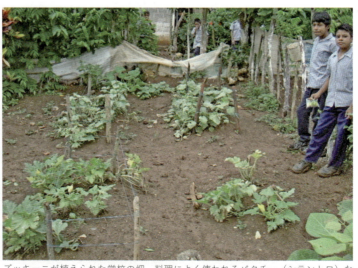

ズッキーニが植えられた学校の畑。料理によく使われるパクチー（シラントロ）なども育てていた。

図6-12 学校での野菜づくり

4　評価および今後の課題

▶評価

プロジェクトの活動成果として，次のようなものがあげられる。

- 伝統的産婆の夫は，保健所の研修会に男性スタッフがいるため妻の参加に消極的であったが，安全で有意義な研修であることを理解し妻の研修参加を了承した。ヘルスプロモーターと伝統的産婆は，研修に参加後，コミュニティを管轄する診療所で行われる定期研修会に全員が自主的に参加するようになった。
- ヘルスプロモーター，伝統的産婆が交流をもち，1次予防の担い手として基本的な知識を身につけることができた。
- 衛生材料について，伝統的産婆が妊婦にその必要性を説明し購入してもらい，伝統的産婆に負担なく清潔な分娩ができるようなシステムを整えることができた。
- 妊産婦がNGO診療所で定期健診を受診するようになった。また，子宮頸がん検診受診を周囲に知られたくない女性が多くいることがわかり，NGO診療所で検診が受けられることを周知することで，NGO診療所での受診数が増加した。
- 小・中学校での健康教育をとおして，児童・生徒の家族からの健康に関する相談が増加し，住民への保健指導や受診勧奨などの機会ができた。
- 学校での野菜づくりに児童・生徒が積極的に参加し，収穫した野菜を調理して販売し，その収入で種子を購入するしくみがつくられた。さらに，児童・生徒の母親の協力を得て，学校と保護者の共同作業につながった。

Column　国際看護学と地域看護学の共通点

　　開発途上国で看護活動に携わった経験があることを話すと，相手から「自分にはとてもできない」と驚かれることが多い。しかし，筆者は日本で病院勤務や山間部での地域保健，地方での訪問看護に従事した後に携わり，日本で学んだ技術と現地の人々の協力で，現地の地域をベースにした支援活動を実施することができた。開発途上国での看護活動で苦労したことは，言葉の修得，そして「専門職に技術を伝えなければ」という驕りにも似た自分自身の感情と向き合うことだった。

　　地域看護学では，暮らしを営むすべての住民が対象となる。住民の背景は多種多様で，居住地域の文化や食習慣も様々である。個別の健康支援を行う際は，対象者と家族や友人，活用できる資源，その人の暮らす地域も含めてアセスメントし，地域の健康課題に取り組む際には，その地域の人口や疾病構造，主要産業，医療機関などのインフラ，住民の暮らしぶりなどを含めたアセスメント（地域診断）を行う。地域看護学の技術は，国境を越えて看護を実践するうえで有効な技術である。地域を広くとらえれば，多様な文化背景をもつ外国も一地域での看護実践であり，共通点が多いことも当然だろう。

▶ 中・長期的課題

　JICA による支援期間は限定されているが，コミュニティの暮らしは継続していく。ヘルスプロモーターと伝統的産婆の知識の向上に対する行動が継続し，住民や妊産婦がいつでも健康問題について相談できる 1 次予防の担い手となることが，1 つ目の課題である。また，公的な保健医療機関（保健所やコミュニティを管轄する診療所）とつながりをもったことで学びやすい環境が整ったため，保健所・コミュニティを管轄する診療所・NGO 診療所が連携し，健康に関する問題を住民と共有し解決していくことも今後の課題である。

　活動当初，住民は筆者を警戒し挨拶さえしてくれなかったが，様々な活動を行うにつれ，コミュニティを歩いていると声をかけられ，健康に関する質問をされるようになった。帰国の際，伝統的産婆の一人から「研修に行かせてくれてありがとう」という言葉があった。伝統的産婆は学ぶ機会をもつことによって自信を得て，その夫は妻を誇りに思うようになった。メキシコでの活動によって，現地の人々の協力のもと，保健師活動の基本を経験し，住民の主体的な保健活動の場面を見ることができた。

中東：モロッコ

1. モロッコの概要

　モロッコ王国（以下，モロッコ）はアフリカの北西端に位置し，東はアルジェリア，南は西サハラを挟んでモーリタニアに接する。地中海を渡ればスペインであり，ヨーロッパにも近い。人口は約 3666 万人（2022 年）[23] と日本の約 1/3 であり，そのほとんどはイスラム教スンニ派である。民族は，アラブ人が 65％，ベルベル人が 30％といわれ，アラビア語とベルベル語の双方が公用語として指定されている。また，公用語ではないが，かつてフランスの保護領であったことから，フランス語も話されている[24]。

　世界銀行のデータによると，2020 年の一人当たりの GDP は 3058 米ドルであり，COVID-19 の影響により経済に大きな打撃を受けたが，それ以前の 10 年間は年 1～4％の経済成長を遂げていた。失業率は COVID-19 の流行前から約 9％（対労働人口当たり）と日本よりも顕著に高く，2020 年はさらに悪化し 11.45％となった[25]。

　モロッコには，青の街シャウエン（シェフシャウエン）や砂漠ツアーの楽しめるメルズーガなど，日本からの旅行客にも人気の高い有名観光スポットが数多く存在する。美食の王国ともいわれ，タジン鍋を使用して作られるタジン料理，金曜の礼拝の後に食べるクスクス（図 6-13），太陽光をたっぷり浴びて育った実から作られるオリーブオイルなど，おいしいものにあふれている。

2. 保健医療の状況

　モロッコの医療保健水準は，低中所得国のなかで比較的高いほうである。WHO のデー

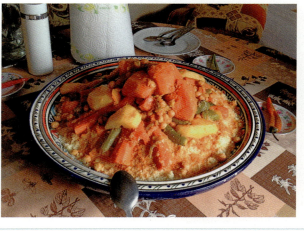
図6-13 お世話になったNaas医師家のクスクス

タによると，筆者の活動当時，モロッコの平均寿命は75.8歳（2015年）であり，がんや糖尿病などの非感染性疾患（NCDs）が死因の大半を占めている[26]。母子保健状況に関しては，様々な取り組みの甲斐あって，近年劇的な改善を見せており，新生児死亡率が13.8，5歳未満児死亡率が22.3（ともに出生1000対，2016年），妊産婦死亡率が72.6（出生10万対，2016年）となっている[27]。しかし，都市部と農村部，読み書きのできる女性とそうでない女性，富裕層と貧困層の間などで，様々な健康格差が指摘されている。

3. 配属先の概要と活動内容

筆者が青年海外協力隊として赴任したエルハジャブ県は，メクネス・タフィラレット州の一部であり，アトラス山脈の麓に位置する。夏は涼しく，冬は少量の雪が降る地域である。人口は約25万人（2015年）であり，都市部と農村部に約1:1の割合で暮らしている。県保健支局は，県病院1施設（45床，図6-14左），分娩施設併設保健センター3施設と保健センター15施設，そして診療所6施設を管轄している。2015年には2795件の施設分娩があり，妊産婦死亡はなく，24時間未満新生児死亡が1件と母子保健指数は非常に良い[28]。しかし，産科医の不足を主な理由としてハイリスク分娩の約半数を他県へ搬送しており，重症例は搬送先で亡くなる場合が多いのが実情であった。

このような背景のもと，配属先と協議のうえ，筆者は母子保健改善への貢献を目的とした3種類の活動を実施した。1つ目は，母親学級の普及と質の改善である。母親学級は，すでに先代の青年海外協力隊員が導入と普及に取り組んでいたが，筆者は，母親学級が中断となってしまった施設を中心に再開と質の改善に取り組んだ（図6-14右）。より具体的には，助産師・看護師のための研修や，各保健施設の巡回などを行った。その結果，計5施設における母親学級の再開につなげることができた。

2つ目は，保健医療サービスの質向上を目指した5S手法（整理，整とん，清潔，清掃，しつ

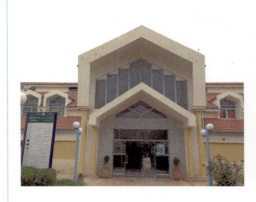
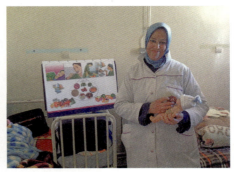

図6-14 エルハジャブ県病院（左）と県病院にて再開された母親学級（右）

け）の導入であり，研修や配属先以外の県への視察を実施した。緊急時に新生児蘇生用のマスクが見つからないなどという問題発生を防ぎながら，チーム力を上げられるよう取り組んだ。そして3つ目は市民啓発活動であり，コミュニティにある女性センターや寄宿舎などで，母子保健を中心とする講座や各種のイベントを開催した。

4. 文化的葛藤をとおして学んだ異文化看護に求められる能力

❶ 宗教的文化を理解する

　イスラム文化を語るときに欠かせないキーワードに「インシャアッラー」がある。「すべては神の意志のままに」というような意味で，「また明日，インシャアッラー」などのように，ちょっとした約束や願望を話す際に使用される。日用的な表現であり，筆者も何度となく使っていたが，仕事の場面ではこれが非常に厄介なのである。「10時から会議」と言えば「インシャアッラー」，「明日この部屋を使わせて」と言えば「インシャアッラー」と返ってくる。「すべては神の…」となれば，約束などあってないようなものである。

　悩みの種は「インシャアッラー」だけではない。基本的にどの職場でも，午後，特に金曜日の午後の礼拝時間以降は，働いている人が極端に減る。筆者が活動していた県病院の産科でも，午後は休憩室の照明を消し，テレビをつけてソファーに横になる助産師が多かった。助産師のように24時間交代制の勤務でない場合は，多くの人が午後2時頃に帰宅してしまうのである。

　協働を果たすために行った様々な取り組みのなかで，彼らの宗教観を理解することが特に重要であった。筆者は，現地の人々の話を聞き，書籍からも情報を得て，イスラム教で大切なことは，コーランに示されている神の意志を実現していくことであると理解した。彼らにとって，働くことは宗教的実践の一つにすぎない。仕事を生きがいとし，そこに自己実現を願うことの多い日本人の労働観とはまったく異なる。また，イスラム文化では，

午後2時以降は「ラーハ」の時間といわれ，休息や礼拝，瞑想，あるいは家族や友人と過ごすなど，ゆったりと過ごす時間として大切にする。午後2時以降に精力的に働く人が少なくなるのも納得できる。

❷ 言動の背景要因を分析する

また，互いを助け合わない様子から，「性格が悪いのではないか」と思ったこともあった。一人の助産師が出産介助で忙しそうにしていても，同僚の助産師は平気で昼食に行ってしまう。約束を守らず，時間に遅れ，仕事熱心ではなく，仲間思いでもない。日本であれば，まず同じ職場にいてほしくないタイプであろう。

それでも筆者は「彼らと共に働きたい」と強く思っていた。その理由の一つは，人々と共に活動しなければ，効果的かつ持続的な活動は果たせないと理解していたからである。彼らが抱える健康課題は，彼ら自身で解決する必要があり，部外者にできることは課題解決のサポートである。そして，もう一つの理由は好奇心であった。日本と大きく異なるモロッコの文化に強い衝撃を受けるとともに，彼らの言動の背景に興味がわいたのである。互いを助け合わない要因の一つは新人育成制度にあると筆者は分析した。モロッコの看護職は，学校卒業後の最初の勤務として，農村部の保健センターや，より小さな診療所へ配属されることが多く，ほかの医療者が誰もいないところで一人きりになる。新人であっても，指導者がいるわけではなく，学校で学んだことをもとに自分で考えて対応していくしかない。そして，看護職は一人で働くことを覚え，数年後（より長い可能性もある）に中心部の病院へ異動になっても，チームで働くという意識や技術をもたないまま仕事につくことになる。このような背景を考えると，助け合わないことの要因を「個人の性格」としてしまうのは理不尽といえよう。

このように背景要因を分析することは，モロッコの同僚たちの言動を理解し，信頼関係を築いていくための手助けとなった。もちろん，理解が進んでもすべてがスムーズに納得に至るわけではない。あまりにも無責任な態度をとられ，彼らと協力関係を構築することは不可能なのではないかと深く悩んだこともあった。しかしそのような状況になったときこそ，言動の背景を多角的に分析し，状況を客観的に見つめなおすことが重要であることを学んだ。

❸ 異文化と自文化を理解する

レイニンガーは，異なる文化的背景を持つ看護の対象者へのケア提供には，その文化的背景を理解することが欠かせないと論じてきた[29]。筆者は，文化的背景を理解することは，直接ケアを提供する対象者だけでなく，共にケアを創り上げる同僚との関係性にとっても非常に重要であると理解する。たとえ，日本の看護職と同様に西洋型の医学・看護学を学んできていたとしても，異国の看護職は日本のものとはまったく異なる文化的背景をもち，それに基づいた思考・態度・行動を選択する。その背景要因を理解する事なくしては，効果的な連携は生まれない。

そして，異文化を理解するには，自文化を理解することが必要となる。先述の同僚を手

I　各地域における国際看護活動の実際　187

伝わないモロッコ人助産師の姿を見たとき，筆者はまず，「同僚が大変そうにしていたら，ふつうは手伝うでしょう」と思った。しかし，その「ふつう」は，何においてふつうなのだろうか。なぜ自分自身は，それを「ふつう」だと思うのだろうか。このように自分自身の思考を分析することで，それは自文化であって，そのモロッコ人助産師がもつ文化とは異なるのだと筆者は気づいた。

　クロス（Cross, T.L.）らは，文化的能力（cultural competence）が高いことの特徴の一つとして，「文化に関する継続的な自己評価」をあげている[30]。継続的に自文化を分析し，その理解を進めることで，自文化および異文化間の相互作用を評価することが容易になり，その評価に基づいて文化間の障害を最小限にするための行動がとれるとしている。異文化を理解し，受け入れていくには，自文化の継続的な分析と理解が欠かせないのである。

❹共通する価値観を見つける

　違いに目を向けることも大切であるが，それと同等に重要なのが，通じ合う価値観を見つけることである。共に働く仲間として，何か一つでも分かち合えるものがあると，互いの理解が進みやすい。

　印象に残っているエピソードがある。ある日，筆者が県病院の産科病棟を訪れたところ，若手助産師の一人であるＡさんが，死産後の処置を行っていた。分娩室横の小さな新生児室で，淡々と亡くなった赤ちゃんを布に包み，体重を測っていた。そばで見ていた私に，彼女がふと「冷たく見えるかもしれない」「何件も対応してきたから，業務には慣れる」と話してくれた。言葉にはしなくても，その声音と表情から彼女の強い葛藤が伝わってきた。救いたいという思いは同じ。それでもうまくいかず，自分だけではどうにも解決できず，強い葛藤を抱いていることを知った。

　イスラムでは，死は一生の終わりではなく，やがて迎える終末の日に向けた新たな旅の幕開けと認識されている。しかし，生命の危険があるときは助けようと全力を尽くすし，亡くなれば深く悲しむ。命を大切にする思いは同じなのである。

❺文化を超えた協力を生み出す

　筆者が取り組んだ母親学級の普及では，助産師や看護師を対象に研修を複数回開催した。研修を運営するうえで課題となったのが，時間や約束への認識の違いである。30分程度の遅れであれば，まだカバーできるのだが，1時間遅れや急な欠席となると，研修を開催する意味がなくなってしまう。

　そこで筆者は，現地のカウンターパート（受け入れ担当者）と相談し様々な工夫を行った。研修へのモチベーションを高めてもらえるよう，参加者の主体性を重視した体験型のワークショップ形式とし，楽しみながら学べる形にした。また，自分の長所や功績を人に話すことが得意であるという強みを生かして，彼女たちが実施した母親学級の成功例を共有してもらう時間も設けた。さらに，モロッコのおやつ文化からアイディアを得て，研修時用にケーキを焼き，お茶を用意したこともあった。結果として，研修への参加率は高く，活発な情報交換と技術の伝達が達成できた。研修が予定どおりに始まることは一度もなかっ

たが，それが目標ではないため，大きな問題にはならなかった。

　文化を尊重するということはどちらか一方の文化を選び，もう一方を排除するということではない。目指すべきものは，相互作用から生まれるポジティブな変化である。異文化と自文化の双方に目を向け，互いに歩み寄りながら，文化間の交わりによるシナジー（相乗作用）を生み出していく。そのような協力を生み出すことで，人々の健康へ効果的に貢献することができる。それこそが，異文化看護に求められているものである。

　なお，この項に含まれる情報は筆者の個人的見解および意見を示すものであり，所属組織の見解を代表するものではないことを申し添えておく。

Ⓔ 太平洋諸島地域；ソロモン諸島

1. ソロモン諸島の文化的特性と社会的背景

　1978年にイギリスから独立したソロモン諸島（以下，ソロモン）は，6つの大きな島（チョイスル島，ニュー・ジョージア島，サンタ・イザベル島，ガダルカナル島，マライタ島，サン・クリストバル島）とおよそ1000の火山島・珊瑚島からなり，総面積は2万8900km^{2}で岩手県の約2倍である[31]。首都ホニアラは，第2次世界大戦中，2万人の日本兵が命を失った激戦地として歴史に名をとどめるガダルカナル島に位置している。国民の95%以上はキリスト教徒であり，約94%がメラネシア人*である[32]。言語は英語（公用語）とピジン語*（共通語）であるが，各部族の固有言語も村のレベルでは常用されている。国民の60%が人口100人以下の集落に住み，気候は海洋性の熱帯雨林気候で，雨量が多く湿度も高い。年間を通じて平均気温は26〜27℃である。

　同じ言葉を話す「ワントーク（one talk）」といわれる部族（村レベル）の結束は固く，閉鎖的な一面もある。一般には温和で明るい気質であるが，ひとたび部族間の闘争が勃発すると，鉈や鍬などの刃物を持ち出し，流血を伴う争いになることもある。数十人，多くても数百人の小集落を形成し，ヤシで作る高床式住居に住む。筆者が派遣された当時（1988年）の人口は30万人程度と推測されていたが，2020年には68万7000人となっている[33]。一人当たりGDPは598米ドル（1988年）から，2250米ドル（2020年）と推移している[34]。資源にあまり恵まれていないこともあり，主な援助国は地理的に近いオーストラリア，そしてニュージーランドと日本が続く。

2. 保健医療・看護システムの特徴

　ソロモンは多くの健康課題による経済的負担や人材確保の困難さ*が社会開発の大きな

*　**メラネシア人**：モンゴロイドやオーストラロイドなどにルーツをもつ民族。体格や風貌は様々とされるが，筆者の印象は漆黒の肌と縮れた髪をもつ人々である。
*　**ピジン語**：19世紀後半，オーストラリアのプランテーションなどで，共通の言語をもたないメラネシア人とヨーロッパ人の間で話されるようになった共通語。

Ⅰ　各地域における国際看護活動の実際　　189

障壁となっている。保健医療システムは，保健省を中心に，各州の基幹病院がリファー（紹介）機能を備えた3次医療施設であり，保健医療事業の中心となるエリアヘルスセンター*が，各地域に2次医療施設として配置されている。その下には1次医療施設として，常勤スタッフ不在のエイドポスト*などがある。このような医療システム（リファラルシステム）は，イギリス保護領であった時代に各地に整備された。

　ソロモンは現在もマラリア濃厚汚染地域である。マラリア罹患率（りかんりつ）が高く，重症化しやすい熱帯熱マラリアが約60%を占めている[35]。マラリア対策は国家の主要な課題であり，各国から多くの支援を受けてきたが，1998年にマライタ島から勃発（ぼっぱつ）した民族闘争によりその対策は長く中断した。人口1000人当たりのマラリア罹患率は，2004年には744と非常に高かったが，2007年に319，2014年には52と劇的に改善した。しかし，2020年は168とふたたび増加している[36]。死亡統計は整備されておらず，死因の第1位は不明であるが，第2位がマラリアを主とする感染症である。近年は心疾患，脳卒中，がんなど非感染性疾患（NCDs）を原因とする死亡も増加しており，死因の67%を占めている[37]。

▶ **地域の医療を担う看護職**

　筆者が赴任（ふにん）していた1988年当時，看護教育課程は2年であり，この課程を完了すると看護師・助産師の資格を得ることができた。基幹病院への移送が必要な患者の応急処置とトリアージ，定型的な疾病対応など，同国の医療は実質，看護師や看護助手（しつべい）により機能していた。

　現在は3年制の学校で看護教育を受けた後，医療施設における1年間の研修が義務づけられている。助産師，保健師，麻酔ナースなどの専門ナースの資格制度もあり，医師不足を補っているが，看護職は慢性的に不足している。

3. 保健医療支援活動の具体的な状況

1 | ホアンブクリニックの様子

　筆者が1988年から2年間勤務したホアンブクリニックは，ソロモン諸島マライタ島の州都アウキから未舗装（みほそう）のブッシュ（bush，丈の長い草むら）でおおわれた道を30kmほど入った無医村にある。教会が運営し2次医療施設としての機能をもつが，医師は不在で，神父を兼ねた1人の男性看護師と8人の看護助手がいる。村落部の2次医療施設はおおむね同様の状況である。町の病院からの医師（オーストラリア人）の巡回は月に1回のみであった。

　入院ベッドもあったが，ふだんはベッド枠のみがガラクタのように部屋の隅に重ねられ，必要になると，どこからか出してきた薄っぺらなマットに患者が横になる。時には，

---

* **（健康課題による）人材確保の困難さ**：ソロモンの医療の主な担い手である女性が10歳代で結婚し，その後10人以上の子どもをもつことが常であるため，離職による保健医療職の人手不足が起こる。一方で乳幼児の死亡が多く，その結果，さらに多くの子どもを産もうとする悪循環もみられる。

* **エリアヘルスセンター**：3次医療施設である州の基幹病院の下に，2次医療施設として配置されている診療所。

* **エイドポスト**：医療職は常駐せず，住民などが運営する保健施設。最低限の薬品（鎮痛薬や抗菌薬など）を備え，傷の消毒やマラリアの検査も行う。

190　　第6章　国外における国際看護活動の実際

マットなしで金属性の網の上にじかに横たわる妊婦もいる。むしろそのほうが涼しいと好む患者もいた。正確なベッド数は把握できなかったが20床程度である。

検査設備は皆無であった。ブッシュと海に囲まれ，電気はなく，夕暮れ以降はランプ生活が基本である。小さな発電機はあったが燃料は限られるため，夜間の急患対応時のみ利用されていた。要所に配置された簡易水道からは，雨量の十分な時期には，濁ってはいたが水が豊富に供給された。雨水タンクも設置されていたが，スコールのような大雨が降ると，急いで石けんを持って雨の中に飛び出し，からだを洗う若者も多く，雨量が多いのは幸いであった。

看護助手は主に10歳代の女性である。様々な島の出身である彼女たちは全員クリニックの敷地内に居住し，寝起きを共にした。そのため看護師の役割以外にも，運転手，調理人，灯油（電気がないため）冷蔵庫（ワクチン保存用に必須）のメンテナンスなど，様々な役割を求められた。筆者には彼女らとは別棟の一室があてがわれていたが，生活が一緒のため仕事以外の時間は常に，彼女たちとのおしゃべりタイムとなり，彼女たちは私が日本から持参した小物などを珍しそうに手に取ったりしていた。筆者のまっすぐな髪に触れるのが楽しいようであった。

2 │ 日々の支援活動

筆者の派遣目的は，これらのスタッフと共に働き，看護をとおして医療レベルの向上を図ることであった。早朝，クリニックの外来診療をスタートすると，受診者全員の診療を終えるまで活動は続いた。患者は1日に50人，時には200人以上になった。外来診療はいわゆるトリアージの役割も果たし，外来終了後も随時，救急患者には対応していた。

人々は夜明け前からいくつもの山や川を越え，クリニックを訪れるが，徒歩以外の移動手段はなかった。看護助手も古株ともなれば，看護師同様に診療やマラリア治療薬などの基本処方，また妊産婦・乳幼児健診を実施していた。

長く伸びきった乳房に乳児を吸いつかせ，小脇にはひと回り大きいサイズの幼児を抱え，後ろにはよちよち歩きの子どもたちが続くような典型的な家族が，いくつもの山を越えて日の出前からクリニックを目指してやってくる。1家族に10〜15人の子どもがいるのが一般的な土地柄であり，クリニックは常に多くの女性や子どもたちでにぎわっていた。出産時に助産師が会陰裂傷を縫合しようとすると，「少しだけにして」とか「縫わないで」と産婦に言われることがあった。次の出産を考えての言葉であった。

受診者は自分の畑から主食の芋を1個持参し，それがクリニックの診察料となる。時にはバナナや野菜を持参する者もおり，これらがすべてスタッフの日々の食材となった。

初めて見る日本人は，肌の色や黒い直毛が珍しいらしく，クリニックの診察室の狭い窓からたくさんの人がのぞいているのが見え，筆者は人々の好奇の視線を浴びているのがわかった。前述のとおり看護師業務は，自分で観察し，もてる限りの知識と経験を駆使して状況を判断しなければならない。斧で足に深い傷を負い運ばれて来た患者の創部には植物

の葉が詰め込まれ，それをピンセットで取り除くと蛆虫が見える。大量の膿の中の白い物体が何かと思えば，歯磨き粉であったりする。この患者に抗菌薬を処方しなければ，きわめて深刻な事態になることが容易に予想された。日本では医師により医薬品が処方されるという法規制があるが，無医村のこの村では，医師以外の「だれか」が必要な判断をしなければならない。その「だれか」は看護師であった。

　ソロモンの保健省で作成・配布され，医薬品の使い方などがシンプルに書かれた診療ガイドや『Where there is no doctor』*は，当時の筆者のバイブルであり，すり切れるまで日夜必死に熟読した。

　当初は，葉や歯磨き粉を傷口にぬり込んでいる創部を見て，「なぜこんな汚いことをするのか」「衛生観念が欠如している」と怒りさえわいた。しかし，クリニックに容易にアクセスできない彼らは，奥地の村に根づいている伝統医療（ソロモンでは custom medicine とよばれていた）で必死に急場をしのいでいたのだ。そこには代々，村で受け継がれる理由や背景があり，現代の医学にはそぐわないものの，脈々と受け継がれてきた彼らなりの生きる知恵であり，工夫なのである。

3 ｜ 主な傷病と感染症対策

　筆者が赴任していた当時，ソロモンの主要傷病は熱（＝マラリア疑い），呼吸器感染症（＝結核疑い）であったが，ブッシュナイフ*や転倒・転落による外傷，高温多湿と不衛生な環境から皮膚感染症も多く，幼少児には麻疹も多くみられた。国家の保健予算は限られていたが，マラリア予防薬・治療薬（注射）や家族計画物品（ピル，コンドームなど），そしてワクチン類は，WHO，UNICEF などから比較的十分に供給されていた。

▶ 感染症対策

　1980 年代から 2000 年代，村落レベルでは感染症の検査設備がないため，疑い＝治療であり，結核，ハンセン病を除く感染症は，疑いの時点ですぐに治療が開始された。主要疾患であるマラリアに関しては，採血してスメアスライド（検査用スライド）を作成して町の病院へ送り，検査を依頼する。発熱で受診している患者には一律にマラリア治療薬がその場で手渡され，服薬開始となる。結果が判明するのは早くて 2 週間後であるため，結果を待つことはできず，結果を聞きに再びクリニックを訪れる患者もいない。ソロモンに多い熱帯熱マラリアは，治療開始が遅れれば重症化のリスクが高まり，死亡にも至る。治療薬による有害作用や弊害よりも，未治療であった場合の結果を重視するのが，村の基本医療である。

　このルールの例外が結核とハンセン病の治療である。この 2 疾患は，町の病院の台帳に

＊ 『**Where there is no doctor**』:副題 Village health care Handbook。アメリカの生物学者・教育者デビッド・ワーナー（Werner, D.）が 1968 年に著した，医者のいないような地域での疾病予防や治療の手引書。80 以上の言語に訳され，開発途上国で働く保健ボランティアや助産師，看護師，住民に読まれている。日本語版は 2018 年にシェア＝国際保健協力市民の会から刊行された（医者のいないところで；村のヘルスケア手引書，2015 年版）。

＊ **ブッシュナイフ**:刃長 30 〜 40cm 程度のナイフ。枝打ち，草刈り，捕獲，調理とマルチに使用される生活必需品で，時に武器としても利用される。

192　　第 6 章　国外における国際看護活動の実際

患者登録がしっかりとなされており，それは2次医療を担うクリニックレベルにも共有されていた。近隣の患者であれば看護助手が定期的に訪問し，服薬状況を確認して次回分の薬剤を直接手渡す。離れた村であれば，後述のサテライトクリニックの際に，同様のフォローを行う。患者の確定診断は町の病院で実施されていたが，疑わしい患者を見つけ出し，説得して町の病院に送り届けるのはクリニックの重要な役割の一つである。高熱など1～2週間で目に見えて展開するマラリアより，初期の自覚症状が乏しいこれらの疾患は，対応が大変困難であり，長期にわたるアプローチが必要となる。

現在はエリアヘルスセンターへの検査技師の配置や顕微鏡の数も増え，マラリアの診断は以前よりもスピードアップされているが，発熱後に治療が開始されるのは変わらない。結核やハンセン病の総数は激減していると発表されているが，基本的な医療統計の信憑性は乏しく，実数の把握が難しいのが実情である。

4 │ 女性の労働と健康

ホワンブクリニックを訪れる人々は自分の正確な年齢を知らない。都市部では出生登録も進んでいるが，この村落部では，自分が抱いている乳児の年齢すらも定かではない。元気に生まれて，元気に育ち，毎日楽しく食べる。日が沈めば寝て，日の出前に起きて，再び1日が始まる，それが彼女たちにとってかけがえのない日常であった。クリニックのスタッフが受診の際にカルテに記載するのは，成人（と見える人）の場合，「adult」の一語のみである。乳幼児の場合，おおよそ何歳かを把握するための質問は，キリスト教徒の多いこの村で，「この子が生まれてから何回クリスマスがあったか」と聞くように筆者はスタッフから教えられた。海とブッシュと山と川に囲まれ，ゆったりと時が流れるこの地では，生年月日を正確に記すことに特段の意味はないのかもしれない。

妊婦健診では，最終月経がわからないため，胎児の推定週数は，触診による子宮底の位置からの推測のみである。男性が働かない社会であり，妊婦は強烈な陣痛や破水があるまで農業に従事する。支援経費で購入した簡易ヘモグロビン（Hb）アナライザー（分析装置）で妊婦の貧血検査を始めた筆者は，その結果にがく然とした。半数以上の妊婦はHbが5.0g/dL以下であるにもかかわらず，畑仕事に従事していた。検査器材の不具合を疑い，筆者や町で活動する仲間の血液で確認したところHbは12.0～15.0g/dL程度であった。日本であれば輸血レベルの数値でありながら，平然と畑に出て懸命に働いている彼女たちを見ることは衝撃であった。

筆者は栄養・生活指導などの計画立案を試みた。貧血は慢性的なマラリア罹患や多産，食事内容が原因と推測され，胎児への影響も懸念されたが，彼女たちから特別な訴えはなく，何を説明しても微笑むだけで彼女らの日常に戻って行った。家族計画や栄養指導のポスターを掲示しても反応は薄かった。疼痛，発熱，下痢などの急激な体調不良がない限り，老若男女だれもクリニックを訪れはしない。男性は働かず，女性は家事・妊娠・出産・育児は当然のことであり，この地域の唯一の生産活動である農業にも従事しないと存在意

義を失うだけでなく，家族が食べて行かれなくなる。しかも，女性は男尊女卑の扱いを受けていた。このような環境下で，いかに女性やその家族，村を構成する人々に健康に関する説得力のある動機づけができるだろうか。10年，20年と長い時間が経過した後にも，この疑問が時折頭をよぎる。

5 ピースフルな死

　赴任当初，院内で心停止（CPA）を起こした腎不全の少年に対し，筆者が心肺蘇生（CPR）を必死で始めたことがあった。汗だくになり，ふと振り向くと，看護助手らが背後で笑っていた。彼女たちには，筆者の必死の形相と姿勢が滑稽に見えたのかもしれない。死にゆく人は神に任せて，安らかな終焉を祈るだけである。

　知識としてCPRを理解していても，彼らの概念の中で「死」はピースフルで穏やかでなくてはならない。彼らにとって，いつもピースフルでいることは人生の最重要事項である。神を信じる宗教背景も，死の受容過程として見逃せない。また大家族で暮らす日常で，死は常に身近な存在である。患者の死に一時は泣き叫ぶ家族も，神父が祈りを捧げ遺体を清めた後は，静かに亡骸を抱えてクリニックから去っていく。「これからどうするの？」とスタッフに聞くと，「その辺のブッシュに埋めるのよ」と，何事もなかったような答えが返ってきた。

　また，次のようなこともあった。ある昼下がり，麻疹で重体の乳児を，筆者が四輪駆動車を運転して町の病院へ搬送することになった。シニア格の看護師からの指示である。2歳くらいだろうか，やせ細ったからだは，すでに呼吸も荒く，高熱で泣く力もない。村のクリニックで手に負える状態でないのは，だれの目にも明らかであった。後部座席でスタッフが幼児を毛布にくるんで抱き，母親が無言で隣に座った。

　町の病院にあとわずかの地点で，スタッフが突然，「息をしてない。動かなくなった！」と叫んだ。動転した筆者は一刻も早く病院へと気持ちが焦る。しかし，母親とスタッフは「帰ろう」とつぶやいた。筆者はそのまま運転を続け，病院に滑り込み，走ってオーストラリア人医師に経緯を伝えた。医師の「だから何？」という反応に，「急いで来たのに診てくれないの？　蘇生処置や死亡確認は？」とつめよると，答えは一言「No Need！」であった。これもまた日常なのか，だれからも反論はない。

　冷たくなりつつある遺体は，大事に母親に抱えられクリニックに戻った。帰りの車中はだれも口を開かず，砂利道を走る車の騒音が響くなかで，自分がもっと早く搬送すれば，この子は助かったのではないかと自問自答した。母親はクリニック到着後，小さな亡骸を抱え自分の村へと静かに去って行った。

6 サテライトクリニック

　この国ではだれも飢えておらず，生活も医療も自然の流れのなかに存在する。そのようななかで，いかに人々が現状改善の必要性に気づき，興味をもってもらえるかが重要な課

題であった。そして個々人，集団ともに重要なキーワードであったのは，部族間に根強く残る「ワントーク文化*」である。数百にものぼる各部族では，少数の集落や部族間のみで通じる独自の言語があり，集落内でのコミュニケーションが図られる。そのため，これらのへき地で医療活動を行う際には，集落の「長」へのアプローチは必須であった。クリニックからさらに奥地へ何時間かけてわれわれが出向き，長老に挨拶をし，医療活動（健康管理）に関する協力を依頼する。長老が理解を示してくれれば，その効果は絶大であった。

日々の業務のなかで，このように奥地に日帰りで出向く「サテライトクリニック」は，妊婦・乳幼児健診，乳幼児へのワクチン接種には特に効果が高く，クリニック業務のなかでも重要な位置づけであった。長老らとの良い関係づくりが必須であったため，看護助手たちは彼らの村の言葉を器用に操り，明るく話しかけていた。

サテライトクリニック（週1回ローテーションで回り，各地域におおむね月1回程度訪問）には，できる限り周辺部落の人々に集まってもらい，多くの検診や予防接種を実施したい。通信手段のないなか，人づてではあっても，周辺の長老らに日時を伝え協力依頼をすると，当日は大勢の妊婦や乳幼児を抱えた人々が集まった。医薬品や体重計を持参し，藁葺きの小さな屋根とテーブル1つにシーツを敷いて繰り広げる青空クリニックであるが，ふだんクリニックまで足を運ぶことのできない人も，顔なじみの人も，共に互いを知る効果的なアプローチであり，開発途上国での医療活動の醍醐味といえた。医療の原点は，日本でも海外でも，どの時代においても，「face to face」でのコミュニケーションから始まると思える瞬間である。

＊

外国からぽっと現れ数年のみ滞在する人間が，その国の人々の基本的な概念や日常の変容を求めることは難しい。まずは人々のもつ概念や背景の理解に努め，自分もいったん受け入れてみることが，支援活動のスタート地点，根幹部分となるのではないかと思われた。

II　災害時の看護活動

Ⓐ 災害発生時の国際協力

日本の災害対策基本法第2条では，災害とは「暴風，竜巻，豪雨，豪雪，洪水，高潮，地震，津波，噴火，地滑りその他の異常な自然現象又は大規模な火事若しくは爆発その他その及ぼす被害の程度においてこれらに類する政令で定める原因により生ずる被害」と定義されている。

＊ **ワントーク文化**：同じ言語を話し，同じ文化や慣習をもつ同郷の人々が相互扶助の関係を築き生活している文化。

したがって，たとえば地震が発生した際，その地域や社会がもつ能力で対応可能であるなら「地震災害」とはいえず，「地震が発生した」となる。多数の死傷者が発生し，その地域や社会では対応できず，外からの救援が必要とされるような甚大な被害を受けたときに「災害」とよばれると理解できる。

1. 国際緊急援助の種類と役割

1 人的支援

　世界では気象の変動等により発生する気象災害や地震など大規模な自然災害が増加し，多くの尊い命が犠牲になっている。特に開発途上国では，経済・社会基盤の脆弱さから，大規模な災害が発生すると十分な支援活動が行えないことも多い。そこで，海外での大規模な災害に対し，被災国または国際機関の要請に応じて救助活動，医療活動（防疫活動を含む），災害応急対策および災害復旧のための活動を行うのが**国際緊急援助隊**（Japan Disaster Relief Team：**JDR**）である。1987（昭和62）年施行の「国際緊急援助隊の派遣に関する法律」（通称 JDR 法）に基づき，外務大臣から JICA に対し国際緊急援助隊の派遣が命じられる（図6-15）。1992（平成4）年の同法の改正も踏まえ，救助チーム，専門家チーム，医療チーム，自衛隊の派遣が可能となり，さらに，2014年に西アフリカで流行したエボラ出血熱への対応から，感染症による被害に対してより効果的な支援を行うため，2015（平成27）年10月に感染症対策チームが新設された。災害の種類や規模，被災国の要請に応じて，これら5チームが単独ないし複数の組み合わせで派遣されている。

❶救助チーム
　被災地での被災者の捜索，発見，救出，応急処置，安全な場所への移送などを主な任務としている。チームは，外務省，警察庁，消防庁，海上保安庁，JICA に登録している医

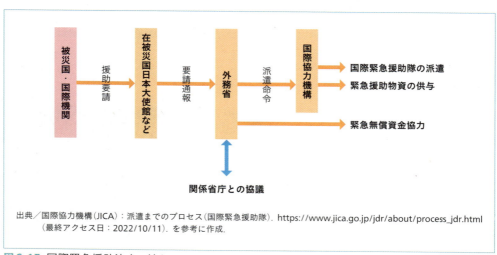

出典／国際協力機構（JICA）：派遣までのプロセス（国際緊急援助隊）．https://www.jica.go.jp/jdr/about/process_jdr.html （最終アクセス日：2022/10/11）．を参考に作成．

図6-15 国際緊急援助決定の流れ

療班，構造評価専門家，そして JICA の業務調整員で構成される。チャーター機の活用などにより，政府の派遣決定後，迅速に日本を出発する体制を整えている。

❷ 専門家チーム

建物の耐震性診断，火山の噴火予測や被害予測など，災害に対する応急対策と復旧活動について被災国政府へ助言を行う。災害の種類に応じて，関係省庁，地方自治体や民間企業の技術者・研究者などで構成され，JICA の業務調整員が帯同する。

❸ 医療チーム

医療チーム（国際緊急援助隊医療チーム［Japan Medical Team for Disaster Relief：**JMTDR**］）は，被災者の診療にあたるとともに，必要に応じて疾病の感染予防やまん延防止のための活動を行う。メンバーは登録している医師，看護師，薬剤師などの医療調整員の中から選ばれ，外務省の職員や JICA の業務調整員を加えて編成される。**二国間協定**ともいわれ，被災国からの支援要請の受理後，48 時間以内に日本を出発する。

活動期間は原則，出発から帰還まで 2 週間とされている。さらに継続した支援が必要なときは，2 次隊の派遣もしくは非特定営利活動法人（NPO）に引き継がれることもある。

> **Column　異文化体験の事例**
>
> 2005 年 10 月にパキスタン・イスラム共和国に地震が発生し，筆者はその支援活動に災害人道医療支援会から参加した。町に出ると男性ばかり，商店にいるのは男性のみ，筆者たち女性が買い物のために歩いていると厳しい視線を向けられた（**写真①**）。
>
> 日本から女性の医師が派遣されたことを知ると，後日，自宅にいた女性が診察を希望して来院するようになった。つまり女性は女性の医師の診察しか受けないということである。そこで急きょ，応急的に女性用の診察室を設営した。しかし，その女性は診察室に夫と共に座り，医師からの質問に答えるのはほとんど夫であった。私たちの活動記録のために夫に妻の撮影を申し込んだところ，最初は拒否されたが，その数日後に「後ろからなら」（**写真②**），さらに数日後にようやく前からの撮影が許可された。時間をかけることで私たちの活動が夫の理解を得，信頼されたのだと感じた。

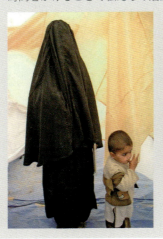
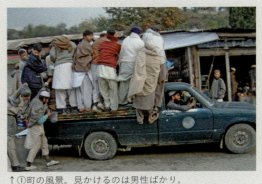

↑①町の風景。見かけるのは男性ばかり。
←②日本から女性の医師が来たということで受診に訪れたパキスタン女性。顔は写さない条件で夫から撮影の許可がもらえた。

❹ 感染症対策チーム

疫学，検査診断，診療・感染制御，公衆衛生対応の4つの専門機能に，自己完結型の活動を行うためのロジスティクス（必要物資の輸送・供給，物流管理）を加え，感染症に関する幅広い支援を実施する。

❺ 自衛隊部隊

大規模災害が発生した際，派遣の必要性があると判断されたときに派遣され，艦艇や航空機を用いた輸送活動，給水活動，医療・防疫活動を行う。

1992（平成4）年に国際連合平和維持活動等に対する協力に関する法律（国際平和協力法，PKO協力法）が制定・施行され，自然災害にはJDRが，紛争に起因する災害はPKO（United Nation Peacekeeping Operations）が派遣されることとなった。

2 物的支援，資金援助

ODAの二国間協定により被災国から人的支援の要請がなければ，国際緊急援助隊が現地に向かうことはできない。そのため人的資源ではなく無償資金協力として物資供与が行われる場合もある。たとえば2014年，ボスニア・ヘルツェゴビナおよびセルビア共和国で洪水が発生した際，外務省は，物資供与としてテント，毛布，発電機など1200万円相当の緊急援助物資を各国政府に送った。また2020（令和2）〜2021（令和3）年には，COVID-19の影響を受ける東南・南西アジア諸国，太平洋島嶼国，中南米諸国およびアフリカ諸国に対するコールドチェーン*整備などのための緊急無償資金協力を行っている[38),39)]。

■ 2. 災害時の国際協力・支援における留意点

1 自立への支援（エンパワメント）

筆者は，JICAより感染症の短期専門家としてミャンマーに派遣された。ミャンマーはマラリアによる死亡者が多いことから，日本政府は無償資金協力をとおして多くの蚊帳を供与した。そして地域住民を対象とする健康相談に，蚊帳を蚊よけの薬剤にひたし，その蚊帳をつった中で寝ることの指導が組み込まれた。

ミャンマーの人々の識字率は地域によって格差があるため，たとえば「200mlの水にこの錠剤を1つ入れる」と説明しても，バケツ1杯が200ml，お椀1杯が200mlと人によって理解が様々である。そこで，必要な水の量を実際に見て確認してもらい，そこに錠剤を溶かし，その水を蚊帳に十分に含ませ，最後にビニール袋に収めて，指導を受けた人がその蚊帳を持ち帰る，という流れで指導を行った（図6-16）。

実施にあたっては，次の3段階の手順を意識して行う。

＊ コールドチェーン：低温流通体系。ワクチンを推奨温度で安全に保管・輸送するためのシステム。医薬品用の冷蔵・冷凍設備だけでなく，それらを適切に扱える人材の研修や緊急時の対応策なども含めた整備が必要となる。

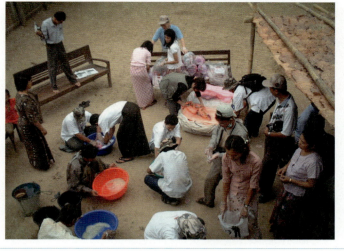

図6-16　ミャンマーにおける物資の供与（蚊帳の指導風景）

第1段階：現地の医療レベル・教育レベルを知り，現地の人々に合わせながら一緒に作業を行う。
第2段階：共同作業をとおして学んだ現地の人々が，次はリーダーとなって自ら地域の人々に伝授していく。正しく伝えられているかどうか，支援者である私たちはその様子を見守り，必要であれば適宜アドバイスをする。
第3段階：支援者は現地を離れるが，学んだ住民がさらに住民を指導し，現地の人々が自立して実践できるよう，人材を育成する。

　現地の人々が国際協力の支援対象という受け身の立場ではなく，自分たちの問題として掘り下げ，原因を知り，解決に向けて手段を考え，それを実行できる力をつけるようにすることが自立への支援である。短期間の国際支援では，支援者側は結果を出そうと指導などに急ぐ傾向にあるが，支援される側の主体性を尊重すべきである。

2　国際人道医療支援

　人道医療支援は善意だけでできるものではない。私たちの医療支援を必要としている人がいる。そして救援者の私たちも活動できる場，被災者を必要としている。また，医療従事者だけではなく，現地のスタッフなど多くの人々との協力・連携で支援が成り立つことを忘れてはならない。さらに，共に活動する際に気をつけることとして，国により異なる言葉，文化，医療レベル，医療インフラ，教育水準，看護の概念や看護職の役割・責任など様々な相違がある。日本の文化や看護の教育レベルなどを押しつけてはならない。違いを理解し，受け入れ，柔軟にしなやかに対応することが求められる。

3 | 被災者のからだとこころの危機への支援

私たち看護職に，被災者の不安を元から取り除くことはできるだろうか。被災者の不安を受け止め，一緒に考えようとする姿勢・場づくりならできるのではないか。大切なことは，被災者のいかなる不安も放置しないことである。様々な不安が解決されないと疑いが生まれ，信頼関係が築けない。看護職のケアへの疑念を育てないこと，なによりも不安が疑いとなる前に解決し，取り除くような行動をすべきである。自分たちの力が限られていることを知り，専門家に委ねるべきと判断したときは，速やかに適切な専門家につなげることが必要である。そこで，求められる看護職の能力を次のように考える。

- 支援対象となる国・地域の教育，医療（看護）能力に応じた援助方法を考え創出する能力
- 時間的・人的・物的に制限された被災地域で，柔軟に創造的に看護実践を考える能力
- 支援者として専門職の立場から対象者との信頼関係を築き，人を尊重する姿勢や情緒力，倫理観を守る能力
- 災害関係諸機関と連携し，多職種の役割を尊敬し委ね，縦横のつながりを大切に協働して看護の役割を果たす能力

Ｂ 難民支援

難民（refugee）とは，政治的な迫害のほか，武力紛争や人権侵害などを逃れるために，国境を越えて他国に庇護を求めた人々を指す。1951 年 7 月，国連の全権委員会議で「難民の地位に関する条約」が採択され，同年 12 月には，難民の保護や難民問題の解決のための国際的活動を行う機関として，**国連難民高等弁務官事務所（UNHCR）**が設立された。

1967 年 1 月に採択された「難民の地位に関する議定書」と先の条約を合わせて**難民条約**とよばれ，難民の権利や義務が明文化された。特に保障されているのは次の 2 点である。

- 難民を彼らの生命や自由が脅威にさらされるおそれのある国へ強制的に追放したり，帰還させてはいけない（第 33 条，ノン・ルフールマン原則[*]）
- 庇護申請国へ不法入国しまたは不法にいることを理由として，難民を罰してはいけない（第 31 条）

どちらも難民に対する保護を保障し，生命の安全を確保するための大切な国際的規約である。

1. 世界の難民の状況

UNHCR の報告によると，迫害，紛争，暴力，人権侵害などにより 2021 年末時点で故

---

* **ノン・ルフールマン原則**：再び迫害を受けかねない地域への難民の排除を禁じる，国際法上いかなる逸脱も許されないという規範（強行規範）であり，1951 年の難民の地位に関する条約と 1967 年の議定書で成文化された。

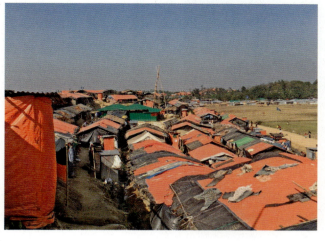
写真提供／二宮宣文
図6-17 ロヒンギャの難民キャンプ

郷を追われた人の数は約8930万人で過去最多となり，2022年5月には1億人を突破した。世界の78人に1人，全世界人口の1%以上が故郷を追われていることになる[40]。

難民の国籍はシリアの約665万5000人が最多であり，次いでアフガニスタン約268万1000人，南スーダン約228万5000人の順である。内戦や紛争が多い地域，経済的に貧しい国からの難民が多いのが特徴である。

難民受け入れ国は，トルコの370万人（隣国シリアからの難民が270万人），パキスタン140万人（多くがアフガニスタン難民），ウガンダ120万人（アフリカで最も多くの難民を受け入れ）となっている。どの国の難民も就労の機会はほとんどなく，経済的にも厳しい生活を余儀なくされている。

難民キャンプのインフラは整備されていないため，子どもたちへの十分な食事も行き渡らない（図6-17）。さらに国によっては紛争も続いていることから，特に初等教育を受けられない子どもたちは基本的な読み書きができず，将来仕事に就けないことも考えられる。

難民を受け入れている国であっても，国内では難民受け入れ政策に対して反発もあり，難民にとっても，受け入れ国にとっても模索状態といえる。

2. 難民支援活動

難民支援として次の2点が行われる
- **緊急支援**：生命維持にかかわる物資の支援として日用品や食料品，季節に応じた衣類や寝具などが衣・食・住の物的援助として供給される。
- **自立支援**：難民には一人で子どもを育てなければならない女性や子どもが多い。故郷に帰れなくても他国で生計を立てて生活できるよう，教育支援や就労支援。職業訓練や語学訓練など，様々な支援が行われている。

Ⅱ 災害時の看護活動 201

3. 国内避難民支援の複雑さ

　国内避難民（internally displaced persons；**IDPs**）とは，特に武力戦争や暴力行為，深刻な人権侵害や自然・人為的災害などによって家を追われ，自国内での避難生活を余儀なくされている人々を指す。2019 年には新たに紛争で 850 万人，自然災害で 2490 万人，延べ 3340 万人が国内避難民となり，全世界で 5080 万人という記録的な数に達した[41]。

　国内避難民の大多数が，避難民キャンプ以外のコミュニティに身を寄せているため，人道支援を受け取りにくい。特に都市部では，たび重なる避難や見つかることを怖れるなどの様々な理由により，避難民の特定やニーズの把握が困難となる。

　最も安定した暮らしと保護を必要とする時期に，避難生活が大きなリスクや困難な変化をもたらすため，特に子どもたちを心身共に不安定にさせるという問題もある。教育の機会を奪われるだけでなく，性暴力や兵士などへの強制徴用など，トラウマになるような経験をすることも多い。法的な環境や保護にまつわるリスク，市場へのアクセス，所有するリソースやネットワーク，もともとの脆弱度，支援受け入れコミュニティの姿勢や許容力など，様々な要因によって支援の成果が大きく左右される[42]。

Column　ハイチ地震の支援活動

　2010 年 1 月，ハイチ共和国で地震が発生し，筆者は医療支援や視察で NPO 法人災害看護支援機構より現地に 3 回赴いた。ハイチは世界で 2 番目に貧しいといわれる国である。地震直後の医療支援活動時，牧師から「『つらいときには笑おう，大きな声で笑おう，笑うのはタダだから』と子どもたちに教えている」と聞かされた。多くの開発途上国での活動をとおして「皆，今を懸命に生きている，何があっても負けない」という現地の人々の強さを感じ，筆者にとっては学ぶことの多い「日々充実し価値のある活動」であった。「支援する」ということではなく，現場に生きた学びがあり「勉強させていただいている」という思いが強かった。

　看護職の役割は，人を見つめトータルなケアの実践を追求することだと考える。看護に国境はない。皆さんにもぜひ国際看護の分野で活躍してほしいと願う。

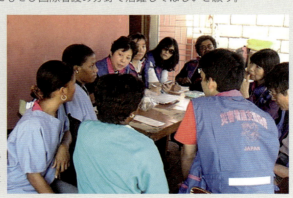

ハイチの看護師さん達と業務終了後のミーティング。
写真提供／NPO 法人災害看護支援機構

文献

1) 外務省：ベトナム社会主義共和国（Socialic Republic of Viet Nam）基礎データ．https://www.mofa.go.jp/mofaj/area/vietnam/data.html（最終アクセス日：2022/10/13）

2) 前掲1）．

3) Help age global network：Ageing population in Vietnam．https://ageingasia.org/ageing-population-vietnam/（最終アクセス日：2022/10/13）

4) The World Bank：The World Bank in Vietnam；data．https://data.worldbank.org/country/vietnam（最終アクセス日：2022/10/13）

5) The Institute for Health Metrics and Evaluation（IHME）：Data Visualizations．https://vizhub.healthdata.org/gbd-compare/（最終アクセス日：2022/10/13）

6) World Health Organization（WHO）：Global health observatory．https://www.who.int/data/gho（最終アクセス日：2022/10/13）

7) Horii, S., et. al.：Effectiveness of a standard clinical training program in new graduate nurses' competencies in Vietnam；A quasi-experimental longitudinal study with a difference-in-differences design. PLoS ONE, 16（7）；e0254238, 2021.

8) 外務省：コンゴ民主共和国（Democratic Republic of the Congo）基礎データ．https://www.mofa.go.jp/mofaj/area/congomin/data.html（最終アクセス日：2022/10/17）

9) 日本貿易振興機構（JETRO）：チセケディ氏が新大統領に就任（コンゴ民主共和国），2019．https://www.jetro.go.jp/biznews/2019/01/e652a0b7f6bb4c87.html（最終アクセス日：2022/10/17）

10) The World Bank：Population, total；Congo, Dem. Rep., 2021．https://data.worldbank.org/indicator/SP.POP.TOTL?locations=CD（最終アクセス日：2022/10/17）

11) 国立社会保障・人口問題研究所：人口統計資料集（2020）．https://www.ipss.go.jp/syoushika/tohkei/Popular/P_Detail2020.asp?fname=T01-17.htm（最終アクセス日：2022/10/17）

12) WHO：Neglected tropical diseases．https://www.who.int/health-topics/neglected-tropical-diseases#tab=tab_1（最終アクセス日：2022/10/17）

13) WHO：Health workforce requirements for universal health coverage and the Sustainable Development Goals, 2016.

14) 外務省：メキシコ合衆国（United Mexican States）基礎データ．https://www.mofa.go.jp/mofaj/area/mexico/data.html（最終アクセス日：2022/10/17）

15) 国際協力銀行（JBIC）：メキシコの投資環境，2021．https://www.jbic.go.jp/ja/information/investment/inv-mexico202110.html（最終アクセス日：2022/10/17）

16) The World Bank：Literacy rate, adult total（% of people ages 15 and above）．https://data.worldbank.org/indicator/SE.ADT.LITR.ZS（最終アクセス日：2022/10/17）

17) 前掲15）．

18) UNESCO：Traditional Mexican cuisine-ancestral, ongoing community culture, the Michoacán paradigm, 2010．https://ich.unesco.org/en/RL/traditional-mexican-cuisine-ancestral-ongoing-community-culture-the-michoacn-paradigm-00400（最終アクセス日：2022/10/17）

19) 経済産業省：医療国際展開カントリーレポートメキシコ編；新興国等のヘルスケア市場環境に関する基本情報，2021．https://www.meti.go.jp/policy/mono_info_service/healthcare/iryou/downloadfiles/pdf/countryreport_Mexico.pdf（最終アクセス日：2022/10/17）

20) 総務省統計局：世界の統計2020．https://www.stat.go.jp/data/sekai/pdf/2020al.pdf（最終アクセス日：2022/10/17）

21) 畑恵子：メキシコの福祉制度；新たな社会扶助政策と社会権の確立，海外社会保障研究，193：33-42，2016.

22) 前掲19）．

23) 国際貿易振興機構（JETRO）：モロッコ概況・基本統計．https://www.jetro.go.jp/world/africa/ma/basic_01.html（最終アクセス日：2022/10/17）

24) 外務省：モロッコ王国（Kingdom of Morocco）基礎データ．https://www.mofa.go.jp/mofaj/area/morocco/data.html（最終アクセス日：2022/10/17）

25) The World Bank：GDP per capita（current US$）, Unemployment, total（% of total labor force）．https://data.worldbank.org/indicator/（最終アクセス日：2022/10/17）

26) WHO：WHO country cooperation strategy at a glance；Morocco, 2018．https://apps.who.int/iris/handle/10665/136949（最終アクセス日：2022/10/17）

27) 前掲26）．

28) Royaume du Maroc, Ministère de la Santé：Santé en Chiffres 2015, 2016．https://www.sante.gov.ma/Publications/Etudes_enquete/Documents/04-2016/SANTE%20EN%20CHIFFRES%202015%20Edition%202016.pdf（最終アクセス日：2022/10/17）

29) Leininger, M.M., McFarland, M.R.：Culture care diversity and universality；a worldwide nursing theory, 2nd ed., Jones & Bartlett Learning, 2005.

30) Cross, T.L., et al.：Towards a culturally competent system of care；a monograph on effective services for minority children who are severely emotionally disturbed, CASSP Technical Assistance Center, 1989.

31) ソロモン諸島政府観光局日本事務所：ソロモン諸島の基本情報．https://visitsolomons.or.jp/about.html（最終アクセス日：2022/10/17）

32) 外務省：ソロモン諸島（Solomon Islands）基礎データ．https://www.mofa.go.jp/mofaj/area/solomon/data.html（最終アクセス日：2022/10/17）

33) 前掲32）．

34) IMF：World economic outlook databases 2020．https://www.imf.org/en/Publications/WEO/weo-database/2020/April, https://www.imf.org/en/Publications/WEO/weo-database/2020/October（最終アクセス日：2022/10/17）

35) 外務省：世界の医療事情；ソロモン諸島．https://www.mofa.go.jp/mofaj/toko/medi/oceania/solomon.html（最終アクセス日：2022/10/17）

36) The World Bank：Incidence of malaria（per 1,000 population at risk）；Solomon Islands．https://data.worldbank.org/indicator/SH.MLR.INCD.P3?locations=SB（最終アクセス日：2022/10/17）

37）The World Bank：Cause of death, by non-communicable diseases（% of total）；Solomon Islands. https://data.worldbank.org/indicator/SH.DTH.NCOM.ZS?locations=SB（最終アクセス日：2022/10/17）

38）外務省：緊急援助（緊急無償資金協力を含む）令和2年度. https://www.mofa.go.jp/mofaj/gaiko/oda/region/page24_000049.html（最終アクセス日：2022/10/17）

39）外務省：緊急援助（緊急無償資金協力を含む）令和3年度. https://www.mofa.go.jp/mofaj/gaiko/oda/region/page24_000083.html（最終アクセス日：2022/10/17）

40）UNHCR：数字で見る難民情勢（2021年）. https://www.unhcr.org/jp/global_trends_2021（最終アクセス日：2022/10/17）

41）国際連合人道問題調整事務所（OCHA）：国内避難民. https://www.unocha.org/japan/（最終アクセス日：2022/10/17）

42）前掲41）.

参考文献

・国際協力機構（JICA）：保健セクター情報収集・確認調査；コンゴ民主共和国保健セクター分析報告書，2012.
・日本国際保健医療学会編：実践グローバルヘルス；現場における実践力向上を目指して，杏林書院，2022.
・国立国際医療研究センター：看護と助産のグローバル戦略の方向性 2021-2025，2022.
・国立国際医療研究センター：世界の看護 2020；教育，労働力，リーダーシップへの投資，2020.
・国立国際医療研究センター：保健人材開発システム分析モデルと開発途上国における活用；House Model User's guide，テクニカルレポート，vol.4，2013.
・国立国際医療研究センター：House Model を用いた包括的な保健人材開発への取り組み；コンゴ民主共和国での実践例，テクニカルレポート，vol.12，2019.
・Fujita N. et al.：A comprehensive framework for human resources for health system development in fragile and post-conflict states, PLoS Medicine, 8（12）：e1001146, 2011.
・Lincoln, C., et al.：Human resources for health；overcoming the crisis, Lancet, 364（9449）：1984-1990, 2004.
・UNICEF：世界子供白書 2021；子どもたちのメンタルヘルス，日本ユニセフ協会，2021.
・WHO：Health workforce requirements for universal health coverage and the Sustainable Development Goals, 2016.
・WHO：Working together for health, World Health Report 2006.
・WHO：World Health Statistics 2022.
・井筒俊彦：イスラーム文化；その根底にあるもの，岩波書店，1991.
・少年社，福士斉編：イスラム教の本；唯一神アッラーの最終啓示〈NSM ブックスエソテリカ宗教書シリーズ〉，学研プラス，1995.
・国際協力機構（JICA）：5S-KAIZEN-TQM とは. https://www.jica.go.jp/activities/issues/health/5S-KAIZEN-TQM-02/about.html（最終アクセス日：2022/10/17）
・日本国際看護学会編：国際看護学入門，第2版，医学書院，2020.
・松井豊編著：看護職員の惨事ストレスとケア；災害・暴力から心を守る，朝倉出版，2020.
・川野雅資監，柳澤理子編：国際看護学，日本放射線技師会出版会，2007.
・山﨑明美，他編：やさしく学べる国際保健・看護の基礎と実践，改訂版，桐書房，2015.
・JICA：国際緊急援助隊（JDR）について. https://www.jica.go.jp/jdr/about/jdr.html（最終アクセス日：2022/10/17）
・UNHCR ホームページ：https://www.unhcr.org/jp（最終アクセス日：2022/10/17）
・MIRASUS（ミラサス）ホームページ：https://mirasus.jp（最終アクセス日：2022/10/17）

第 **7** 章

在日外国人・訪日外国人に対する看護活動の実際

この章では

- 多様な文化背景，生活習慣に配慮が必要な外国人患者や，コミュニケーションをとることが難しい外国人患者への看護活動を理解する。
- 在日外国人・訪日外国人に対する地域における看護活動の実際と課題を理解する。
- 医療と地域を結ぶ保健・看護活動と，国内と世界を結ぶ感染症対策を理解する。
- 地域における在日外国人・訪日外国人に対する NGO の支援活動を理解する。
- 国内の大規模災害時における在日外国人・訪日外国人への支援のあり方を理解する。
- 国内での看護活動における在日外国人との協働について理解する。

I 病院での看護活動

A 病院の国際化における看護師の役割

　留学，就労，国際結婚など様々な理由で来日し，地域で暮らす在日外国人や，観光や親族を訪問する目的で来日した訪日外国人が，不慮の病気やけがで医療機関を受診したとき，どのようなことに困るだろうか。そのヒントを得るには，自分が日本語が通じない国に旅行し，現地で体調をくずして病院を受診，あるいは入院することになったとき，どのようなことが心配になるかを想像してみるとよい。

　外国人が安心して受けられる医療サービスを提供するためには，病院側の準備が必要である。そこで，患者に接する機会が最も多い看護職が，医療機関に外国人の患者が来院したときのために準備しておきたいことや，言葉の壁や文化の壁に配慮した看護ケアを提供するために知っておきたいことについて述べる。

1. 外国人患者が医療機関を受診する際の困り事

　出入国在留管理庁が実施した「令和3年度在留外国人に対する基礎調査」で，在留外国人（原文どおり）が病院で診察・治療を受ける際，「どこの病院に行けばよいかわからなかった」22.8％，「病院で症状を正確に伝えられなかった」21.8％，「診断結果や治療方法がわ

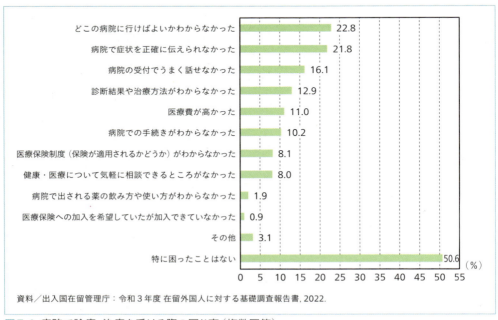

図7-1 病院で診療・治療を受ける際の困り事（複数回答）

からなかった」12.9％などの困り事が明らかになった（図7-1）。これまで在留外国人の患者については，日本の公的医療保険に加入し，日本語でのコミュニケーションが可能な人も少なくないため，日本人患者と同様の対応で済ませていたのが実情であった[1]。しかし，留学や就労で来日する在留外国人や，観光で日本を訪れる外国人旅行者の増加を受け，厚生労働省は医療機関における外国人患者の受け入れ体制の整備を進めている。

　主なものとしては，一般的な対応方法をまとめた「外国人患者受入れのための医療機関向けマニュアル」や「外国人向け多言語説明資料」を公開するほか，外国人の受け入れが可能な医療機関や対応できる言語の検索ができる「外国人患者を受け入れる医療機関の情報を取りまとめたリスト」の公開，希少言語にも対応した遠隔通訳サービス事業，外国人患者と医療機関との調整役を担う「外国人患者受入れ医療コーディネーター養成研修」などが実施されている。

2. 多職種連携で取り組む外国人患者受け入れ体制の整備

　医療機関では，医師や看護師だけでなく，薬剤師，管理栄養士，理学療法士，臨床検査技師，社会福祉士，医療事務職など，様々な職員がおのおのの専門性を生かして活動している。言葉の壁や生活習慣・宗教などに配慮し，外国人患者が安心して受診し，治療を受けることができるようにするには，多職種が連携・協力して外国人患者の受け入れ体制を構築する必要がある。

　たとえば，宗教上の理由で摂取できない食物があると患者から相談があったときには，管理栄養士に相談する。また，摂取できない薬剤の成分がある場合には，医師や薬剤師に報告して指示を仰ぐ。健康保険証を所持していない患者が来院した際には，社会福祉士（医療ソーシャルワーカー）や医事課の職員が相談に応じるというように，外国人の診療においても，多職種が情報を共有し，互いに連携・補完し合う「チーム医療」の実践が期待される。

　病院内における多職種の連携体制構築のためには，積極的に院内で勉強会や事例検討会を開催し，対応困難事例にそれぞれの専門家の立場からどのようにかかわるか検討する機会をもつとよいだろう。外国人の診療の基礎知識を共有する機会を設け，いつ外国人患者が来院しても対応できるように，医療通訳サービスの活用やマニュアルの作成などを行い，医療機関と外国人患者の双方が安心できる医療サービスの提供体制を準備しておきたい。

3. 外国人患者受入れ医療コーディネーターへの期待

　外国人患者のサポートや，医療通訳サービス，院内表示や文書の多言語化など，外国人患者の受け入れ体制整備のための部門やワーキンググループをつくり，外国人患者に安心・安全に医療サービスを提供するための調整役を担うのが，**外国人患者受入れ医療コーディネーター**（以下，**医療コーディネーター**）である。医療コーディネーターは，病院内の部署・職種間の連絡調整を担うとともに，医療機関の職員と，外国人患者やその家族との橋渡しをすることが期待されている。

Ⅰ　病院での看護活動　　207

厚生労働省の調査によると，医療コーディネーターを配置している病院は1割未満であり，外国人患者の受け入れ体制の「現状把握および課題抽出」をしていない病院が9割を占めていた（2021年）。また，事務職員による兼任体制を取っている病院が多く，看護職が携わっているのは2割程度であった[2]。

　医療コーディネーターは医療機関の職員と外国人患者・家族の間に立って話を聞くが，その際，患者の表情や反応から話の内容が理解できているかを注意深く見守るとともに，オープンクエスチョン*を投げかけて理解度を確認し，理解できていないところがあればサポートする。日本語で日常会話が可能な外国人患者であっても，医療現場で使用される日本語は専門用語が多いため難易度が高く，体調不良時の集中力の低下などにより，医師の説明が理解できていないことも考えられる。「聞き返すのは失礼ではないか」と考え，「はい」と答えている場合もある。そのようなときこそ，医療コーディネーターとしての対応に看護職の専門性が生きる。

　看護職は患者と接する時間が長く，外国人患者にとって最も身近な医療専門職である。患者が入院した際は，バイタルサイン測定や日常生活援助のために訪室し，コミュニケーションをとりながら看護ケアを行っている。患者の身体状況や心理状況を観察しつつ，療養生活の様子や，必要な検査や手術，リハビリテーションを含む入院中の経過を把握しているのも看護職である。また，看護職は入院から退院支援まで，多職種とかかわることが多いため，連携体制を構築する際，院内のキーパーソンとしての役割が期待されている。

　看護職が医療コーディネーターを担うことで，観察だけでなく，アセスメントや評価の能力も発揮できる。たとえば，患者の理解力が乏しいことが病気や障害による認知機能の低下によるものか，言葉の壁によるものかを判断し，適切な対応をとることが可能になる。

▌4. 言葉の壁への対応

　外国人患者が医療機関を受診する際，最も困るのが「言葉の壁」である。看護師にとっても，患者の訴えが理解できないこと，患者に説明ができないことは大変不安である。在日外国人には，日常会話程度の日本語が理解できる人も多いが，医療現場で専門用語を使用した説明は難易度が高いうえ，生命や治療・予後にかかわる重要な説明であるため，医療通訳サービスを利用したり，文書を翻訳したりして，患者が理解できる言語で説明することが望ましい。

　患者の同伴者（日本語が話せる家族や友人）に通訳を依頼することは，誤訳のリスクや，患者にとって不利益な情報は伝えないなどの情報操作が起こる可能性，患者が他人に知られたくないことを知られてしまう可能性があり，注意が必要である。

　医療通訳サービスを利用する際は，「ゆっくり」「わかりやすい言葉を選んで」「通訳す

＊ **オープンクエスチョン**：「はい」「いいえ」だけで答えられる質問（クローズドクエスチョン）に対し，回答者の回答範囲に制限を加えず，自由に回答してもらうための質問をいう。

208　　第7章　在日外国人・訪日外国人に対する看護活動の実際

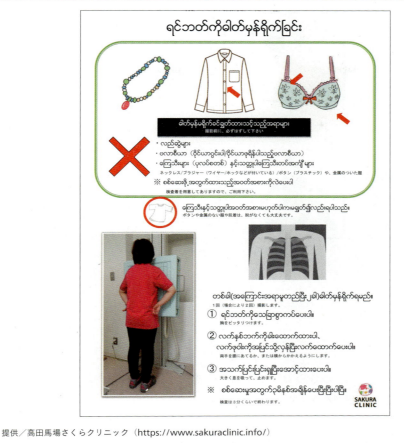

提供／高田馬場さくらクリニック（https://www.sakuraclinic.info/）

図7-2　ビルマ語で書かれた胸部Ｘ線撮影の説明

る間をとって」「通訳者ではなく，患者を見て」話すように配慮する。また，病院が医療通訳者を依頼する際は，医療通訳者の感染症対策や予防接種歴も確認する。電話や映像などを用いた遠隔通訳サービスを利用すれば，24時間いつでも医療通訳サービスの利用が可能である。

　文書や院内表示を多言語化する際は，イラストや写真，ピクトグラムを用いて，わかりやすい情報提供を工夫する（図7-2，3）。

5. 文化の壁への対応

　文化の構成要素の一つであり，人の内面や行動を左右する価値観に影響を与える宗教に配慮した対応をするためには，どのような配慮が必要かをはじめに直接患者に尋ねることが望ましい。同じ国や地域の出身者，同じ宗教を信仰している人であっても，生活習慣や死生観などに関して配慮が必要なことは個人によって異なるため，マニュアルを作成して画一的に対応するのではなく，患者に聞いたことを院内の担当部署と相談し，できる範囲

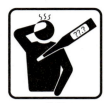 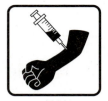 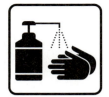 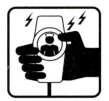
検温　　　採血　　　手指消毒　　　ナースコール

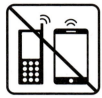 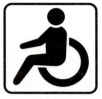 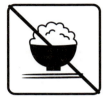 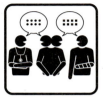
携帯電話使用禁止　　車いす　　食べられません　　医療通訳

出典／二見茜編：すぐに使える外国人患者受け入れマニュアル：すべての患者が安心できる病院づくりの工夫, 看護展望9月臨時増刊号, 45(11), メヂカルフレンド社, 2020, p.142-146.

図7-3 ピクトグラムの例

で対応することが重要である。また，宗教上摂取できない食材や薬品，輸血などは，個人の好き嫌いではなく宗教上の禁忌であるため，アレルギーなどと同等の禁忌の扱いとする。

　このように，患者の個別性を大切にし，生活習慣，宗教などに必要な配慮をしたうえで看護ケアを提供するスキルのことを多文化対応能力（cultural competency）という。多言語・多文化に配慮した医療サービスの展開は，外国人患者だけでなく，日本国籍を有するが日本語が不自由な海外残留邦人，宗教上の配慮が必要な患者，LGBTQ*，無国籍者など多

> **Column　やさしい日本語①**
>
> 　医療通訳サービスが利用できないとき，片言で日本語を話せる患者には，やさしい日本語で話しかけてみよう。やさしい日本語とは，子どもや外国人にもわかりやすいように，「ゆっくり」「わかりやすい言葉を選んで」「ていねい語（です，ます調）で」話すことである。ていねい語は日本語を勉強するとき最初に習うため，外国人にも聞き取りやすい。目安として，小学校3年生が十分理解できる文法と単語を選んで文章をつくり，文字に書く際はカタカナではなくひらがなを使い，漢字にはフリガナをつける。会話の際には，①文章を短く区切る，②主語を省略しない，③簡単な単語を選ぶ，④チクチク，ズキズキなど日本語に特徴的な擬音語・擬態語（オノマトペ）の表現を避ける，⑤「可能性がないとは限らない」のような二重否定を避ける，などの配慮が必要である。
>
> 出典／冨田茂，二見茜：外国人を診るときに知っておくべきことは？, medicina, 59（6）：893-896, 2022.

様な文化・社会的背景をもつ患者にとっても，安心して受診できる環境を提供することにつながる。

6. 社会保障制度の問題への対応

3か月を超える在留資格を有していれば，外国籍であっても日本の健康保険に加入しなければならない。そして，健康保険に加入していれば高額療養費制度などの社会保障を利用できるが，患者自身がそのことを知らない場合もある。外国人患者にわかりやすく，医療制度や社会保障について説明するためには，看護師自身がその制度について，正確な知識を習得しておく必要がある。

難民などの理由により帰国できない事情のある外国人が，在留資格の期限が切れて非正規滞在（オーバーステイ）になった場合，就労できないため，経済的に困窮している可能性がある。そのため，体調不良であっても受診を控え，重症になってから受診するケースも多い。もし患者が非正規滞在者であることが発覚しても，医療従事者に通報義務はない。非正規滞在者であっても，一人の患者として，十分な看護ケアを提供することを忘れないようにしたい。

病院での看護活動

1990年代以降，就労目的で家族を伴い来日し定住する外国人（以下，在日外国人）は，年々増加の一途をたどっている[3]。在日外国人の多くは，来日後も独自の文化に由来した健康概念に基づく健康行動を大事にしている[4]。そのため，どのような状態を「病い」と認識するのか，また「病い」を認識した後に伝統的習慣や伝統的な薬によって治そうとするのか[5),6)]，受診行動を起こして西洋医学の治療を受けるのかは[7]，在日外国人それぞれの健

> **Column　やさしい日本語②**
>
> 次の単語を「やさしい日本語」で説明してみよう（言い換え例*は脚注参照）。
> a. 救急車／b. 医療保険／c. 国民健康保険／d. 高額療養費／e. 出産育児一時金／
> f. 産前産後休業

---

* **LGBTQ**：レズビアン（Lesbian），ゲイ（Gay），バイセクシュアル（Bisexual）の3つの性的指向，トランスジェンダー（Transgender，生まれたときの性別と自認する性別が一致しない人）という性自認に，クィア（Queer，既存の性のカテゴリに当てはまらない性的マイノリティ）またはクエスチョニング（Questioning，性的指向や性自認をはっきり決めていない人）が加わった表現。
* 言い換え例[8]：a. 急な病気の人や，けがをした人を病院に運ぶ車／b. みんなからお金を集めて，けがや病気で病院に行く人を助ける制度／c. 会社の健康保険などに入っていない人が，自分で入る医療保険／d. 1か月に病院に払ったお金が多くなったときに戻ってくるお金／e. 赤ちゃんを産むとき，健康保険などからもらうことができるお金／f. 会社で仕事をしている女の人が，赤ちゃんが生まれる前に取ることができる休みと，赤ちゃんが生まれた後にとらなければいけない休み。

康概念によって異なる。

したがって，在日外国人が何らかの健康問題を抱えて日本の医療機関に入院するということは，これまでの日常生活とまったく異なる環境のなかで自らの健康問題と向き合い，時には自らの健康概念と健康行動を改めることが必要となる。

このため，看護師は自らのもつ文化（自文化）と異なる文化が存在するという事実を認識しなければならない[9]。そして仮に，在日外国人の患者がもつ独自の文化が理解困難であったとしても，文化に優劣はなく，どの文化も尊重されるべきであるという文化相対主義の視点をもち，患者独自の健康概念，健康行動，宗教観，信念，習慣を入院初期に把握し，入院環境の調整や治療に関する意思決定支援を行うことが重要である。

以下に3事例を紹介し，在日外国人の患者に適切な看護提供をするための解説を加える。各事例には，出身国籍の異なる対象を選定したが，どの国籍の患者に，どのような看護を提供すればよいということではなく，各事例から，異なる文化的背景をもつ患者に対する看護の特徴と文化の多様性を学び取り，より質の高い看護を在日外国人の患者に提供するための考察を深めてほしい。

1. 自文化の認識

事例：第2子を出産予定のAさん

1. 患者プロフィール

患者：Aさん，スウェーデン人，30歳代，女性。第2子の出産予定月を迎えて受診。それまで日本の医療機関で妊婦検診は受けていなかった
家族：夫と第1子との3人暮らし。夫の仕事の関係で来日
言葉：日本語がほとんどできないため，英語でのコミュニケーションが必要

2. 出産に関するAさんの要望

助産師は，Aさんの検査の結果と体重増加を知り，塩分制限とエネルギー制限の必要性を指導しようとした。しかし，「自分は出産経験があるし，体調の管理や出産後の育児についても自国のスタイルで行うつもりなので，日本的な指導は必要ない」と言われた。

助産師は，これまでほかの妊婦からそのようなことを言われたことはなかったので，Aさんの主張を聞いて非常に驚いた。しかし，スウェーデンの文化はまったく知らないし，想像もできないと思い，まずAさんの文化を知ろうと思い直した。そして，スウェーデンの文化と大事に思っている考えを聞くことで，Aさんの要望にできるだけ近い形で医療提供ができるのではないかと考えた。

Aさんの話によると，スウェーデンでは通常，出産当日に母子共に自宅に戻り，出産後の体調管理や育児もすべて家庭で行うとのことであった。そのため，Aさんは「今回の出産も自国のスタイルを優先したい」「できるかぎり，出産後に当日退院をしたい」と話した。

3. Aさんの要望によりそった支援

助産師は，Aさんの要望を聞いたうえで，産婦人科医も交え，日本では通常，産後1週間は入院することを再度説明した。しかしAさんは「上の子どもの出産のときも入院していないから」と，産後の入院に同意しなかった。

そこで助産師は，産婦人科医やほかのスタッフとAさんの要望について話し合い，その要望を優先する形でAさんを受け入れることを決めた。ただしAさんには，もし分娩後に体調不良を認めた場合には，大事をとって即日退院とせずに入院を続けること，退院後も母子の健康管理のために1週間は毎日，外来を受診することを事前に説明し，同意を得た。

Aさんは分娩後，歩行時にふらつきを認めたため，当日は退院しないことを納得し，翌日に母子共に退院した。退院後の1週間，Aさんはきちんと外来受診を続けた。

▶ **自文化の認識**　在日外国人の患者とのコミュニケーションにおいて，患者から発せられる言語的・非言語的メッセージを受け取る際に，看護職それぞれが潜在的に合わせもつ文化および価値観が，メッセージを解釈する過程に影響を与える[10), 11)]。したがって，看護職が，在日外国人の患者から発せられたメッセージをどのように感じ，なぜそのように解釈するのかという自らのとらえ方を知ることによって，自身のなかに自然と培（つちか）われている先入観や固定観念に気づくことができる[12)]。そうすることにより，患者の訴えの真意を受け止めることができるであろう。

　この事例において，助産師は，Ａさんから「日本的な指導は必要ない」と言われ，非常に驚いた自分を客観的に見つめ，自分がなぜ驚いたのかを分析し，Ａさんの文化や患者の考えを知ろうと思い直している。もし助産師が，Ａさんの言動に感情的になり，Ａさんとかかわることをやめてしまったら，Ａさんの訴えの本質的な部分を見きわめることができず，ただ身勝手な患者としてとらえていたかもしれない。

　また助産師は，Ａさんの要望や大事にしている考えを聞き，単にそれに合わせるのではなく，Ａさんの要望を尊重した形でできること，できないことを提示している。そのことによって，Ａさんの理解と同意を得，適切な看護提供をすることができたのである。すなわち，在日外国人の患者の独自の文化を尊重するのみならず，患者にどのような医療や看護が提供できるのかを明確に示すことによって，患者の治療に関する意思決定を支援できるといえよう。

2. コミュニケーション

事例：腎疾患が明らかになったＢさん

1. 患者プロフィール

患者：Ｂさん，日系ブラジル人，40歳代，男性
病名：両側腎サンゴ状結石，右腎不全
家族：約2年前に単身で来日
言葉：日本語で日常会話程度は可能

2. 入院までの経緯

　精密機械組み立て工場に勤めていたＢさんは，1週間ほど前から全身倦怠感と両下肢の浮腫を自覚していたが，仕事を休むと収入が減るため放置していた。しかし，しだいに症状が悪化し，労作時の息切れ，悪心，食欲不振も出現したため，職場の上司に付き添われて外来を受診した。検査の結果，両側腎サンゴ状結石と腎機能低下を認め，精査・治療目的で即日入院となった。

3. 検査結果と治療の選択

　病棟の看護師は，外来看護師からの引き継ぎで，患者は，日本語が日常会話程度はできると聞いていたため，患者と話す際は，日本語をゆっくり話すように努め，自分が話した内容を患者が理解できたかを，適宜，確認した。また看護師は，患者の顔色が悪く，倦怠感も強いように感じたため，入院時の情報収集やオリエンテーションを手短にしようと思い，患者に伝えなければならないことを優先し，説明を行った。

　Ｂさんは入院当日の検査予定時間や，病棟の1日の生活の流れ（食事，消灯時間，面会時間）について，だいたいは理解してくれたようであった。しかしＢさんは，点滴，毎日の尿量測定，体重測定，食事の塩分制限については，なぜしなければならないのか，どのようにするのか，いつ，どのくらいなのかということが十分に理解できない様子だった。

　そのため，Ｂさんにはそのつど説明することを伝え，ほかの看護師にも協力を依頼した。また，点滴や食事の塩分制限の必要性については担当医から再度説明し，Ｂさんの理解を促した。

Ⅰ　病院での看護活動　　213

ほどなくして，精密検査の結果，患者の右側の腎臓はほとんど機能していないことが判明したため，Bさんは日本で手術をするか，帰国して自国で治療を受けるか，決断をしなければならなくなった。もともと敬虔（けいけん）なキリスト教徒であったBさんは，朝夕にお祈りをしていたが，その頃から，ベッドサイドにはキリスト教のシンボルや聖書などの品物が日ごとに増え，週に1回は，牧師が面会に来てベッドサイドで彼の話を聞き，祈りを捧げるようになった。Bさんは4人部屋にいたが，同室の日本人患者のなかにはBさんの行動を快く思わない者もおり，看護師はどのように対応すればよいのかと困惑した。

▶ **非言語的コミュニケーション**　在日外国人の患者とのコミュニケーションにおいて，言語的コミュニケーションは非常に重要な役割を果たしている。しかし看護職は，患者と共通の言語を用いたコミュニケーションを図ることだけが，患者の理解につながるのではないことを知らなければならない[13]。つまり，言語は文化の一側面にすぎないのである[14]。したがって看護職は，言語以外の要素である，異なる文化をもつ患者の考え方，価値観，行動の違いを認識する必要がある[15]。そして，患者がどの程度日本語を話せるかだけではなく，説明したことや，書面に書いてあることをどのように理解したのかを知ることによって，適切な看護を提供できるのである。

　この事例のなかで看護職が行ったように，自分が話したことを患者がどの程度理解できているのかを確認しながら説明を続けること，非言語的に伝達される患者の表情や返事のしかたから，患者が本当に理解できているのかをアセスメントしながらコミュニケーションを図ることが大切である。また，文化的背景が異なる患者との間には，暗黙の了解はまず成立しないということを念頭に，ゆっくり話すこと，わかりやすい日本語を使うこと，そのつど繰り返し説明することによって，患者の理解を促さなければならない[16]。

▶ **通訳の活用**　さらに，患者の意思決定が必要な場合には，通訳を用いることも大切である。しかし，医療通訳ではない患者の友人や知り合いなどが通訳者となる場合には，こちらの意図が十分に伝達されない場合もあるため，通訳者がどのように理解し，患者に伝え，患者からどのような返答が返ってきたのかを確認することが必要である。

▌3. 宗教への配慮

　宗教は，生死などの儀式・典礼，特定の食物の摂取禁止，治療や輸血の制限を定めている場合があり[17]，在日外国人の患者の日常生活および治療に関する意思決定に大きな影響を与えている[18]。また，信仰心が患者の闘病を支え，その治癒過程に影響を与えることはよく知られている。したがって，在日外国人の患者の宗教観，健康や「病（やま）い」に関係する宗教信念について，入院初期に情報収集をすることが重要である[19]。

　Bさんの事例の場合，手術か帰国かの決断を迫られた患者は，信仰によって自分にとってよりよい答えを模索し，また闘病意欲を保とうとしていたと思われる。しかし，日本人のなかには，病院に宗教関係者がいることを，「死」を連想させるとして忌（い）み嫌（きら）う人もいる。このため，もし同室患者の理解が得られず，Bさんも同室患者も不快な思いをするのであ

214　　第7章　在日外国人・訪日外国人に対する看護活動の実際

れば，牧師の面会場所の調整やBさんの部屋替えなどの検討も必要となるだろう。

▌4. 苦痛の表現

事例：強い痛みを訴えるCさん

1. 患者プロフィール

患者：Cさん，ネパール人，20歳代，男性
病名：肺結核，脊椎カリエス
家族：日本語習得を目的として，単身で来日中の留学生
言葉：日本語は日常会話程度。日本語と英語を交えたコミュニケーションが必要

2. 入院後の状況

近医からの紹介で入院したCさんは，入院当初から腰部に疼痛があり「とにかく何とかしてほしい」と泣いて懇願することもあった。しかし，Cさんの強い痛みの訴えに，医師は痛みの原因がほかにもあるのではないかと考え，痛みの原因検索を優先し，原因が明らかになるまで，鎮痛薬の投与を見合わせるという治療方針をとった。

看護師は「痛みを何とかしてほしい」と訴えるCさんから，どのように痛むのか，持続した痛みなのか，間隔がある痛みなのかなど，痛みの程度をきちんと聴取することができなかった。そのため，彼の疼痛について十分なアセスメントができず，医師と疼痛コントロールについて協議をすることもできなかった。

看護師は「Cさんの話を少しでも聞きたい」「Cさんのことをわかりたい」という気持ちで，患者と接していた。しかし，「また，ベッドサイドに行くと痛がっているんだろうな」「Cさんに痛いと言われても，何もできないかもしれない」と思うようになり，しだいにCさんのベッドサイドに行きにくくなってしまった。

その後，精密検査の結果，結核以外の病変がないことがわかり，鎮痛薬が使用できるようになった。しかし看護師は，鎮痛薬を使っていても，聞けば必ず「痛い」と言うCさんについて「痛みの閾値が違うのではないだろうか」と考えるようになり，痛みの訴えを過少評価している自分に気がついた。

▶ **苦痛の表現の違い**　在日外国人の健康概念と健康行動が，それぞれの文化によって異なるように，苦痛や身体症状の表現のしかたに関しても，患者それぞれの文化によって異なっている。そのため在日外国人の患者が「いつから，なぜ病気になったのか」「どのような治療を受けたいと考えているのか」「患者自身が病気や症状，治療についてどのように解釈しているのか」を把握する必要がある[20]。

この事例の場合，看護師は，患者から痛みを訴えられるが，その痛みの程度を把握することができず，何もできないもどかしさを感じている。しかし，患者は入院当初から痛みを訴えており，「いつから痛みがあるのか」「入院前にはどのように対応していたのか」「どうして痛みがあると考えているのか」と患者にたずねることによって，患者が疼痛をどのように解釈し，どのような苦痛の緩和を求めているのかを把握することができるのではないだろうか。もし，患者の考えや対処方法がわかったならば，体位の工夫やマッサージなどによって軽減できる痛みなのか，薬剤投与を必要とする痛みなのかとアセスメントを進め，適切な看護援助につなげることができただろう。

＊

各事例をとおし，自文化の認識，コミュニケーション，苦痛の表現について解説を加えた。これらのほかにも，空間の認識，時間の認識，羞恥心など，在日外国人の看護において配慮すべきことは多くある。

I　病院での看護活動　　215

しかし，どの項目にも共通し，在日外国人の患者の看護において何よりも大切なことは，患者を知ろうと歩み寄る姿勢である。そのためには，まず看護師それぞれが，自らのなかに自然に培われた常識・非常識，固定観念や偏見に気づき，自文化への認識を高め，異なる文化的背景をもつ患者との間に生じる摩擦を最小限に抑える努力が必要である。

II　地域での看護活動

地域における看護課題

1. 地域保健における看護職の役割

　地域保健は，地域住民の健康の保持・増進，さらには地域全体の公衆衛生の向上を図ることを目的としている。国は地域保健法第4条1項の規定に基づき，地域保健対策の推進に関する基本的な指針を定めている[21]。そのなかで地域保健対策の推進の基本的な方向として，以下の8項目を掲げている。
　①自助および共助の支援の推進
　②住民の多様なニーズに対応したきめ細かなサービスの提供
　③地域の特性を生かした保健と福祉の健康なまちづくり
　④医療，介護，福祉などの関連施策との連携強化
　⑤地域における健康危機管理体制の確保
　⑥科学的根拠に基づいた地域保健の推進
　⑦国民の健康づくりの推進
　⑧快適で安心できる生活環境の確保
　地域では，保健所，保健センターなどの自治体に所属している保健師のほか，保健，医療，福祉の現場ではたらく保健師や看護師など，多くの看護職が活動している。看護の対象は個人や家族のみではなく，グループや組織などの集団，人々を取り巻く環境も含まれる。これらの対象とかかわりながら，対象のニーズを的確にとらえ，看護を提供していくことが重要である。

2. 個別の対象者への支援

　ここでは保健師が活動するなかで，地域で出合った2つの事例を紹介する。いずれも日本で暮らす，海外にルーツをもつ本人や家族である。これらの事例をとおして，地域の健康課題や看護職の役割について考えてみたい。

1 アルコール依存症の父親の介護と幼い弟たちの育児を担うDさん

1. 対象者プロフィール

対象者：Dさん，14歳，女性

家族：父親（日本人）と母親（マレーシア人），7歳と5歳の2人の弟と暮らしている。中学生のDさん自身はマレーシアで生まれ，そこで幼少期を過ごした。7年前，父親の海外赴任期間の終了に伴い，母親とともに日本に移住。そして2人の弟が生まれた

父親の問題：父親はマレーシアでも日本でも，「仕事が忙しい」という理由で，たまにしか帰宅しなかった。ところが，2番目の弟が生まれた頃から家にいることが多くなり，代わりに母親が外で仕事をするようになった。父親は朝から酒を飲んでは寝るという生活で，酒量もしだいに増えた。仕事に行かなくなるもっと前から，アルコール依存症と診断されていたことを，Dさんは後で知った

2. Dさんの変化

Dさんは子どもの頃から家事を手伝ってい

た。マレーシアでは小さい子どもも家では自分の役割があり，できる手伝いをするのは日常のことであった。父親は病気，母親は仕事，Dさんは自分が食事を作ったり弟の世話をしたりするのは当たり前だと思っていた。

このような日常の異変に最初に気づいたのは，Dさんの下の弟が通う保育園の保育士だった。保育園の送迎は母親の役割だったが，Dさんが迎えに来ることが多くなった。父親が病弱で，母親が家計の一部を担うために仕事をしているということは，母親を介して保育園に伝えられていた。それ以前も，たまにDさんが弟を迎えに来ることはあったが，それがたび重なるようになった。

Dさんは母親より日本語が堪能で，コミュニケーションには困らないはずだが，保育士が父親のことや家の様子を聞いても「よくわからない」と答えるだけだった。保育士はDさんの疲れた様子も気になった。

▶ **動き出した地域の支援** 保育園からの報告は保育園を所管する市の保育課，子ども家庭支援センター，保健センターで共有された。保健センターに残されていた弟たちの母子カードには，長女のDさんも付き添って受診したという乳幼児健診の記録が残っていた。そこには「母親は日本語の読み書きはできないが日常会話は可能」とあったが，父親のアルコール依存症の問題やDさんが家事や育児を担っていることなどは，何も記されていなかった。

その後，児童相談所も加わり，具体的な対応の検討がなされることになった。関係機関が動き出すまでに長い年月を要したことになる。

2 結核治療中に肝がんを発症したEさん

1. 患者プロフィール

患者：Eさん，40歳，女性。聴覚障害があり聞き取りは困難である。日本語はいくつかの単語がわかる程度で，日常会話は難しい

家族：夫婦とも中国人。子どもは娘が1人で，現在は結婚して中国に在住。夫が友人と中華料理店を共同経営しており，Eさんはその店で料

理の下ごしらえや食器洗いなどを手伝っていた

2. 結核の発症と服薬治療の開始

住民健診の胸部X線検査で精密検査が必要と指摘され，医療機関を受診した結果，肺結核と診断。幸いなことに感染性はなく，抗結核薬による在宅での服薬治療が開始となった。

外来受診に同行した保健師に，Eさんは「（服

Ⅱ 地域での看護活動　　217

薬について）よくわかった」と合図した。しかし，翌週Eさんの自宅を訪問すると，薬はそのまま置いてあり，外来での説明はほとんど理解できていなかったことが明らかになった。本来なら保健所が委託契約をしている中国語の通訳サービスを依頼するところであるが，Eさんには聴覚障害があるため，通訳があってもコミュニケーションは困難であると予測された。

保健師は苦肉の策として，毎朝カレンダーの日付と同じ数字のシールが貼ってある袋の薬を飲み，飲み終わったら薬袋のシールをはがしてカレンダーに貼るという方法を考えた。その手順を絵に描いて，身振り手振りでEさんとやり取りして確認した。翌週，再び訪問すると，1週間分の薬は飲み終わっており，カレンダーにはシールが貼ってあった。治療開始から1か月が経過した次の外来受診日には，何とか服薬が継続できそうだという手ごたえがあった。

▶ **コミュニケーションの難しさ**　治療開始から2か月が過ぎ，そろそろ訪問回数を少し減らしても大丈夫だろうかと思っていたところ，目に見えてEさんの元気がなくなってきた。次に予定されていた外来の予約を繰り上げて受診したところ，肝機能障害と腎機能障害が確認された。抗結核薬の有害作用も考えられるため，すぐに入院して詳しい検査を行う必要があると主治医から伝えられた。Eさんは「誰もわかってくれない」というような身振りを繰り返していた。

通訳派遣事業者に，Eさんのコミュニケーションのサポートができる人がいないか相談した。聴覚障害に対応できる中国語の通訳者はいないが，たまたま中国から研修で来日している日本語の堪能な中国人医師がおり，ボランティアで出向いてもよいという返事をもらった。早速Eさんの意向を確認して依頼したが，残念なことにその中国人医師はEさんと出身地が異なり，Eさんの母語であろう言葉はよくわからないということだった。中国人医師はEさんの言いたいことを「うまく通訳できない」と保健師に話し，Eさんにも身振りでそのことを詫びていた。しかし，Eさんにとってそのようなことは問題ではないらしく，同国の人がわざわざ自分に会いに来てくれたと，とても喜んでいた。そのことは，言葉はわからなくても，Eさんの態度や表情から十分に伝わってきた。

入院後の検査で，転移性の肝がんが発見された。抗結核薬の服用継続と合わせて抗がん剤治療を開始したところ，免疫力が低下した。面会が制限され，生ものなどの食事の差し入れも禁止となった。病棟看護師から保健師に，本人が「退院する」と騒いで困っていると相談があり，保健師が面会に行った。Eさんは，病院の食事に生卵が出ないことが不満だったらしく，「私の国では卵はからだを元気にするもの，病人に食べさせるもの。友だちに差し入れを頼んだら面会禁止，卵もダメ。どうしてなのか」と訴えた。生卵はEさんにとって重要なものであり，Eさんの願いは元気になって家に帰ることであった。その気持ちがうまく伝わらなかったことが騒ぎの原因だった。その後，Eさんは生卵が食べられる状態に回復することなく，帰らぬ人となった。

▌ 3. 事例からみえる課題

地域で保健師などの看護職がかかわる事例は，何らかの健康課題をもっている。しかし，

本人が自分自身の健康課題をきちんと把握して，保健師に伝えることのできるケースは，それほど多くない。看護職には，対象者とかかわるなかで得た情報をもとに課題解決のための様々な可能性を検討し，支援に結びつけていく役割がある。相手の立場によりそって共に歩んでいく姿勢は，対象者が外国人であっても同様である。しかし，日本で暮らす外国人ならではの次のような課題があると考えられる。

①コミュニケーションの手段の確保

　事例のDさんは日本語を話し，日常のコミュニケーションに問題はなかった。しかし，日本で生活している外国人には，「日本語」をコミュニケーションツールとしてうまく使いこなせないという課題が少なからずあるだろう。たとえばDさんの母親も，日本語での会話は可能でも，読んだり書いたりが十分にはできなかった。支援する側の看護職にも，日本語以外のあらゆる言語に堪能であることは，あまり期待できない。そしてEさんの場合は，日本語という言語の問題以外に，聴覚障害というハンディキャップもあった。コミュニケーションの手段を確保することは，大きな課題である。

②文化や価値観，生活習慣の違い

　言葉によるコミュニケーションが十分に図れたとしても，対象者をどれほど理解できているだろうか。Dさんが周囲の大人にSOSを出せなかったことについて，日常的にかかわっている関係者がもっと早く状況をキャッチできなかっただろうか。Eさんとの服薬管理や入院治療での行き違いには，Eさんの生まれ育った故郷で培われた文化や価値観を，日本人である私たちが理解できていなかったことが関係していたのではないか。対象者の内面にあるものを理解することは簡単ではないと，支援する看護職は認識する必要があるだろう。

4. 地域における看護活動

　地域における看護は個別の支援を基盤としているが，個々の事例の問題が解決することで終わるわけではない。在日外国人の事例に見られる個々の課題は，すべてが外国人であるから起こるとも言い切れない。地域は価値観の異なる様々な人々が共に暮らす場であり，そのような地域全体の健康の保持・増進が地域看護の課題である。地域における活動のなかで健康に関する課題を抱えた在日外国人に出会ったときは，個別の課題をアセスメントし，具体的な解決に向けて支援していくことが重要であり，さらに，そのような事例が存在する地域全体の課題もアセスメントし，施策に結びつけていくことが必要になる。

Ⓑ 地域における感染看護活動

1. 感染症をめぐる状況

　グローバル化する社会において，感染症は国や地域を越えた公衆衛生上の脅威になって

Ⅱ　地域での看護活動　219

いる。近年では，HIV 感染症，重症急性呼吸器症候群（SARS），中東呼吸器症候群（Middle East Respiratory Syndrome：MERS），新型インフルエンザ感染症の流行，そして 2020 年からは新型コロナウイルス感染症（COVID-19）が世界中で猛威をふるっている。これらの感染症は，単に人々の生命を脅かすだけではなく，健康障害が労働力の低下や貧困などをまねき，社会・経済に打撃を与え深刻な社会問題となっている。そして，これらの状況がさらに感染を拡大させるという悪循環を生んでいる。感染症対策の基本は，この感染拡大の連鎖を断ち切ることである。また，感染症の制圧には国内の対応のみでなく，国境を越えた取り組みが必要とされる。

世界で猛威をふるっている 3 大感染症は，HIV/エイズ，結核，マラリアである。ここでは結核を取り上げ，在日外国人の感染症看護活動について，現状，対策，看護支援の実際，課題を幅広い視点から考えていく。

世界の結核のまん延状況は，第 1 章-Ⅱ-B-3-1「結核」に示したとおりである。現在，各国では，2014 年の WHO 世界保健総会で採択された世界結核終息戦略（End TB Strategy）をもとに，結核の流行を終結させる努力を重ねている。目標は，2030 年までに，①結核死亡者の 90％を減らし，②新たな患者発生の 80％を防ぐこと，③結核治療費が高額となり家計を圧迫しないことに重点を置いている。2030 年までの結核流行の終息は，SDGs の健康上の目標でもある[22]。

2. 疫学統計からみた日本の結核の特徴

日本の結核は，65 歳以上の高齢者と 20 歳代の若年層に患者数の山があるのが特徴であり，20 歳代の若年層患者の 7 割は外国生まれ*の患者が占めている。

2021（令和 3）年に新たに結核患者として登録された者（新登録結核患者）1 万 1519 人のうち，外国生まれの新登録結核患者数は 1313 人で，全体の 11.4％を占める[23]。すなわち，新登録結核患者の 10 人に 1 人は外国生まれの患者ということになる。出生国別にみると，患者が多い上位 5 か国はフィリピン，ベトナム，中国，インドネシア，ネパールである[24]。これらの国々は日本の戦後の状況と同様，結核まん延率が高く，すでに結核に感染もしくは発病した状態で日本に入国する人も少なくない。今後，国の経済政策やビザの緩和などから在日外国人の増加が見込まれるため，注視が必要である。

2020（令和 2）年新登録結核患者の 2021（令和 3）年末における治療成績は，治療成功*が約 65％，死亡が約 24％となっている。図 7-4 は，日本生まれの結核患者と外国生まれの結核患者の治療成績を比較したものである。日本生まれの患者の約 6 割は，治癒もしく

＊ **外国生まれ**：国籍に関係なく，日本人であっても外国で出生した人を示す。逆に，日本生まれは，外国籍であっても日本で出生した人を指す。

＊ **治療成功**：前年に新たに発症した肺結核患者を対象に，①治癒，②治療完了，③死亡，④失敗，⑤脱落・中断，⑥転出，⑦治療継続中，⑧不明の 8 つに分類し，①と②を合わせて「治療成功」とよぶ。基準は，治療開始後 1 年以内であり，指示中止（完遂）の月を含む過去 3 か月とそれ以前の 2 回，菌陰性が確認されれば治癒，どちらか 1 回であれば治療完了となる。WHO は治療成功の 85％達成を目標としている。

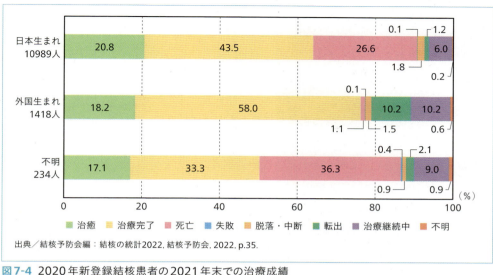

図7-4 2020年新登録結核患者の2021年末での治療成績

は治療を完了している。3割強は治療期間中に死亡しているが、これは高齢者に多くみられる。一方、20歳代が多い外国生まれの結核患者の治療成績は、7割以上が治療成功であるが、約10％は転出し治療完了を確認できていない。

また、多剤耐性肺結核患者（イソニアジドとリファンピシンの両剤に耐性をもつ結核患者）は41人（2021［令和3］年）で、このうち外国生まれの結核患者は19人であった[25]。不確実な服薬などによる「治療中断」は、薬剤耐性をもつ結核菌を増やし、多剤耐性結核の治療は長期間にわたり、患者とその家族は多大な経済的負担を負うことになる。

3. 結核対策における在日外国人患者の療養支援

1 感染症対策の基本理念

感染症に対しては、国際的な動向を踏まえ、医療を取り巻く環境の変化に即応した迅速かつ的確な対応が必要であり、患者の置かれている状況を十分に認識し、人権を尊重しつつ総合的に対応することが求められる。

日本の感染症対策は、1998（平成10）年に公布された「感染症の予防及び感染症の患者に対する医療に関する法律」（感染症法）に基づき実施されている。この法律は、感染症の発生を予防し、まん延の防止を図ることを目的としている。そのため、公衆衛生上の観点から、感染症法には国籍や在留資格を問う要件はなく、国内に居住するすべての人々を対象にしている。

結核対策の基本は「結核の感染の鎖を断ち切るのは治療であり、治療こそが最善の予防」（WHO）である。治療で大事なことは、「患者のQOLを重視しながら早く、十分に排菌を止め（感染防止、再発防止）、同時に耐性菌の出現を防止」することである。しかし、治

Ⅱ 地域での看護活動　221

療可能な結核でも，複数の薬を 6 ～ 9 か月間服用し続けることは困難な人が多く，患者の服薬継続を推進するために，2004（平成 16）年に日本版 21 世紀型 DOTS*戦略（日本版 DOTS）が施行された。

2 | 在日外国人結核患者の療養支援のポイント

療養支援で大切なことは，単に服薬を確認するだけではなく，在日外国人の患者の社会・文化的背景に配慮すること，そして，生活習慣の見直しなどヘルスプロモーションの機会ととらえることにある。必要であれば，医療通訳者の協力を得る。以下にそのポイントをあげる。

❶ 社会・文化的背景の理解

結核のとらえ方は，国の社会・文化的背景によって様々である。たとえば，かぜのような軽症な疾患と認識するところもあれば，HIV/エイズがまん延している国々では，結核罹患が，HIV 陽性の宣告と同様に理解されているところもある。また，結核は古くからの感染症であり，地域の風習・慣習と同化し，差別や偏見を助長する疾患として認識されているところもある。このように，患者の結核に対する認識に関して確認することは，日本での結核の治療を成功に導く点で重要である。

❷ 経済的背景の理解

在日外国人の結核患者の中には，技能実習生として来日する者も少なくない。来日準備のため自国で多額の借金をし，その返済をしながら実習生として働いている患者もいる。また，留学生の中には，生活費のために複数のアルバイトを掛け持ちし，深夜まで働いている学生もいる。結核が発見されることで，日常生活の過ごし方や食生活の不摂生が浮き彫りになるなど，患者の生活を見直す機会になり得るが，金銭面での問題は受診行動や治療中断にもつながるため，十分に配慮し，ていねいに対応する必要がある。

さらに，多剤耐性結核（multidrug-resistant tuberculosis：MDR-TB）と診断され，高額な抗結核薬による治療を続けている患者もいる。結核に罹患することが患者の生活にどのように影響し，どのような生活を余儀なくされるかという視点をもち，「治療と生活を両立する」支援が必要である。

❸ 差別・偏見への対応

感染症は，古来より差別・偏見と闘ってきた歴史がある。結核罹患による社会からの排除は，職場や学校，同国人同士にも見られるため，患者の結核理解への対応のみならず，患者を取り巻く人々に対しても，正しい疾患の理解と患者の服薬継続への協力を求める必要がある。特殊な例ではあるが，結核に罹患したことで帰国を余儀なくされる事例もある。結核＝働けない（解雇）ではなく，生活を継続させながら治療を行うことを優先させ，

---

* **DOTS**：Directly Observed Treatment, Short-course，直視監視下短期化学療法。WHO が打ち出した結核対策戦略であり，結核患者が薬を飲み忘れないよう，医療スタッフが直接，服薬確認をすることや，経過観察の推進，薬の安定供給などを進めている。

周囲の人が在日外国人の患者と一緒に病気と向かい合うことが大切である。

4. 事例にみる在日外国人の結核療養支援

結核の保健活動は患者個人の結核療養支援にとどまらず，家族や社会環境を含め，公衆衛生の視点での幅広い活動が必要とされる。ここでは事例をとおして，在日外国人への結核保健活動の具体的な展開方法と，結核対策における保健所と地域の連携について考える。

1 │ 事例：来日後すぐに発病した短期留学生Fさん

1. 患者プロフィール

患者：Fさん，20歳代，男性。アジア圏からの短期間の交換留学生（留学ビザを所持）
病型：肺結核，喀痰塗抹陽性（排菌あり），初回治療，薬剤感受性あり（全剤）
治療：結核標準治療（6か月間）
生活：大学の寮に同室者2人と宿泊
その他：日本語能力はあいさつ程度

2. 入院までの経緯

来日直後の大学の健康診断で「要精密検査」と指摘されたが，日本語や日本の医療システムがよくわからず受診を躊躇した。2か月後，倦怠感，微熱などの症状があったが，大学の講義を休むことなく受講していた。そして3か月後，呼吸困難，歩行困難となり，同郷の留学生の付き添いで病院を受診し，肺結核と診断される。

❶初回面接

保健所は病院からの「結核患者発生届出」を受理。保健師は迅速に通訳者と共にFさんを訪問し，初回面接を実施した。Fさんからは「なぜ隔離入院の必要があるのか。医療費はどうなるのか」などの不安が語られた。一方で，友人へ病気をうつして迷惑がかかることも心配していた。大学・学生寮など生活の場での接触者情報が本人により提供された。

❷入院中の対応

入院は4か月間と長期におよんだ。病院スタッフと言葉が思うように通じない，病院食が口に合わない，大学の授業に復帰できるめどがつかないなどのストレスから，食事摂取や入浴の拒否がみられた。保健師は病院看護師と協力し，医療通訳者を交えて本人の気持ちを引き出し療養支援に努めた。

❸大学の接触者健診の実施

保健所は，結核の集団感染に進展する可能性を念頭に，大学・学生寮での積極的疫学調査を実施し，接触者健診の対象者を確定した。同じ講義を受けていた学生・教員，学生寮での同室者，計180名に胸部X線検査，血液検査（IGRA）を実施した。

❹退院・帰国に向けた対応

入院4か月目で退院＊となったFさんは，残りの結核治療を帰国して継続することを希

＊ **退院**：厚生労働省の通達で定められている結核の「退院させることができる基準」では，①2週間以上の標準的化学療法により咳，発熱，痰などの臨床症状が消失，②異なった日の喀痰の塗抹検査または培養検査の結果が連続して3回陰性，③患者が治療の継続および感染拡大防止の重要性を理解し，退院後に継続して実施できること，とされている。

Ⅱ　地域での看護活動　　223

望した。保健師は主治医と相談し，母国での受け入れ病院の調整，紹介状発行と退院への準備を進めた。看護師・保健師は，服薬継続の重要性，服薬終了後も結核の再燃を確認するための定期健診の必要性を説明した。母親が迎えに来てFさんは退院し，無事帰国した。

2 事例：母国への帰国を希望したが日本で治療終了した技能実習生Gさん

1.患者プロフィール

患者：Gさん，20歳代，男性。アジア圏からの機械部品製造業の技能実習生（技能実習ビザを所持）。1年前に来日
病型：肺結核，喀痰塗抹陰性（排菌なし），培養検査は陽性，PCR検査陽性，初回治療，薬剤耐性検査ではイソニアジド（INH）が耐性
治療：結核標準治療（耐性薬剤を除く）9か月間
生活：会社の寮で同居者2人と宿泊
その他：日本語能力は簡単な読み書き程度

2.結核の診断，治療開始からの経過

　入国1年後の職場の健康診断にて，胸部X線検査で要精密検査となり結核と診断された。服薬については，会社の社長がIさんのからだを気遣い，熱心に服薬支援をして療養経過は順調であった。しかし，治療開始1か月後，DOTS面接の際，患者から「母国に帰りたい」との訴えがあった。また，ルームメイトはよそよそしくなり，以前のように一緒に食事をしたり，外出したりできなくなっていた。

❶患者の療養を支援する環境の確認

　保健所保健師は「会社のほかの従業員の理解はどうなのか」「それらの人々との関係性に問題はないか」などの確認のため，本人が話しやすい環境を整え聞き取りを行った。さらに，必要に応じてGさん本人を通じ，母国の家族にGさんの療養支援についての考えを確認することも視野に入れてかかわった。

❷差別・偏見への対応

　出身国の文化的背景による結核（感染症）への恐怖心や，誤った情報などの根本的な原因について把握に努めた。会社の社長や上司に対し，パンフレットを用いて結核という病気の正しい知識を伝え，出身国の文化的背景を考慮したルームメイトへの配慮の必要性についても話し合った。

❸帰国の有無を決定するまでのプロセス

　帰国の希望については「本当に本人の意思なのか」「帰国を強制されていないか」を確認し，さらに，本人の意思が一時的なものでないかを，面接場面を変えて再確認した。

　本人との話し合いの際，会社の通訳や友人による通訳は，言い換えや誤訳などの可能性が考えられるため，利害関係がない中立的な立場の医療通訳者を導入し，常に本人の話しやすい環境を整えることをこころがけた。Gさんの結核療養を妨げる要因を一つ一つ解決し，環境を整えることで，帰国をせず技能実習期間中に内服治療終了が可能となった。

3 事例から学べること

　事例をとおして，次のようなポイントをあげることができる。
・結核高まん延国からの入国者に対して，結核の早期発見・確実な健康診断後の結果の把

握などの健康管理を行う。

- 文化や生活背景を理解していねいな支援を行う。在日外国人の患者への理解は，疾患のみでなく，生活習慣，食事，言葉の理解など包括的な配慮を行う。
- 適切な時期に医療通訳者を利用し，本人の気持ちの把握や病状の説明を行う。言語の問題は，治療中断につながったり，母国とは異なる結核医療の理解を妨げたりする場合もある。初回面接や治療変更，退院時などは医療通訳者を交えた面接が望ましい。
- 会社や学校に通訳者がいても，利害関係がない中立的な立場の医療通訳者の介入が重要であり，本人の話しやすい環境を設定する必要がある。
- 医療機関，地域の保健所，大学の保健管理センターの連携と密な連絡調整は，患者の療養支援，感染拡大を防ぐため迅速に行われる必要がある。
- 帰国に向けた準備は，準備期間に余裕をもち，患者の出生国における結核専門医療の状況を考慮し対応する。
- 特に差別・偏見の話題に関しては，患者の出身国の文化的背景による恐怖心や誤った情報などの把握が重要である。感染症の場合「うつるのか，うつらないのか」が患者や周囲にとって最も気になる重要な部分であり，感染と発病の違いについて正しい知識を繰り返し伝える必要がある。

5. 感染症における保健活動の課題

　国内の在日外国人の結核患者対策は，基本的には日本人の患者支援と同じである。感染症には国境がなく，結核対策において，日本で発見された結核患者は可能な限り国内で治療を完遂してからの帰国を推奨している。結核患者の治療の「失敗」「脱落・中断」，そして在日外国人の患者の「転出」を減らすことが課題であろう。

　結核の地域看護活動は，「患者中心の療養支援（patient centered care）」の基本に立ち，患者の文化・社会的背景の理解とともに，地域の関係機関との連携を深めながら支援することが大切である。そのため，保健医療従事者は，異文化理解や自己の内省を深めながら，異国で感染症を発病した患者の療養を支援し，在日外国人が日本へ来た夢や目的を実現できるよう，治療完了を見届けることが重要となる。

Ⓒ 地域におけるNGOの支援活動

　地域で活動する非政府組織（NGO）の例として，30年以上にわたり，地域に根差して日本に住む外国人の健康支援活動を行っている「シェア＝国際保健協力市民の会」（以下，シェア）を取り上げ，現在実施されている母子保健活動「外国人母子の保健医療サービスへのアクセス改善プロジェクト」について紹介する。

1. NGOによる外国人母子の健康支援活動

1 シェアの概要

　シェアは，インドシナ難民*の支援活動を契機に，健康で平和な世界をすべての人と分かち合うために，草の根の立場から行動を起こした医師・看護師・学生が中心となり1983（昭和58）年に設立したNGOである。シェアは，WHOのプライマリヘルスケアの理念に共鳴し，開発途上国に看護師・医師などを派遣し，地域の人々と協力して，人づくり，自発的な助け合いによる健康づくりを目指し活動している。すべての人々が基本的な保健医療サービスを受けられるようになること，そして健康づくりが地域の人々の活動になることが最終目標である。現在はカンボジア，東ティモール，日本の3か国における活動を実施しており，海外だけでなく日本国内で外国人を対象とした保健活動を長年行っている。

2 シェアによる「在日外国人の健康支援活動」の歩み

　シェアの在日外国人の健康支援事業は，1991（平成3）年，外国人を対象とした健康相談会から始まった。当時，在留資格が切れた状態で働いている外国人が数多く存在し，日本社会は貴重な労働力である彼らに支えられていた時代だった。くわえて，ブラジル出身などの日系3世が「定住者」という新たな在留資格で来日し，派遣労働者として多くの工場で働き始めた時期でもあった。

　体調が悪くても言葉が通じない，在留資格がなくて健康保険に加入できないなどの理由

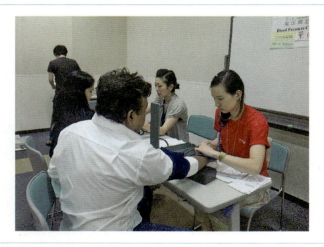

図7-5　健康相談会での血圧測定

＊ **インドシナ難民**：1975年のベトナム戦争終結後，インドシナ3国（ベトナム，ラオス，カンボジア）で相次いで政変が起こり，新しい体制下で迫害を受けるおそれや国の将来に不安を抱き，周辺諸国に流出した人々。

で医療機関に受診できない数多くの外国人が，無料の健康相談会に訪れた（図7-5）。シェアは，受診が必要な人へは無料で紹介状を発行し，医療へつなぐ活動を25年以上行った。そのほか，医療電話相談，感染症や複雑なケースへの医療通訳派遣，東京都と連携した外国人結核患者治療服薬支援員（医療通訳者）の養成や派遣，グループ結成からかかわった在日タイ人ボランティアグループ「タワン」との協働によるエイズ啓発活動など幅広く活動を展開してきた。2016（平成28）年からは，以下に述べる，外国人母子が適切に母子保健サービスにアクセスできることを目指す活動を展開している。

2.「外国人母子の保健医療サービスへのアクセス改善プロジェクト」開始の背景

1　日本で続く「母子保健サービスへのアクセス格差」

　世界のどこであっても最低限保障されるべき保健サービスのなかで，最も優先度が高いものの一つが母子保健である。居住地，国籍，在留資格などに関係なく，すべての母と子の健康は守られるべきものである。日本の5歳未満児死亡率や妊産婦死亡率などが世界で最も低いことからもわかるように，日本の母子保健サービスは充実しているが，日本に住む外国人は，日本の母子保健サービスにアクセスができていない状況がある。

　日本の母子保健サービスは，「正常な妊娠・出産は病気ではない」という解釈により，病院などで定期的に受ける妊婦健診や正常な出産費用には健康保険が適用されず，すべて自費*である。そのため，国籍を問わず多くの妊婦は，自治体からの経済的な補助を受けないと，妊娠中の健康管理が厳しく，安心して出産を迎えることが難しくなることから，自治体は，健康保険の加入の有無によらず，だれもが受けられる母子保健サービスを提供している。

　この母子保健サービスは，母子保健法や児童福祉法などに基づき，国籍や在留資格に関係なく提供できるとされているが[26]，住民基本台帳に載らない3か月以内の在留資格（短期滞在）の外国人や在留資格が切れている外国人は，居住実態があるのに住民ではないとみなし，母子保健サービスの対象としていない自治体があることが，母子保健サービスへのアクセス格差を生む要因の一つとなっている[27]。

2　外国人母子と保健医療従事者が抱える主な課題

❶日本の母子保健サービスを知らないこと

　外国人は，日本の母子保健サービスについて知らない場合が多い。そのため，出身国と役割が異なる日本の自治体の保健センターや，出身国に存在しない保健師という職種については，特に説明が必要である。

＊　（正常な出産の費用は）**すべて自費**：健康保険に加入していれば出産育児一時金の補助が受けられる。

Ⅱ　地域での看護活動　　227

❷保健医療の通訳が活用できる環境が整っていないこと

　日本，特に対象地域に居住するネパール人世帯の多くは，夫が就労し妻は夫の家族ビザを取得して滞在している。先に夫が来日して生活を整えてから，妻が遅れて来日する傾向がある。滞在歴が短い妻が妊娠した場合，日本語はほとんど話せず，英語もあまり話せない場合が多いため，妊娠した妻の代わりに，妻よりも日本語が話せる夫が自治体の保健センターや病院の窓口で手続きをし，面接にも対応することが一般的である。保健センターや医療機関側も，保健医療の通訳を活用できる環境にないことから，妊婦と直接話せずに，夫とのやり取りで済ませてしまう状況が日常となっている。さらに，夫婦ともに日本語が話せない，読めないという状況も見られる。このような場合，妊婦や母親が必要な情報を得られず，保健医療従事者に相談したいことがあってもできない，また，保健医療従事者としては，妊婦の気持ちや困り事などが把握できない，母子保健サービスについて説明したくてもできない，などの問題が起きている。

3 　プロジェクトの開始に至った経緯

　東京都杉並区では，2013（平成25）年にネパール人を主な対象としたインターナショナルスクール（エベレスト・インターナショナルスクール・ジャパン）が設立されたのを機に，ネパール人住民は2012（平成24）年の559人から2019（平成31／令和元）年には2226人まで急増し，区内の外国人妊婦のうち最も多いのはネパール人となっている。2015（平成27）年頃，杉並区の保健センターや地域の病院から，ネパール人を中心とする外国人妊産婦の対応に困ったケースの相談がシェアに寄せられた。また，言葉の障壁で外国人妊婦が母親学級参加の機会を逃したり，出産後も乳幼児健診や必要な予防接種を受けていないケースが多く，子どもの発育上の問題発見が遅れたり，予防可能な感染症の発生リスクが懸念されるなど，外国人母子の保健課題が明らかになった。この状況を何とかしたいと願う，この地域の保健医療従事者と出会ったことが，シェアの「外国人母子の保健医療サービスへのアクセス改善プロジェクト」開始のきっかけの一つである。また，2015（平成27）年に国と東京都が妊娠期からの「切れ目ない支援」＊の充実に力を入れ始めたことも契機となった。

3. 「外国人母子の保健医療サービスへのアクセス改善プロジェクト」の概要

1 　プロジェクト目標と対象地域

　シェアは，東京都杉並区とその周辺地域において，「外国人母子が適切な保健医療サー

＊ **妊娠期からの切れ目ない支援**：2015（平成27）年から東京都は，妊娠期からの切れ目ない支援のための事業として「出産・子育て応援事業（ゆりかご・とうきょう事業）」を開始し，妊婦に専門職（看護職）が面接を行い，心身の状態や家庭の状況を把握すること，必要な支援につなげていくこと，面接を受けた妊婦へは育児パッケージ（子育て用品など）を配布することなどを行っている[28]。

228　　第7章　在日外国人・訪日外国人に対する看護活動の実際

ビスにアクセスできる」ことを目標として，2015（平成 27）年の調査を経て 2016（平成 28）年から様々な母子保健活動を行っている（2022［令和 4］年現在，活動継続中）。

2 活動の内容

❶ 外国人コミュニティ（保健ボランティア）と行う妊産婦への情報提供活動

　2016（平成 28）年 4 月から，前出のインターナショナルスクールの保護者・関係者のうち妊婦と 3 歳以下児の母親を主な対象として，ネパール人コミュニティの一員である保健ボランティアを育成し，その保健ボランティアと共に妊産婦訪問を行い，母子保健サービスなどの情報提供や困難を抱えるケースの保健医療機関への橋渡しなどを行った（図 7-6）。また，ネパール人妊婦や母親が母子保健サービスを理解できるような資料の開発に取り組んだ。これらの活動をとおして，ネパール人妊産婦の主体的な母子保健サービスへのアクセスの促進を図った。

　その結果，妊娠中や産後に訪問した母親 12 人中 9 人（75％）に乳幼児健診受診状況の改善がみられ，12 人中 6 人（50％）に子どもの予防接種状況の改善がみられ，現在も活動を継続している（図 7-7）。

❷ 自治体（保健センター）と連携して行った母子保健サービス提供活動

　シェアは，❶の保健ボランティアとの活動と並行して，対象地域の一つである東京都杉並区の保健センターと連携を深めるための活動を行った。保健センターが対応に困っている外国人妊産婦のケースの相談に対応したり，シェアが保健ボランティアと共に開催した外国人妊産婦対象の勉強会への講師派遣を保健センターに依頼するなど，連携を続けたことで，シェアと保健師が共に外国人母子が抱えている課題の理解を深め，新たに事業を行う必要性への共通認識が高まった。

　シェアと杉並区は 2020（令和 2）年 4 月からの 2 年間，杉並区協働提案事業「外国人母

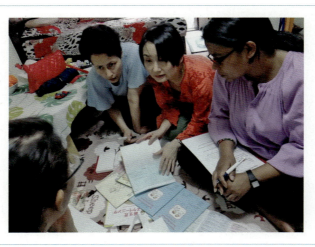

図 7-6　妊婦宅への訪問の様子

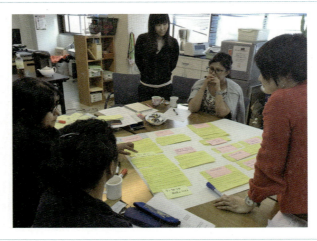

図7-7 保健ボランティアとシェアのメンバーによる外国人妊産婦が抱える問題分析

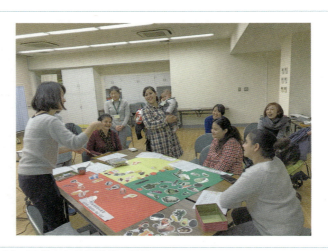

図7-8 トライアルとして実施した母親学級の様子

子の母子保健医療サービスへのアクセス改善を目的とした母親（妊婦）学級の強化と連携体制づくり」というテーマで，外国人（ネパール人）の特性に合わせた母親学級の開催，医療通訳者を活用した妊婦訪問，妊婦面接の際に活用する多言語資料の制作など，協働での活動を実施した（図7-8, 9）。

❸ 母子保健通訳の活用促進のための対象地域の自治体などと連携した活動

❶と❷の活動を進めるうえで最も重要なのは，母子保健サービス提供の場面で医療通訳が活用できる環境をつくることである。2021（令和3）年4月からシェアは，母子保健通訳相談窓口を開設し，杉並区と周辺3区（新宿区，中野区，豊島区）を優先する対象地域に設定し，母子保健通訳（母子保健分野での医療通訳）の活用促進の活動を行っている。医療通訳の活用により，保健医療従事者と外国人母子とのコミュニケーションが増え，保健医療従

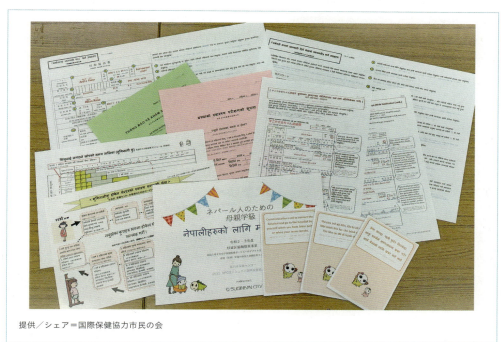

提供／シェア＝国際保健協力市民の会

図7-9 ネパール語を中心に作成した母子保健サービスの資料

事者が外国人母子の抱える課題を把握しやすくなる。その結果，外国人の特性に合わせたサービスの提供や支援につながり，健康で安全な妊娠，出産，育児につながることが期待されている。

　また，医療通訳の活用環境が整備されるためには，自治体間で連携を深めることも重要であり，各区の枠を超えた情報交換会も行っている。自治体によっては，役所の窓口用に導入されているタブレット端末を活用し，支援やサービスの内容に合わせて，対面での母子保健通訳とタブレットによる通訳をうまく使い分ける保健センターも出てきている。

III 災害時の看護活動

A 災害時の医療と看護

1. 災害医療と救急医療の相違点

　平常時の救急医療においては，救急搬送システム・救急情報システム・救急医療施設が十分に機能している。救急医療施設では，十分な医療従事者のもとに完全な病院機能と十分な医療資機材をもって治療を行い，必要な場合にはスムーズに後方病院への患者搬送が

可能である。

　一方，**災害医療**では災害により救急システムは崩壊し，許容範囲を超えた多数の傷病者が発生する。被災者は広範囲に存在し，アクセスは困難，被災地の境界は不明瞭，救急医療施設も被害を受け，医療資機材・医療従事者の絶対的不足により十分な治療ができなくなる。したがって患者搬送は困難を極める。

　災害発生時には，傷病者の多数発生という需要に，医療資源（人・物・時間）という供給が追いつかない。さらに多数の傷病者を同時に治療しなければならない。したがって災害医療では「助かる命から助ける」という災害時トリアージが行われ，最大多数の傷病者に最良の医療を尽くすことを目的とし，瞬時に集団・社会の対応が求められる。災害医療では，「需要と供給のアンバランス」ともいえる状況において，限られた時間・人・物の中で最大限の効果が得られる医療を提供する。さらに避難所の開設，食料・水・衛生環境の確保と保持が同時に行われる。

　両者の共通点はどちらも救急対応を要求されるという点であり，治療の優先順位（priority）は生命＞機能＞整容となる。そして，救急医療で求められるのは個々の人間における治療の priority であり，災害医療では治療する人間を選び出す priority である。

　さらに，昨今，災害は進化・多様化している。その理由として，都市化と人口の過密化，工場（生産拠点）と住宅の近接，列車や航空機など大量高速輸送手段の普及，三次元の生活環境（大深度地下と超高層ビルの利用）などが考えられる。また，同じような災害であっても疾病構造は一様ではなく，状況は刻々と変化するといえる。

▌2. 災害看護

1 ｜ 災害看護の定義

　災害看護とは，刻々と変化する状況の中で被災者に必要とされる医療および看護の専門知識を提供することであり，その能力を最大限に生かして被災地域・被災者のために働くことである。したがって，被災直後の災害救急医療から精神看護・感染症対策・保健指導など広範囲にわたり，災害急性期における被災者・被災地域への援助だけでなく，災害サイクルすべてが災害看護の対象となる。筆者は現場での経験から，このように災害看護を定義づけ説明している。

2 ｜ 災害看護の特殊性

　災害時には一瞬にして多くの死傷者が発生し，発生地域の広範な被害，治療にあたるべき病院の破壊，医療従事者も被災者となる。物的・人的資源の限られた状況下で看護師として看護の基本に戻り，臨機応変に柔軟な対応と創意工夫ができるかどうかが，災害看護の特殊性であり，求められる一番重要な点だと思われる。

3. 要配慮者・避難行動要支援者

2013（平成25）年6月の災害対策基本法の改正に伴い，避難行動において配慮を要する者や避難生活で配慮を要する者を総じて「要配慮者」とし，「災害時要援護者」に代わり災害時の「要配慮者」と「避難行動要支援者」が新たな用語として用いられるようになった。**要配慮者**とは，避難所で一般の人と生活を送るのは難しいと思われる，高齢者，障害者，乳幼児，外国人（在日外国人，訪日外国人）などであり，そのなかでも自力での避難が困難で，特に支援を要する者を**避難行動要支援者**とし，名簿作成が市町村に義務づけられた。

高齢者や障害のある人が要配慮の対象となることは理解しやすいが，海外から旅行に来るような元気な人が要配慮者というのは理解しにくいかもしれない。しかし，外国人が訪日して災害に遭遇したとき，次のような問題が発生すると考えられる。

❶**言葉の壁**：世界には，まったく地震のない国もある。地震の揺れを経験したことのない訪日外国人旅行者が，突然大きな揺れに遭遇すれば，パニックになることは容易に予想される。

母国語ではなく日本語で避難の呼びかけをされても，言葉そのものが理解できず，正確な情報を得ることができない。どこへどのように避難すればよいのか，避難指示や避難所がどこなのかまったく理解できない。ニュースで惨事の様子を知るとさらに不安が募る。

❷**習慣・文化の違い**：避難所内での，救援物資の受け取り方や食文化の違い，避難所での生活のルールなどが理解できないことが考えられる。多くの国では避難時にはテントが利用されるため，日本のような学校の体育館での雑魚寝状態には，当然のことながら馴染めないと思われる。また，米の文化でない国からの旅行者であれば食事に馴染めず食べられない，あるいは宗教上食べられない食品もある。

訪日外国人旅行者が災害に遭遇した際，そしてけがや病気になったとき，安全に，安心して旅行が継続されるためにも多言語対応強化，たとえば早急な通訳ボランティアの活用が必須である。また，通訳ボランティアが不在のときは，ピクトグラム（絵文字）やジェスチャーなどでコミュニケーションをとることができれば，心の落ち着きにつながる。禁止されている食品に関してもピクトグラムを用いるなどして，積極的に意思疎通を図ることが重要である。

日本人は，公衆浴場に抵抗を感じない人が多いが，宗教上の理由から人前で肌を見せない人々もいる。入浴設備が提供されても何日も入らず（入れず）にいることで，感染症の発症や皮膚疾患のトラブルにつながるが，希望を申し出る訪日外国人旅行者は少ないと思われる。言葉の問題もあり，人々はなかなか訴えてはこない。しかし，訴えがないから問題がないということではない。

私たち医療関係者は，外国人旅行者や日本語がまだ十分に理解できない外国人留学生などに対し，彼らからの訴えを待つのではなく，こちらから出向いてニーズや生の声を確認

Ⅲ　災害時の看護活動　　233

する「アウトリーチ」を行う必要がある。そして，災害発生後には早急に福祉避難所を立ち上げ，入所者登録カードを作成することで，大使館からの安否確認の問い合わせにも対応が可能となる。

B 災害時の在日外国人，訪日外国人への看護

1. 災害時の在日外国人への支援

　第2章で詳しく述べられているように，現在約300万人の外国人が日本に居住している。在日外国人の居住地は，東京都，愛知県，大阪府，神奈川県，埼玉県で在日外国人の半数近くを占めている（2020［令和2］年6月末）[29]。これらの5都府県は南海トラフ地震，首都直下地震，中部圏・近畿圏直下地震など，30年以内の発生確率が70〜80％ともいわれる大規模地震が予測されている地域である。

　特定の出身国の在日外国人が多く居住する地域では，多く使われている言語の説明書（リーフレット）などを準備することで，コミュニケーションが取りやすくなる（図7-10）。

2. 災害時の訪日外国人への支援

　国土交通省と観光庁は2014（平成26）年に，大規模自然災害発生時の訪日外国人観光客への対応について，観光・宿泊施設向けのガイドラインを公表している[30]。

日本国内における難民支援活動

　日本の難民受け入れは，2019（令和元）年が44人（難民申請1万375人）と，先進国のなかでも非常に低い数値である。難民の受け入れ数が少ない理由として，難民発生国は中東，アフリカ，アジアに多く，経済的に貧しい難民は，島国である日本まで来るのが困難なことが考えられる。

　国内には難民のために日本語を教える団体や，支援事業を行う企業を支援する団体もあり，様々な団体が難民の支援にかかわっている。

①医療支援：様々な困難を経て入国し健康を害しても，難民申請が受理されるまでの間は治療が受けられない。健康的な生活に戻れるよう，難民と病院との中継役となる支援活動を行う。

②難民認定支援：難民は日本に到着次第，難民申請をしなければならない。その手続きなどの支援をする。

③就労・教育支援：難民として認定されても，生計を立てていくためには，必要な教育・訓練を受け就業しなければならない。まずは日本語の習得である。難民のために様々な団体が日本語を教えるなどの支援をする。

文献／法務省：令和元年における難民認定者数等について．2020．https://www.moj.go.jp/isa/content/930005069.pdf（最終アクセス日：2022/10/17）

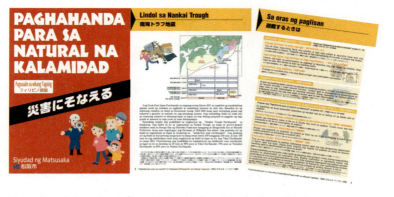

出典／松阪市：外国語版防災リーフレット『災害にそなえる』（フィリピン語版），一部抜粋．
https://www.city.matsusaka.mie.jp/site/bousai/sonaeruforeign.html（最終アクセス日：2022/10/17）

図7-10　外国人向けのリーフレットの例

　災害への備えを考えるとき「自助・共助・公助」といわれるが，訪日外国人に「自助」，自分の身は自分で守ることを求めるのは難しい。それは，来日して日の浅い在日外国人も同様である。したがって，まずは顔のつながりを第一に考え，地域やコミュニティといった狭い範囲で協力し助け合える場づくり，関係性づくりが重要となる。そのためには，平時から次のような活動を続けることが必要である。

❶**勉強会の企画**：ハザードマップを見るなど，地域で発生しやすい災害，避難方法，避難場所を知る。日頃からの備えなどの防災知識の普及を図る。
❷**地域に暮らす人々を知る**：障害のある人，外国人など，どのような支援を必要としている人々がどこに住んでいるのかを知る。
❸**地域が一体となった実践的な訓練**：実際に避難場所まで歩いて行くことも訓練に入れる。
❹**防災語学ボランティアの研修の開催**：自治体などが防災語学ボランティア研修を主催し，災害時に避難所などで，地域住民が外国人被災者のために通訳・翻訳ができるようスキルアップを図る。

3. 災害時の在日外国人との協力

　ここでは，災害発生後の在日外国人との協力体制について事例を紹介する。

1　地域に溶け込み避難所で活動する在日外国人のHさん

　2015（平成27）年に発生した関東・東北豪雨災害の際，筆者は発生直後に茨城県常総市内の避難所で支援活動を行った。そこはまちの公民館であり，地域の人々が集まる場所として調理器具など必要な物はすべてそろい，さらに多くの食材が提供されていた。被災者の一人であるベトナム人女性のHさんと地域の女性たちが，和気あいあいと，忙しそうに夕食の準備をしていた。避難者の多くが自宅の片づけ作業で疲れて帰って来る頃には，おいしそうな夕食ができあがり，皆が「おいしい，おいしい」と食べる様子を見て，「次

は何を作ろうかしら」とHさんも嬉しそうな笑顔を見せていた。地域でのHさんの評判は良く,「彼女の作る料理はおいしいのよ。それに早いしね,上手なの」と地域にすっかり溶け込んでいる様子がうかがえた。

　もう一つ驚いたのは,それぞれの役割分担が自然にできあがっていたことである。Hさんを中心に今日のメニューに沿って食材の準備をする人,洗い物を引き受ける人,掃除をする人,使われた食器などの後片づけをする人,それぞれの役割を担うことで,互いに認め合い,労いの言葉も掛けられ楽しそうであった。Hさんは日本人男性と結婚してこの地に住み着いたが,最初は言葉もわからずつらい日々を過ごしていた。地域に受け入れられていないことを感じていたHさんは,まずは日本語を覚えるように努力し,ベトナムの料理を作っては,自分の方から積極的に周囲との交流を働きかけたという。

2 CODE海外災害援助市民センターの活動

　CODE海外災害援助市民センターは,1995(平成7)年の阪神・淡路大震災の際に世界各国から受けた支援をきっかけに,2002(平成14)年に発足した海外の被災地支援を行うNPO法人である。2021(令和3)年から,コロナ禍で困窮している神戸市内の子ども食堂,ベトナム人留学生や技能実習生の集まる寺院,アフガニスタンからの避難民などに,形が悪いなどの規格外野菜を届ける「MOTTAINAIやさい便」の活動を始めた(図7-11)。2022(令和4)年には,兵庫県に避難してきたウクライナの人々も支援対象に加わり,また,野菜を届けた際にその人たちの声に耳を傾け,それがきっかけで通訳ボランティアの協力や自転車の提供,引っ越し支援などの活動に広がっている。

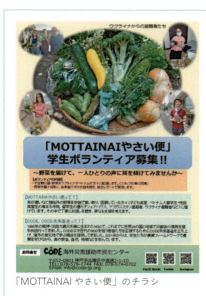

「MOTTAINAIやさい便」のチラシ　　「MOTTAINAIやさい便」ニュースの抜粋

「MOTTAINAIやさい便」には,たくさんの「普通の市民」の方々にかかわっていただいています。丹精込めて育てた野菜を提供していただいている農家の皆さん,捨てる野菜ではないけれどウクライナの人に何かをと家庭菜園の野菜を送ってくれる方々,言葉で力になりたいと通訳をしていただいているボランティアさん,通訳を探して紹介してくれる方,学校やアルバイトで忙しい中,合間を縫って野菜を届けている学生さん,いつも遠方から野菜を神戸に届けてくれるYさん,野菜を買ってと寄付をしてくれる方々,ウクライナではこんな野菜を食べるらしいよ,あそこに種が売っているよ,などの情報をくれる方,うちのキッチンを使ってウクライナ料理を作って売ってみたら？とアイデアをくれる方など,本当に市民の皆さんの力に支えられています。

出典／CODE海外災害援助市民センターホームページ．https://code-jp.org/blog/mottainai-yasai/（最終アクセス日：2022/10/17）

図7-11　NPO法人による在日外国人への支援活動の例

Column 病院における外国人留学生の存在

　ネパールから来日して3年目のカマルさんとウメシュさんは，介護福祉士の資格取得を目指して長岡崇徳福祉専門学校介護福祉学科に入学し学び，休日には長岡西病院で介護の経験を積み（働き）ながら学んでいる。朝8時30分，深夜勤から日勤への交代時間にナースステーションにあいさつの声が響くと，「カマルさんの明るいあいさつ，疲れも取れるわ〜」「ほんとにいい顔。マスクしてても笑顔ってわかるもんね」ナースステーションに笑い声と看護師の笑顔が広がる。

　カマルさんは，「患者さんたちは皆さん優しくて元気になります」と話す。4人部屋に入院中の高齢女性患者は，「カマルさんが入ってくると，みんな嬉しくなるんですよ」という。カマルさんは，仕事が終わるとバイバイと手を振りながら隣の病室へと移動していく（右写真）。一方，ウメシュさんは，同じ学校の先輩介護士の野崎さんと共に，患者にゆっくりと優しく話しかけながら，ベッド廻りの環境を整えていた（左写真左）。

　日本での生活について尋ねると，「日本語は書くことが難しい。日本の生活も厳しい。雪のときはとても困った。食事は自炊でカレーが多いです」と，笑いながら流暢な日本語で話してくれた。2人の上司や同僚は，「2人ともシャイだけれど，意欲的で気遣いのできる人。わからないことはきちんと聞いてくれます」と声をそろえる。

　「一度もネパールに帰っていないので，来年は一度帰りたい」という2人。ウメシュさんは「日本で資格を取って，何年か働いてネパールに帰り，仲間と日本の様な施設を建てたい。ネパールでは，高齢者は家族が看ることになっているので，このような施設があると家族の負担が少なくなると思う」と話す。気候も文化も大きく違う日本へ学びに来ている多くの外国人もまた，日本の高齢者や入院患者の暮らしを支えている。迎える私たち日本人も，彼らが資格取得し自立して生活していけるよう，暖かく見守っていくことが重要である。

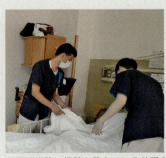
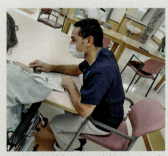

長岡西病院で経験を積んでいる外国人留学生。同院は地域包括ケア病棟をもち，急性期病院と自宅や施設をつなぐ中間的な病院として機能している。

文献

1) 北川雄光，他：外国人患者の受入れのための医療機関向けマニュアル，改訂第3.0版，厚生労働省政策科学推進研究事業「外国人患者の受入環境整備に関する研究」研究班，2021，p.8–9．https://www.mhlw.go.jp/content/10800000/000795505.pdf（最終アクセス日：2022/10/17）
2) 厚生労働省：令和3年度医療機関における外国人患者の受入に係る実態調査について（概要版），2022．https://www.mhlw.go.jp/content/10800000/000958129.pdf（最終アクセス日：2022/10/17）

3) 法務省：在留外国人統計（旧登録外国人統計）結果の概要, 2019. https://www.moj.go.jp/isa/content/001342052.pdf（最終アクセス日：2022/10/17）
4) A. ハルドン, S. ファン・デル・ヘースト著, 石川信克, 尾崎敬子監訳：保健と医療の人類学；調査研究の手引き, 世界思想社, 2004.
5) 波平恵美子：病気と治療の文化人類学, 海鳴社, 1984.
6) Tseng, W.：Working with medically ill patients, in Handbook of cultural psychiatry, Academic Press, 2001, p.665-680,
7) 樋口まち子：伝統的医療行動の医療人類学的研究；文化背景の異なるコミュニティの比較研究, 国際保健医療, 21（1）：33-41, 2006.
8) 出入国管理庁, 文化庁：別冊やさしい日本語書き換え例, 2020. https://www.bunka.go.jp/seisaku/kokugo_nihongo/kyoiku/pdf/92484001_02.pdf（最終アクセス日：2022/10/17）
9) Leininger, M.M.：Nursing and anthropology；two worlds to blend, Greyden Press, 1994.
10) 西田司：異文化の人間関係, 多賀出版, 1998.
11) Campinha-Bacote, J.：The process of cultural competence in the delivery of healthcare services；a model of care, Journal of transcultural nursing, 13（3）：181-184, 2002.
12) 前掲 9).
13) 佐久間重：異文化コミュニケーションの様々な側面；言語以外の要素について, 名古屋文理大学紀要, 3：13-21, 2003.
14) Salimbene, S.：Cultural competence；a priority for performance improvement action, Journal of Nursing Care Quality, 13（3）：23-35, 1999.
15) 朝倉征夫：民族マイノリティの文化的権利と言語教育〈国立国語研究所編：多言語・多文化コミュニティのための言語管理；差異を生きる個人とコミュニティ〉, 国立国語研究所, 1997.
16) 野中千春, 樋口まち子：在日外国人患者と看護師との関係構築プロセスに関する研究, 国際保健医療, 25（1）：21-32, 2010.
17) 青木保：異文化理解, 岩波書店, 2001.
18) Cortis, J.D.：Meeting the needs of minority ethnic patients, Journal of Advanced Nursing, 48（1）：51-58, 2004.
19) 前掲 11).
20) Cortis, J.D.：Culture, values and racism；application to nursing, International nursing review, 50（1）：55-64, 2003.
21) 地域保健対策の推進に関する基本的な指針（平成 6 年厚生省告示第 374 号, 最終改正令和 4 年 2 月 1 日厚生労働省告示第 24 号）https://www.mhlw.go.jp/content/10900000/000905616.pdf（最終アクセス日：2022/10/17）
22) 厚生労働省検疫所（FORTH）：結核について（ファクトシート）. https://www.forth.go.jp/moreinfo/topics/2018/03271035.html（最終アクセス日：2022/10/17）
23) 結核予防会：結核の統計, 2022, 結核予防会, 2022.
24) 前掲 23).
25) 前掲 23).
26) 参議院：質問主意書；参議院議員大脇雅子君提出外国人の医療と福祉に関する質問に対する答弁書について, 第 147 回国会（常会）答弁書第 26 号, 2000. https://www.sangiin.go.jp/japanese/joho1/kousei/syuisyo/147/touh/t147026.htm（最終アクセス日：2022/10/17）
27) 仲佐保：外国人母子を取り巻く制度に起因する課題とシェアが目指すもの, ボン・パルタージュ（機関紙）, 168, シェア＝国際保健協力市民の会, 2021, p.6.
28) 東京都福祉保健局：出産・子育て応援事業（ゆりかご・とうきょう事業）について. https://www.fukushihoken.metro.tokyo.lg.jp/kodomo/katei/boshihoken_unkyo/unkyo28.files/05-1.pdf（最終アクセス日：2022/10/17）
29) 法務省：在留外国人統計. https://www.moj.go.jp/isa/policies/statistics/toukei_ichiran_touroku.html（最終アクセス日：2022/10/17）
30) 国土交通省, 観光庁：自然災害発生時の訪日外国人旅行者への初動対応マニュアル策定ガイドライン；観光・宿泊施設の皆さまに向けて, 2014. https://www.mlit.go.jp/common/001058526.pdf（最終アクセス日：2022/10/17）

参考文献

・厚生労働省：「外国人患者の受入れのための医療機関向けマニュアル」について. https://www.mhlw.go.jp/stf/seisakunitsuite/bunya/0000173230_00003.html（最終アクセス日：2022/10/17）
・厚生労働省：外国人向け多言語説明資料 一覧. https://www.mhlw.go.jp/stf/seisakunitsuite/bunya/0000056789.html（最終アクセス日：2022/10/17）
・厚生労働省：「外国人患者を受け入れる医療機関の情報を取りまとめたリスト」について. https://www.mhlw.go.jp/stf/newpage_05774.html（最終アクセス日：2022/10/17）
・結核予防会編：結核の統計 2022, 結核予防会, 2022.
・WHO：Global Tuberculosis reports. https://www.who.int/teams/global-tuberculosis-programme/tb-reports（最終アクセス日：2022/10/17）
・厚生労働省：「結核患者に対する DOTS（直接服薬確認療法）の推進について」の一部改正について, 平成 23 年 10 月 12 日, 健感発 1012 第 5 号, 2011.
・移住者と連帯する全国ネットワーク編：外国人の医療・福祉・社会保障 相談ハンドブック, 明石書店, 2019.
・NPO 災害人道医療支援会（HuMA）災害看護研修委員会編：グローバル災害看護マニュアル；災害現場における医療支援活動, 真興交易医書出版部, 2007.
・山﨑明美, 當山紀子編：やさしく学べる国際保健・看護の基礎と実践, 桐書房, 2012.
・日本国際看護学会編：国際看護学入門, 第 2 版, 医学書院, 2020.

▍執筆者の国際看護・国際協力に関する略歴（執筆順）

● 樋口まち子

タイ国立マヒドン大学大学院修士課程（プライマリヘルスケア管理学修士号取得）修了，スリランカ国立コロンボ大学大学院博士課程（医療人類学博士号取得）修了。JICA スリランカ青年海外協力隊員（1990 ～ 1992），外務省在スリランカ日本大使館専門調査員（民族問題に関する調査研究，1995 ～ 1997），JICA スリランカ看護教育プロジェクト長期派遣専門家（1997 ～ 2000）。文部科学省在外研究員（米国ミシガン大学 WHO ヘルスプロモーション研究センター，2001）。JICA インドマディヤ・プラデシュ州リプロダクティブヘルスプロジェクト短期派遣専門家（2009）。1990 年代初頭より，スリランカの現地 NGO に対する支援を始めとする地域住民活動の支援やタイおよびスリランカでのフィールド調査を継続している。

● 李　節子

主な研究領域は，多文化共生社会における母子保健に関する研究。日本グローバルヘルス研究センター所長（2007 ～現在）。米国ライト州立大学ブーンショフト医学大学院グローバル保健医療システム・マネジメント・政策センター客員教授（2007 ～ 2009）。現在，HANDS 理事，シェア＝国際保健協力市民の会理事，日本国際保健医療学会理事，長崎県国際交流協会評議員。在日外国人の健康支援に関する研究・活動を 1980 年代より行っている。

● 當山紀子

東京大学大学院医学系研究科修士課程（国際保健学）修了，HANDS プログラムオフィサー（2000 ～ 2001），JICA インドネシア母と子の健康手帳プロジェクト地域保健専門家（2001 ～ 2003），JICA パレスチナ母子保健プロジェクト専門家（2006），厚生労働省大臣官房国際課国際保健機関第一係係長（2008 ～ 2009），沖縄県看護協会教育課海外研修班業務総括者（2014 ～ 2015），JICA 課題別研修講師（2018 ～），HANDS 理事，日本国際保健医療学会理事，ラオスにて母子保健に関する研究（2018 ～）。

● 菊池雅子

ロンドン大学衛生熱帯医学大学院修士課程（開発途上国公衆衛生学），ディプロマ課程（開発途上国看護学）修了。JICA ガーナ青年海外協力隊（2009 ～ 2011），WHO 西太平洋事務局インターン（2014），JICA 人間開発部保健第 3 チームジュニア専門員（2014 ～ 2015），国際緊急援助隊医療チーム業務調整員（2015），JICA 大洋州生活習慣病対策プロジェクト長期派遣専門家（2015 ～ 2018），JICA 緒方貞子平和開発研究所リサーチオフィサー（2018 ～）。

● 八田早恵子

JICA インドネシア青年海外協力隊（1996 ～ 1998，2000，2001 ～ 2004）。静岡県立大学大学院看護学研究科修士課程修了，インドネシア地域保健ボランティア研究（2005 ～ 2007）。HANDS プロジェクトオフィサーとして，JICA インドネシア南スラウェシ州地域保健運営能力向上プロジェクト＆前期中等教育改善総合計画プロジェクト（2007 ～ 2010）。JICA 大洋州地域保健看護師のための「現場ニーズに基づく現任研修」強化プロジェクト（2010 ～ 2011）。名桜大学にて人の移動研究フィリピン担当（2013 ～ 2018）。名古屋学芸大学にてインドネシア南スラウェシ研究（2018 ～）。

● 堀井聡子

博士（看護学，ブルキナファソでの母子の健康の社会的決定要因に関する研究）。JICA 海外協力隊コートジボワール・ニジェール看護師隊員（2002 ～ 2005），JICA 本部ジュニア専門員（2008 ～ 2011），国立保健医療科学院主任研究官として厚生労働省国際保健に関する WG メンバー，JICA 短期専門家等（2012 ～ 2018），JICA ベトナム新卒看護師のための臨床研修制度強化プロジェクトチーフアドバイザー（2018 ～ 2020）。2022 年より現職，中東，アフリカ等で国際保健分野の調査研究，技術協力に従事。

● 田村豊光

国立国際医療研究センターにおいて，特に保健人材開発や仏語圏アフリカ事業を運営。技術協力ではコートジボワール案件形成調査団（1999）に始まり，セネガル長期専門家（2001 ～ 2005），コンゴ民チーフアドバイザー（2014 ～ 2018），ラオス長期専門家（2018 ～ 2020），バングラデシュ国内支援委員（2022 ～ 2024）や各種短期専門家，調査団に技術参与として参団（2010 ～ 2022）。また，コロンビアおよびトルコにおける災害支援（1999）のほか，10 数か国での研究，人材育成，国際会議や日本国際保健医療学会代議員など，20 年以上にわたりグローバルヘルスに関する事業に従事している。

● 廣田直美

JICA メキシコ青年海外協力隊保健師隊員（2001 ～ 2004），日本赤十字豊田看護大学助教（2016 ～）。

● 横手春子

JICA 青年海外協力隊としてモロッコにて活動（2015 ～ 2017）。英国のリバプール熱帯医学校にて国際公衆衛生学（プランニング＆マネジメント）修士号を取得（2018 ～ 2019）。ユニセフ・タンザニア事務所保健部にてインターンシップを経験し（2021），2022 年よりジュニア・プロフェッショナル・オフィサー（JPO）制度にて，ユニセフ・ネパール事務所保健部・保健担当官として勤務。

● 宇野いづみ

難民を助ける会・マレーシア難民キャンプ（1983 ～ 1987），ソロモン青年海外協力隊（1988 ～ 1990），国連ボランティア・香港難民キャンプ（1990 ～ 1993），その後 JICA 本部を皮切りにメキシコ，ラオス，フィリピン（ミクロネシア，パラオ，マーシャル兼轄），ベトナムの各事務所で専門家・ボランティア等関係者の健康管理業務にあたる（1993 ～ 2008）。本部での看護師総括を挟み，2008 年からアフガニスタン，パプアニューギニア（ソロモン兼轄），バングラデシュの各事務所に勤務し，2022 年より JICA インドネシア事務所で関係者の健康管理業務に従事。

● 山﨑達枝

JICA 国際緊急援助隊としてマジール（イラン）地震支援活動（1990），湾岸戦争でイランに流入したグルド人医療支援活動，インドネシア津波災害医療支援活動（2005）に参加。災害人道医療支援会（HuMA）パキスタン地震医療救援活動（2005），インドネシア中部地震医療支援活動（2006）。災害看護支援機構中国四川大地震（2008）支援活動，ハイチ地震支援活動（2010）。防衛省パシフィック・パートナーシップ 2010 カンボジア支援活動，2012 フィリピン支援活動。日本エマージェンシーアシスタンスによるニュージーランド地震支援活動（2011）など。

● 二見　茜

国連パレスチナ難民救済事業機関（UNRWA）インターン（2012），国立国際医療研究センター（2013 ～ 2018），東京医科歯科大学医学部附属病院（2018 ～ 2021），国立感染症研究所（2021 ～）。

● 野中千春

豪州 NGO に所属し文化の多様性を学ぶ。フリンダース大学にて豪州 RN 取得。国立国際医療研究センター入職（2003 ～ 2007）。国立看護大学校研究課程部（修士課程）にて在留外国人への看護について研究（2007 ～ 2009）。国際医療協力局専門職（2009 ～ 2011）。現在，国立看護大学校研究課程部（博士課程）に在籍し在留外国人の研究に取り組んでいる。

● 工藤恵子

東京都内で保健師の活動をとおして，地域で生活する外国人の相談にかかわった（1988 ～ 2006）。また，清瀬保健相談所（1988 ～ 1991）では，管内にあった結核研究所で海外研修生と交流があり，その後，ネパール王国，ソロモン諸島を私的に訪問。現地に派遣されている日本人スタッフとの交流をとおしてそれぞれの文化に触れた。

● **永田容子**

JICA ネパール結核対策プロジェクト公衆衛生看護専門家（1992 ～ 1994），結核予防会婦人会の国際協力の一環としてカンボジア，ベトナムへの婦人会活動支援（2018 ～），結核予防会結核研究所外国人相談室業務（2018 ～）。

● **座間智子**

JICA ソロモン諸島プライマリーヘルスプロジェクト専門家（結核対策）（1992 ～ 1994），JICA ザンビア共和国事務所・保健分野プログラムオフィサー（HIV/AIDS・結核対策，援助協調等）（1994 ～ 2003），JICA ザンビア共和国 HIV/AIDS および結核対策プログラム個別専門家（2004 ～ 2007）。結核予防会結核研究所・外国人相談室業務（2019 ～）。

● **山本裕子**

兵庫県立大学大学院博士前期課程（修士）看護学研究科国際地域看護学専攻修了。JICA 青年海外協力隊保健師隊員としてホンジュラスで母子保健活動や保健ボランティア育成等にかかわる（2004 ～ 2006）。2009 年より外務省 NGO 専門調査員として現職の業務に携わった後，2010 年より現職。

索引

欧文

AAR Japan …91
BHN …2, 13, 16
Boulding, K.E. …21
BRACバングラデシュ農村向上委員会 …93
Burn, E. …115
Campinha-Bacoteのモデル …122
Canale, M. …150
CARE …9
Cross, T. L. …188
cross-cultural nursing …116
cross-cultural understanding …109
CSR活動 …76
cultural competency …108, 210
cultural humility …108
culture …98
DAC …24, 77
DOTS …222
emic …117
End TB Strategy …220
EPA …5, 75, 89
ethnonursing …116
etic …117
FASID …140
Freire, P. …156
Fuller, R.B. …21
Gavi …82
GDI …14
GEM …14
GGI …14, 114
GigerとDavidhizarのモデル …123
GII …14
HDI …14, 22, 30
Health for All …3
Healthy People …35
HFA …3
HFA2000 …31
HFA21 …32
HIV/AIDS …19
holistic …103
House Model …173
Hugues de Saint-Victor …112
ICN …3, 33

ICPD …14
IDPs …16, 202
intercultural understanding …109
international nursing …111
ITN …111
JDR …196
JICA …29, 78
JICA海外協力隊 …83
JMTDR …197
JOCS …48, 90
JOCV …12, 48, 83
JOICEP …91
JPF …95
JVC …91
Kickbush, L. …35
Lalonde, M. …35
LARA …9
Lasker, J.N. …134
Leininger, M.M. …111, 116
LGBTQ …210, 211
Luckmann, J. …150
Mahler, H. …34
Mandela, N.R. …108
Maslow, A. …23
MDGs …24
MDR-TB …222
MSF …93
NCDs …18
NGO …48, 90, 225
No one will be left behind …6, 24
NPO …90
Nursing Now …74
ODA …10, 48, 76
ODAのアクター …78
OECD …24, 77
OISCA …90
OTCA …47
PADRHS …174
PCM手法 …139, 140
PDM …139, 142
PHC …3, 26, 30
PLA …147
PRA …146
Purnellのモデル …124
RAAPP …146
RAP …146
RHA …146
RRA …145
Schumacher, E.F. …12

SDGs …3, 17, 24, 95
SDGsの17の目標 …26
Sen, A. …23
SVA …91
Swain, M. …150
TBA …127
TCN …111
transcultural nursing …111, 116
transcultural understanding …109
Tylor, E.B. …113
UDHR …8
UHC …3, 32
UN …8, 70
UNAIDS …71
UNDP …28, 71
UNFPA …71
UNHCR …71, 200
UNICEF …71, 78
U型曲線 …153
WB …78
Weil, S. …109
Where there is no doctor …192
Whitehead, A.N. …106
WHO …71
WHO加盟国 …71
WHOグローバルプログラム …74
WHO憲章 …17, 71
WHO世界保健総会 …72
Wify …147
W型曲線モデル …153
Yan yang chu …157

和文

あ

アーユルヴェーダ医学 …104
アイデンティティ …151
アジア保健研修所 …94
アスタナ宣言 …32
アドラ・ジャパン …94
アムダ …94
アルマアタ宣言 …30
晏陽初 …157

い

イーミック …117, 121
イーミックケア …117

イスラム文化…186
5つのP…26
異文化看護…116
異文化コミュニケーション…151
異文化体験…197
異文化適応…152
異文化適応能力…108, 152
異文化と自文化…187
異文化理解…109
医療コーディネーター…207
医療チーム…197
医療通訳…64, 230
医療通訳サービス…208
医療通訳者…209, 224
インタビュー…138
インパクト…144

う

宇宙船地球号…21

え

エティック…117, 121
エティックケア…117
エロア基金…9
遠隔通訳サービス…209
円借款…78
エンパワメント…13, 156, 198

お

オイスカ…90
欧米型看護学…112
オープンクエスチョン…208
緒方貞子…45
オタワ憲章…35
オックスファム・インターナショナル…93
オポルトゥニダデス…179
親が外国人の子ども…56, 57

か

海外技術協力事業団…47
海外投融資…78
外国生まれの患者…220
外国人患者受入れ医療コーディネーター…207
外国人材…57
外国人労働者…44
開発…21
開発援助委員会…24

開発協力…76
開発協力大綱…77
開発政策借款…81
カウンターパート…50, 165
顧みられない熱帯病…170, 171
カナル…150
ガリオア基金…8
カルチャーショック…152, 154
関係構築…133
(ICN)看護師の倫理綱領…3
看護職の海外派遣…84
看護職の国際移動…75
看護職の倫理綱領…3
看護職密度…75
看護人材政策…74
感染症対策チーム…198
感染症法…221
漢方…104

き

飢餓…18
帰国直前の期待の時期…153
技術移転型…87
技術協力…78, 79
基礎資料…135
キックブッシュ…35
寄付…92
逆カルチャーショック期…153
救急医療…231
救助チーム…196
京都議定書…16
供与機材…168
ギリシャ・アラビア医学…104
キリスト教…100
緊急支援…201
近代医学…104
近代医療…104, 125

く

グリーンエネルギー…28
グローバリゼーション…13
グローバルパートナーシップ…25
グローバルファンド…81

け

ケアパッケージ…9
経済協力開発機構…24
経済連携協定…5, 75
ゲートキーパー…136

結核…19, 220
結核対策の基本…221
結核療養支援…223
健康寿命…20

こ

公正な分配…23
効率性…144
高齢者人口…20
コールドチェーン整備…198
語学力…152
国際NGO…92
国際看護…111
国際看護学…37, 158, 183
国際看護活動…37, 42, 132, 135, 136, 156
国際看護師協会…3, 33
国際看護師の日…34
国際機関…70
国際協力…46, 76
国際協力機構…29, 78
国際緊急援助…196
国際緊急援助隊…196
国際ケア機構…93
国際人口開発会議…14
国際人道医療支援…199
国際性…158
国際連合…8, 70
国際連合欧州本部…72
国際連合憲章…8, 71
国内NGO…92
国内避難民…16, 202
国連…70
国連開発計画…28, 71
国連開発の10年…31
国連憲章…71
国連合同エイズ計画…71
国連持続可能な開発サミット…17
国連児童基金…71, 78
国連人口基金…71
国連難民高等弁務官事務所…71, 200
国境なき医師団…93
言葉の壁…61, 66, 103, 208, 233
コミュニケーション…148, 213, 218
コラボレーション…76
コロンボ・プラン…47
コンゴ民主共和国…170
コンピテンシー…165

さ

災害医療…231
災害看護…232
災害弱者…65
災害対策基本法…195
再適応期…153
在日外国人…54, 57
在日コリアン…57
在留外国人…57
サスティナビリティ…42
サテライトクリニック…194
サポーティブスーパービジョン…166
サン・ヴィクトルのフーゴー…112
参加型学習…147
参加型計画手法…141
参加型農村評価…146
参加者の時期…153
3大感染症…19
3大伝統医学…104
参与観察…136
サンライズイネーブラー…118

し

シェア＝国際保健協力市民の会…
　94, 225
自衛隊部隊…198
ジェンダー…13, 114
ジェンダーエンパワメント指数…14
ジェンダー開発指数…14
ジェンダーギャップ指数…14, 114
ジェンダー主流化…13
ジェンダー不平等指数…14
事業を成功させるための10の基本
　条件…157
自主事業…92
持続可能性…24
持続可能な開発…25
持続可能な開発目標…3, 17, 24
持続性…144
自文化の認識…212
自文化理解…109
シモーヌ・ヴェイユ…109
社会開発…13
社会言語能力…150
ジャパン・プラットフォーム…95
シャンティ国際ボランティア会…91
宗教…100, 214
宗教的禁忌…66

住民参加型…53
受託事業…92
シュマッハー…12
準備期…153
ジョイセフ…91, 94
食料自給率…22
助成金…92
女性の基本的人権…14
女性の労働…193
ショック期…153
自力更生…15
自立支援…201
新ODA大綱…30
人口の少子高齢化…20
迅速地域評価…145
迅速評価法…146
迅速保健評価…146
新登録結核患者…220

す

スウェイン…150
スピリチュアリティ…18

せ

整合性…144
青年海外協力隊…83
政府開発援助…10, 48, 76
政府貸付…77
セーブ・ザ・チルドレン…93
世界銀行…13, 78
世界結核終息戦略…220
世界人権宣言…8
世界保健機関…71
世界保健機関憲章…17
世界保健デー…74
世界保健報告書…34
赤十字国際委員会…93
絶対的貧困…49
セン…23
専門家派遣…87

そ

相対的貧困…49
贈与…77
ソロモン諸島…189

た

退院…223
第2次国連開発の10年…31

タイの保健医療システム…52
タイラー…113
ダグ・ハマーショルド…12
多国間援助…77, 78, 81
多剤耐性結核…222
妥当性…144
多文化共生…61, 107
多文化対応能力…210
誰一人取り残さない…6, 24
談話能力…150

ち

地域アセスメント…135
地域看護学…183
地域保健…216
治療成功…220
治療中断…221

て

ディーセントワーク…76
適応期…153
転出…221, 225
伝統医療…104, 125
伝統的保健行動…126

と

同化政策…106
特定技能…44
特定非営利活動法人…90
富の再分配…21

な

内外人平等の原則…66
内発的発展…15
南北問題…10, 31
難民…16, 200
難民支援活動…234
難民条約…200
難民を助ける会…91

に

二国間援助…77, 79, 81
二国間協定…197
20：20協定…30
2030アジェンダ…24
日本型移民政策…62
日本キリスト教海外医療協力会…
　48, 90, 94
日本国際ボランティアセンター…91, 94

索引　245

日本青年海外協力隊…48, 83
日本ファンドレイジング協会…95
ニューカマー…44, 45
人間開発指数…14, 22, 30
人間開発報告書…14, 28
人間の安全保障…28, 30
人間の基本的ニーズ…2, 13, 16
認定NPO法人…90
認定特定非営利活動法人…90

ね

ネルソン・マンデラ…108
年少人口…20

の

ノン・ルフールマン原則…200

は

パートナーシップ…53, 134
バーン…115
バイアス…146
パイロットサイト…165
ハネムーン期…153
パリ協定…17
ハンズ…94

ひ

ピースウィンズ・ジャパン…94
非営利組織…90
比較文化看護…116
非感染性疾患…18
ピクトグラム…209, 233
非言語的コミュニケーション…214
非差別の原則…66
非正規滞在者…211
非政府組織…48, 90
避難行動要支援者…233
評価型手法…144
琵琶湖湖畔宣言…54
貧困問題…11, 48

ふ

ファシリテーター…157
ファンドレイザー…95
ファンドレイジング…95
物資供与…198
フラー…21
プライマリヘルスケア…3, 26, 30
フレイレ…156

プロジェクト・サイクル・マネジメント
　手法…139
プロジェクト・デザイン・マトリックス…139
文化的簡易アセスメントモデル…120
文化的ケア…118, 127
文化的能力…188
文化の日…98
文化への謙虚さ…108
文化を超えた看護…111, 116
文法的能力…150

へ

平均寿命…20
平和と健康のための基本方針…81
北京宣言…14
ペシャワール会…94
ベトナム…162
ヘルスプロモーション…26, 35
ヘルスプロモーター…180
ヘルスボランティア制度…36

ほ

訪日外国人…57
方略的言語能力…150
ボールディング…21
保健人材開発支援プロジェクト…
　174
保健人材開発分析フレームワーク…
　173
母語…102
母国語…102
母子保健…59
ホリスティック…103
ホワイトヘッド…106

ま

マズロー…23
マラー…34
マラリア…19
マラリア対策…190

み

見返り資金…9
3つの自我状態…115
ミレニアム開発目標…24
民間療法…104
民族看護学…116, 118

む

無償援助…10
無償資金協力…78, 79, 198

め

メキシコ…177
目に見えない資源…23

も

もう一つの発展…12
目的系図…142
モニタリング…166
モロッコ…184
問題系図…142

や

やさしい日本語…66, 210, 211
病い（illness）…128

ゆ

有効性…144
有償資金協力…78, 79
ユナニ医学…104
ユニバーサル・ヘルス・カバレッジ…
　3, 32

よ

要配慮者…233

ら

ラスカー…134
ラックマン…150
ラロンド…35

り

リファラルシステム…52, 163
リプロダクティブ・ヘルス/ライツ…
　14

れ

レイニンガー…111, 116, 187

ろ

ロシナンテス…94

わ

ワールド・ビジョン・ジャパン…94

新体系看護学全書

看護の統合と実践❸
国際看護学

2009年 1 月20日	第1版第 1 刷発行	定価（本体2,200円＋税）
2012年11月30日	第2版第 1 刷発行	
2022年11月30日	第3版第 1 刷発行	

編　集	樋口　まち子Ⓒ	〈検印省略〉
発行者	亀井　淳	
発行所	株式会社メヂカルフレンド社	

https://www.medical-friend.co.jp
〒102-0073 東京都千代田区九段北3丁目2番4号　麹町郵便局私書箱48号
電話｜（03）3264-6611　振替｜00100-0-114708

Printed in Japan　落丁・乱丁本はお取り替えいたします
ブックデザイン｜松田行正＋日向麻梨子＋梶原結実
印刷｜奥村印刷（株）　製本｜（有）井上製本所
ISBN 978-4-8392-3405-8　C3347　　　　　　　　　　　　000638-040

本書の無断複写は，著作権法上での例外を除き，禁じられています。
本書の複写に関する許諾権は，（株）メヂカルフレンド社が保有していますので，
複写される場合はそのつど事前に小社（編集部直通 TEL 03-3264-6615）の許諾を得てください。

■■■■■■■■ 新体系看護学全書 ■■■■■■■■

専門基礎分野

人体の構造と機能❶ 解剖生理学
人体の構造と機能❷ 栄養生化学
人体の構造と機能❸ 形態機能学
疾病の成り立ちと回復の促進❶ 病理学
疾病の成り立ちと回復の促進❷ 微生物学・感染制御学
疾病の成り立ちと回復の促進❸ 薬理学
疾病の成り立ちと回復の促進❹ 疾病と治療1 呼吸器
疾病の成り立ちと回復の促進❺ 疾病と治療2 循環器
疾病の成り立ちと回復の促進❻ 疾病と治療3 消化器
疾病の成り立ちと回復の促進❼ 疾病と治療4 脳・神経
疾病の成り立ちと回復の促進❽ 疾病と治療5 血液・造血器
疾病の成り立ちと回復の促進❾ 疾病と治療6
内分泌／栄養・代謝
疾病の成り立ちと回復の促進❿ 疾病と治療7
感染症／アレルギー・免疫／膠原病
疾病の成り立ちと回復の促進⓫ 疾病と治療8 運動器
疾病の成り立ちと回復の促進⓬ 疾病と治療9
腎・泌尿器／女性生殖器
疾病の成り立ちと回復の促進⓭ 疾病と治療10
皮膚／眼／耳鼻咽喉／歯・口腔
健康支援と社会保障制度❶ 医療学総論
健康支援と社会保障制度❷ 公衆衛生学
健康支援と社会保障制度❸ 社会福祉
健康支援と社会保障制度❹ 関係法規

専門分野

基礎看護学❶ 看護学概論
基礎看護学❷ 基礎看護技術Ⅰ
基礎看護学❸ 基礎看護技術Ⅱ
基礎看護学❹ 臨床看護総論
地域・在宅看護論 地域・在宅看護論
成人看護学❶ 成人看護学概論／成人保健
成人看護学❷ 呼吸器
成人看護学❸ 循環器
成人看護学❹ 血液・造血器
成人看護学❺ 消化器
成人看護学❻ 脳・神経
成人看護学❼ 腎・泌尿器
成人看護学❽ 内分泌／栄養・代謝
成人看護学❾ 感染症／アレルギー・免疫／膠原病
成人看護学❿ 女性生殖器
成人看護学⓫ 運動器
成人看護学⓬ 皮膚／眼
成人看護学⓭ 耳鼻咽喉／歯・口腔

経過別成人看護学❶ 急性期看護：クリティカルケア
経過別成人看護学❷ 周術期看護
経過別成人看護学❸ 慢性期看護
経過別成人看護学❹ 終末期看護：エンド・オブ・ライフ・ケア
老年看護学❶ 老年看護学概論／老年保健
老年看護学❷ 健康障害をもつ高齢者の看護
小児看護学❶ 小児看護学概論／小児保健
小児看護学❷ 健康障害をもつ小児の看護
母性看護学❶
母性看護学概論／ウィメンズヘルスと看護
母性看護学❷
マタニティサイクルにおける母子の健康と看護
精神看護学❶ 精神看護学概論／精神保健
精神看護学❷ 精神障害をもつ人の看護
看護の統合と実践❶ 看護実践マネジメント／医療安全
看護の統合と実践❷ 災害看護学
看護の統合と実践❸ 国際看護学

別巻

臨床外科看護学Ⅰ
臨床外科看護学Ⅱ
放射線診療と看護
臨床検査
生と死の看護論
リハビリテーション看護
病態と診療の基礎
治療法概説
看護管理／看護研究／看護制度
看護技術の患者への適用
ヘルスプロモーション
現代医療論
機能障害からみた成人看護学❶
呼吸機能障害／循環機能障害
機能障害からみた成人看護学❷
消化・吸収機能障害／栄養代謝機能障害
機能障害からみた成人看護学❸
内部環境調節機能障害／身体防御機能障害
機能障害からみた成人看護学❹
脳・神経機能障害／感覚機能障害
機能障害からみた成人看護学❺
運動機能障害／性・生殖機能障害

基礎分野

基礎科目 物理学
基礎科目 生物学
基礎科目 社会学
基礎科目 心理学
基礎科目 教育学